有料 有趣 有用 有互动

一网尽扫 学习无忧

护理专业微信教学平台

请打开手机微信，直接“扫一扫”上面的二维码，或者查找公众号“护理专业资源库”添加关注即可。

- **传**医护领域最新资讯动态
- **融**职业教育护理专业国家级资源库教学内容
- **汇**护理专业多门主干课程
- **集**护理专业主要知识点、技能点
- **聚**微课、图片、动画、视频、虚拟仿真等全媒体资源
- **智**能题库系统，支持护考自测、错题汇总、智能出题
- **创**新资源配套方式，全面支持移动学习与翻转课堂教学要求

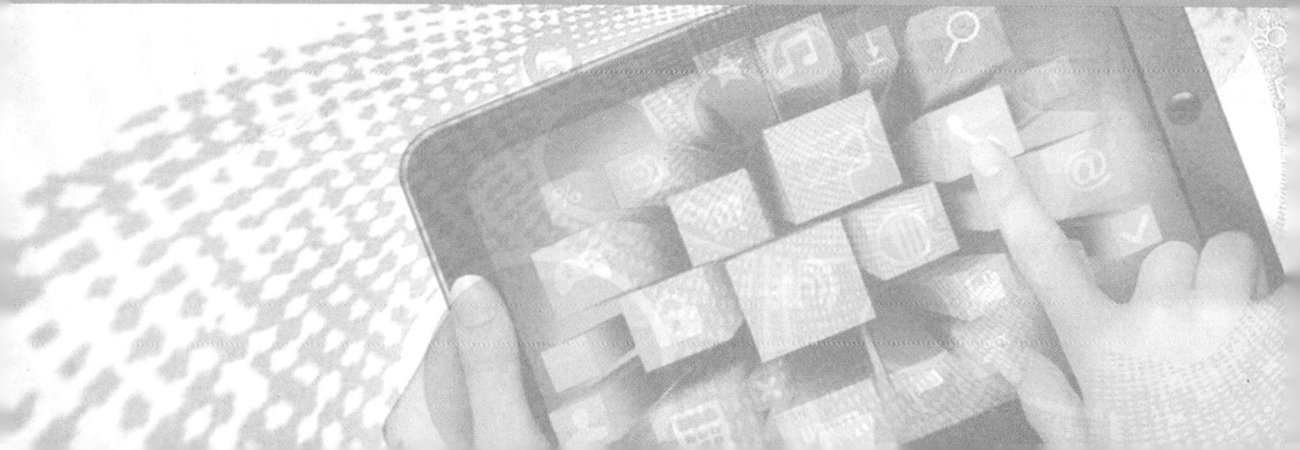

“十二五”职业教育国家规划教材
经全国职业教育教材审定委员会审定

ERKE HULIXUE

儿科护理学

（第3版）

王洪涛　周莉莉　主编

高等教育出版社·北京

内容简介

本书是“十二五”职业教育国家规划教材。

全书除绪论和附录外，共有14章，包括生长发育、健康儿童护理、住院患儿的护理、营养与营养紊乱性疾病患儿的护理、新生儿与新生儿疾病患儿的护理、消化系统疾病患儿的护理、呼吸系统疾病患儿的护理、循环系统疾病患儿的护理、泌尿系统疾病患儿的护理、血液系统疾病患儿的护理、神经系统疾病患儿的护理、免疫性疾病患儿的护理、感染性疾病患儿的护理、内分泌及遗传性疾病患儿的护理。

本书可作为高职高专护理专业学生的教学用书，也适用于国家执业护士和专升本入学考试的参考用书，对儿科临床护理工作者也有指导和参考价值。

图书在版编目（CIP）数据

儿科护理学／王洪涛，周莉莉主编. --3版. -- 北京：高等教育出版社，2015.8

ISBN 978-7-04-043164-3

Ⅰ.①儿… Ⅱ.①王… ②周… Ⅲ.①儿科学－护理学－高等职业教育－教材 Ⅳ.①R473.72

中国版本图书馆CIP数据核字（2015）第137144号

策划编辑 肖 娴　　责任编辑 陈鹏凯　　封面设计 李小璐　　版式设计 于 婕
插图绘制 于 博　　责任校对 胡美萍　　责任印制 尤 静

出版发行	高等教育出版社	咨询电话	400-810-0598
社　　址	北京市西城区德外大街4号	网　　址	http://www.hep.edu.cn
邮政编码	100120		http://www.hep.com.cn
印　　刷	北京四季青印刷厂	网上订购	http://www.landraco.com
开　　本	787mm×1092mm 1/16		http://www.landraco.com.cn
印　　张	16.25	版　　次	2003年12月第1版
字　　数	380千字		2015年8月第3版
插　　页	1	印　　次	2015年8月第1次印刷
购书热线	010-58581118	定　　价	29.80元

本书如有缺页、倒页、脱页等质量问题，请到所购图书销售部门联系调换

物 料 号 43164-00

《儿科护理学》（第3版）编写人员

主　编　王洪涛　周莉莉

副主编　王洁翡　汪小玉

编　者　（按姓氏笔画排序）

马雪芩（西宁卫生职业技术学校）

王洪涛（湖北职业技术学院医学院）

王洁翡（郑州市妇幼保健院）

石敬萍（襄阳职业技术学院医学院）

李晓兰（重庆医药高等专科学校）

李　萍（永州职业技术学院）

花元清（南京市栖霞区妇幼保健院）

汪　川（湖北职业技术学院医学院）

汪小玉（丽水学院医学院）

吴淑君（湖北职业技术学院护理学院）

陈麒星（嘉应学院医学院）

金秀珍（青海卫生职业学院）

周莉莉（湖北职业技术学院医学院）

钟文娟（武汉轻工大学医学技术与护理学院）

出版说明

教材是教学过程的重要载体,加强教材建设是深化职业教育教学改革的有效途径,推进人才培养模式改革的重要条件,也是推动中高职协调发展的基础性工程,对促进现代职业教育体系建设,切实提高职业教育人才培养质量具有十分重要的作用。

为了认真贯彻《教育部关于"十二五"职业教育教材建设的若干意见》(教职成〔2012〕9号),2012年12月,教育部职业教育与成人教育司启动了"十二五"职业教育国家规划教材(高等职业教育部分)的选题立项工作。作为全国最大的职业教育教材出版基地,我社按照"统筹规划,优化结构,锤炼精品,鼓励创新"的原则,完成了立项选题的论证遴选与申报工作。在教育部职业教育与成人教育司随后组织的选题评审中,由我社申报的1 338种选题被确定为"十二五"职业教育国家规划教材立项选题。现在,这批选题相继完成了编写工作,并由全国职业教育教材审定委员会审定通过后,陆续出版。

这批规划教材中,部分为修订版,其前身多为普通高等教育"十一五"国家级规划教材(高职高专)或普通高等教育"十五"国家级规划教材(高职高专),在高等职业教育教学改革进程中不断吐故纳新,在长期的教学实践中接受检验并修改完善,是"锤炼精品"的基础与传承创新的硕果;部分为新编教材,反映了近年来高职院校教学内容与课程体系改革的成果,并对接新的职业标准和新的产业需求,反映新知识、新技术、新工艺和新方法,具有鲜明的时代特色和职教特色。无论是修订版,还是新编版,我社都将发挥自身在数字化教学资源建设方面的优势,为规划教材开发配备数字化教学资源,实现教材的一体化服务。

这批规划教材立项之时,也是国家职业教育专业教学资源库建设项目及国家精品资源共享课建设项目深入开展之际,而专业、课程、教材之间的紧密联系,无疑为融通教改项目、整合优质资源、打造精品力作奠定了基础。我社作为国家专业教学资源库平台建设和资源运营机构及国家精品开放课程项目组织实施单位,将建设成果以系列教材的形式成功申报立项,并在审定通过后陆续推出。这两个系列的规划教材,具有作者队伍强大、教改基础深厚、示范效应显著、配套资源丰富、纸质教材与在线资源一体化设计的鲜明特点,将是职业教育信息化条件下,扩展教学手段和范围,推动教学方式方法变革的重要媒介与典型代表。

教学改革无止境,精品教材永追求。我社将在今后一到两年内,集中优势力量,全力以赴,出版好、推广好这批规划教材,力促优质教材进校园、精品资源进课堂,从而更好地服务于高等职业教育教学改革,更好地服务于现代职教体系建设,更好地服务于青年成才。

高等教育出版社

2015年4月

前　言

为了适应医学科学的发展，满足教学需求，进一步贯彻职业教育以服务为宗旨，以就业为导向的精神，按“全国高职高专医学规划教材”和“教育部职成司推荐教材”改版教材编委会要求，高等教育出版社组织了高职高专护理类系列教材的编写，提高了教材的层次，拓宽了使用范围。在调查和总结第二版教材质量和使用情况的基础上我们提出了第三轮教材的编写原则，并增加部分内容，更贴近于护理临床工作实际和护士执业资格考试要求。

新编教材内容以适应相应行业要求为准，理论知识以够用为度，反映当今社会医护领域的现实与进展，强调实践操作过程，具有较强的针对性。新版教材在继承上版教材的章节顺序、内容、格式、彩图基础上，部分内容作了调整：第一章生长发育加入体格生长的评价；第二章健康儿童护理加入意外事故的预防；第三章住院患儿的护理加入婴儿沐浴法、婴儿抚触等护理操作技术；第五章新生儿与新生儿疾病患儿的护理加入新生儿脐炎、新生儿低血糖、新生儿低钙血症等内容；第十一章神经系统疾病患儿的护理加入病毒性脑炎；第十三章感染性疾病患儿的护理加入水痘、手足口病、流行性腮腺炎、猩红热等疾病护理。部分内容进行了更新：如小儿生长发育中身高估算公式、口服补液盐新配方等；参考 NANDA-Ⅰ 201 项护理诊断（2009—2011）对第二版护理诊断的描述进行了规范。考虑篇幅所限，每章仅保留代表性疾病按照护理评估、护理诊断、护理目标、护理措施展开，其余疾病去掉护理评估、护理目标，只描述护理诊断、护理措施。学习要点进行了浓缩，分为掌握、熟悉、了解三级。每章思考题改为 2~3 个典型案例，问题设置更侧重于护理，更适用于临床工作及护士执业资格考试。

参编本教材的人员全部来自于教学第一线或临床工作一线，具有丰富的临床及教学经验，使教材编写的内容更贴切于临床和教学需求。

由于编写时间紧、任务重，教材中如有不足和错误之处，也热忱欢迎各位专家同行、学生在应用教材时提出宝贵意见，帮助我们提高教材的编写水平和质量，更好地服务于教学。

王洪涛

2015 年 3 月

目 录

绪论

第一节　儿科护理学的任务和特点

一、儿科护理学的任务

儿科护理学是研究儿童生长发育、儿童保健、疾病防治及护理，以促进儿童身心健康的专科护理课程。

儿科护理学的服务对象是胎儿期至青春期的儿童，主要任务是根据各年龄阶段小儿的体格、智力发育和心理行为特点，提供“以儿童及其家庭为中心”的全方位整体护理，增强小儿体质，降低小儿的发病率和死亡率，提高疾病的治愈率，保障和促进小儿的身心健康。

二、儿科护理学的特点

儿科护理学研究和服务的对象是体格与智能都处于不断生长发育中的小儿，其解剖、生理、病理和疾病种类及临床表现、诊治、预防与护理等方面都有许多与成人不同，且年龄愈小差别愈大，因此，护理上应有其独特之处。

（一）解剖特点

小儿从出生到长大成人，外观上在不断地变化，如体重、身长（高）、胸围、头围等的增长；骨骼的发育、出牙与换牙、囟门的闭合、身体各部分比例的改变等。内脏器官如心、肝、肾等的位置、大小及神经、肌肉、皮肤等系统均随小儿年龄的增长而变化。如新生儿和小婴儿的头部相对较重，颈部肌肉和颈椎发育相对滞后，抱婴儿时要注意保护其头部；小儿髋关节附近的韧带较松，臼窝较浅，护理时动作应轻柔，避免损伤及脱臼。熟悉这些小儿的正常发育规律，及时识别异常，发现偏离，才能做好保健护理工作。

（二）生理特点

小儿年龄越小，生长发育速度越快，对营养物质和液体的需求量相对比成人多，但由于胃肠消化功能未发育成熟，若喂养不当，极易引起营养缺乏和消化紊乱；婴儿代谢旺盛而肾功能较差，比成人容易发生水和电解质紊乱。此外，不同年龄小儿的生理生化正常值，如呼吸、心率、血压、体液成分、外周血象等，也与成人有许多区别，应注意正确判断和处理。

（三）病理和临床表现特点

小儿机体对病原体的反应因年龄不同而有差异，可发生不同的病理改变。如维生素 D 缺乏时，婴儿易患佝偻病，而成人则表现为骨软化症。同为肺炎链球菌所致的肺部感染，婴儿常为支气管肺炎，而年长儿和成人则发生大叶性肺炎。小儿疾病种类及临床表现与成人有很大不同，如小儿心脏病中以先天性心脏病为多见，成人则以动脉粥样硬化性心脏病为常见；婴幼儿先天性、遗传性和急性感染性疾病较成人多见。且小儿患急性感染性疾病时起病急、来势凶，常因缺乏局限能力而易并发败血症，伴有呼吸、循环衰竭和水、电解质紊乱；病情易反复波动，变化多端，应密切观察、及时处理。此外，年幼儿常不能自诉病情，除向家长详细询问病史外，应密切观察病情变化，及时掌握第一手资料，结合必要的辅助检查，早期做出正确诊断和处理，良好细致的护理也非常重要。

（四）免疫与预防特点

小儿皮肤黏膜娇嫩，屏障功能差，淋巴系统发育未成熟，体液免疫和细胞免疫功能均不健全，防御能力差。初生婴儿有从母体获得的特异性抗体 IgG，形成暂时被动免疫，患某些传染病的机会较少，3～5 个月后，来自母体的 IgG 浓度下降，自行合成 IgG 的能力不足，到 6～7 岁时才达成人水平；母体 IgM 不能通过胎盘，故新生儿易患革兰阴性细菌感染。婴幼儿期 SIgA 缺乏，易患呼吸道及消化道感染。其他体液因子如补体、趋化因子、调理素等活性和白细胞的吞噬能力也不足，护理中应特别注意消毒隔离。生后尽早筛查，对某些先天性、代谢性与遗传性疾病及时做出判断，早期加以干预和矫治，可防止发展为严重伤残。开展计划免疫，加强传染病管理，使小儿许多传染病都得到良好的控制，大大降低了发病率和死亡率。加强小儿时期肥胖的控制，可减少成人高血压、动脉粥样硬化性心脏病的发生。因此做好小儿时期疾病的预防，不仅可以增强小儿体质，还可以及时发现和治疗一些潜在疾病，从而保证成年期的健康。

（五）预后特点

小儿患病虽然起病急、来势凶，变化多，但若能及时有效诊治和护理，病情恢复也较快，各脏器组织修复和再生功能较成人强，后遗症较少。但年幼体弱、危重病儿的病情变化迅速，可能在未见明显临床症状时即发生猝死，应严密监护，随时发现病情的微小变化，采取有效措施，积极抢救，使之渡过危急期。

（六）心理行为发育特点

小儿期的心理行为发育和个性的发展很重要，受家庭、学校和社会多方面的影响，由于小儿身心发育不成熟，依赖性较强，又不易合作，护理中应以小儿家庭为中心，与其父母、幼教工作者、教师等共同配合，依照不同年龄阶段的心理行为发育特征及需求，全社会共同参与，采取相应的护理措施，促进小儿身心健康成长，提高人口质量。

第二节　小儿年龄分期及各期特点

小儿在不同年龄阶段其解剖、生理和生长发育特点、疾病的预防、保健及护理等方面各不相同，为了区别对待不同年龄的小儿，将小儿年龄划分为 7 个时期。

一、胎儿期

从卵子和精子结合到胎儿娩出称为胎儿期(fetal period),约40周(280天)。此期特点是胎儿生长发育迅速,营养完全依靠母体供给。孕母的健康状况、营养、情绪、工作生活条件、周围环境等对胎儿生长发育都有直接影响,尤其是胚胎前8周,如孕母遭受病毒感染、创伤、接触放射性物质、滥用药物等不良因素影响,可造成死胎、流产、先天畸形、脑发育障碍等。因此,此期加强孕妇和胎儿保健十分重要。

二、新生儿期

从胎儿娩出脐带结扎到出生后满28天,称为新生儿期(neonatal period)(从孕期满28周至生后7天称围生期)。此期小儿脱离母体开始独立生活,内外环境发生巨大变化,而新生儿生理调节功能未成熟,对外界适应能力差,易受外界环境影响而发病,常见疾病有产伤、窒息、出血、溶血、感染、硬肿、先天畸形等。新生儿期不仅发病率高,死亡率也高,应特别加强这一时期的护理,注意保温,细心喂养,加强隔离及消毒工作,防止各种感染,协助小儿安全度过此期。

三、婴儿期

婴儿期(infancy)指出生后到满1周岁。此期为小儿生长发育最迅速的时期,故对营养素和热量的需求相对较大,但因消化吸收功能尚未完善,易发生营养和消化紊乱,此期从母体获得的抗体逐渐消失,而自身免疫功能尚未成熟,5~6个月后易患传染病和感染性疾病。因此,此期护理要点应大力提倡母乳喂养,按时添加辅食,给予适当的断奶饮食,做好计划免疫,提高小儿免疫力,预防各种急性传染病。

四、幼儿期

从1周岁后到满3周岁之前为幼儿期(toddler's age)。此期小儿生长发育速度较前减慢,由于接触外界环境机会增多,智能发育较前突出,运动、语言、思维与社会适应能力逐渐增强,独立性和自主性不断发展,但自身防护能力差,识别危险的能力不足,易受不良因素影响发生疾病和性格行为的偏离。此期小儿乳牙出齐,断乳后饮食从乳类逐渐转为饭菜食物。此期护理要点是注意断乳后的喂养,加强安全防护,防止意外创伤和中毒发生,预防各种疾病,予以智力的开发。

五、学龄前期

3周岁后到入学前(6~7岁)为学龄前期(preschool age)。此期小儿体格发育呈稳步增长,中枢神经系统发育趋向成熟,智能发育更为迅速,理解能力增强,好奇、好问、好模仿,而安全保护意识尚不足,烧伤、溺水等意外事故常有发生。随着语言能力的发展和社会关系的拓展,自我观念开始形成,但具有高度可塑性,此期的护理重点为加强安全防护,做好预防保健,培养良好的道德品质、个性及生活习惯,为入学打好基础。

六、学龄期

从入小学期(6~7岁)到青春期前(女11岁、男13岁)为学龄期(school age)。此期体格生长速度相对较慢,除生殖系统外,身体各器官系统都已逐步发育成熟。乳齿开始逐渐被恒齿代替。智能发育更为成熟,理解、分析、综合判断能力增强,有较强的求知欲,是系统接受科学文化知识教育的重要时期。但因学校生活、学习和家长对小儿的求成心切,给儿童带来压力,使有些儿童适应困难造成较大心理压力,影响身心健康与发育。本期护理要点是在互爱、尊重与支持的气氛中给予孩子更多的关爱,防治小儿精神、情绪和行为异常方面的问题。注意安排有规律的生活、学习和锻炼,保证充足的营养及休息。预防近视、龋齿、蛔虫病的发生。对免疫性疾病(急性肾炎、风湿热等)的前驱疾病进行预防及彻底治疗。

七、青春期

女孩从11~12岁到17~18岁,男孩从13~14岁到18~20岁为青春期(adolescence)。此期小儿生长发育再次加速,在性激素作用下,第二性征逐渐明显,生殖系统发育迅速渐趋成熟。由于神经和内分泌调节不稳定,易出现心理、行为、精神方面的异常。此期需要供给足够的营养,加强体格锻炼,同时及时进行心理卫生、性知识教育,建立健康的生活方式,培养正确的人生观和价值观,促进青少年身心健康发展。

第三节　儿科护士的素质要求

随着护理学科的发展和医学模式的转变,对护理人员的要求也不断的提高。做好小儿护理不仅要求护理人员具有丰富的护理知识与技能,同时被赋予了多元化的角色。儿科护士最重要的角色是在帮助小儿促进、保持或恢复健康的过程中,为小儿及其家庭提供直接的照顾与护理,还需要根据病情特点制订系统全面的、切实可行的护理计划,为患儿及其家庭提供健康指导,联系并协调与有关人员及机构的相互关系,维护小儿的权益不受侵犯或损害。这对儿科护士的素质提出了特殊要求。

1. 崇高的职业道德素质　儿科护士必须热爱护理事业,具有崇高的职业道德素质,高度的同情心、责任心,耐心细致地爱护小儿,对他们产生感情,才能急患儿之所急,痛患儿之所痛,不论对健康、患病、残障的小儿,都要一视同仁地尊重他们。年幼儿童不能用语言表达或表达不清自己的意愿和要求,他们的情绪、需要、痛苦基本都是通过表情、手势、呼声、哭闹或体征(如呼吸频率增快、皮肤发红等)表现出来,儿科护士要积极观察并发现病情变化,以减轻他们的痛苦。

2. 精湛的业务技能和丰富的科学文化素质　儿科护士要有一定的医学基础知识、护理学科的理论和技能,因为精湛的护理业务技能可减轻患儿的痛苦,取得最佳护理效果。儿科护士运用丰富的社会科学、自然科学、人文科学等多学科知识于护理实践,提高自己的文化和艺术修养,寓教育于护理之中,也要勇于创新进取,开展护理科研工作,以适应新世纪儿科护理的需求。

3. 健康的心理素质　儿科护士必须具有良好的心理素质,乐观、开朗;具有良好的团队意识，同事间能相互尊重，团结协作；掌握有效的人际沟通技巧，善于与儿童及家长沟通；具有强烈的进取心，不断学习，丰富和完善自己。

（王洪涛　周莉莉）

思考题

1. 有人说小儿就是成人的缩影，因此没有必要在医疗机构单独设立儿科，你怎么看？

2. 一位年轻母亲带出生5个月儿童前来儿童保健门诊，请问该儿童按年龄划分属于哪一期？请你针对该年龄期特点给予保健指导。

第一章 生长发育

学习要点：

1. **掌握**：小儿生长发育规律；小儿体格生长的常用指标及其意义。
2. **熟悉**：影响小儿生长发育的因素；骨骼和牙齿的发育；小儿的感知、运动、语言的发育。
3. **了解**：小儿神经系统、心理、社会行为的发育及评价。

第一节 小儿生长发育的规律及影响因素

生长发育概述

生长(growth)发育(development)是小儿机体的基本特点，生长是小儿机体各组织、器官形态的增长，表示机体量方面的增加；发育是指细胞、组织、器官功能的成熟和心理、智力、体力能力的演进，表示质方面的变化，二者密切相关，不能截然分开。

小儿的机体处在不断发育过程中，不但其组织器官的形态时刻有变化，而且与此有关的功能也在不断地变化之中，这些变化遵循一定的规律。

（一）生长发育的一般规律

小儿生长发育在发育速度、各系统器官发育的顺序等方面都遵循一定的规律，认识这些规律有助于儿科护理人员对小儿生长发育情况做出正确评价和指导。

1. 生长发育的连续性和阶段性　小儿生长发育是一个连续不断的过程，但其发展又具有阶段性，有时慢些，有时快些。如生后前半年增长最快，后半年逐渐减慢，周岁后基本稳步成长，青春期又迅速加快。

2. 各系统的发展速度不平衡　小儿各系统的发育快慢不同，各有先后。如神经系统发育先快后慢，生殖系统先慢后快，淋巴系统则先快而后回缩（图 1-1）。

3. 生长发育的顺序性　小儿生长发育一般遵循由上到下，由粗到细，由近至远，由低级到高级，由简单到复杂的规律。如小儿出生后运动发育的规律是：先抬头，后挺胸，再会坐、站、走（由上到下）；先会用手掌握持物品，再发展能以手指端取物（由粗到细）；先抬肩、伸臂，再控制双手的活动；先会控制腿再会控制脚的活动（由近至远）；先学会看、听和感觉认识事物，再发展到记忆、思维、分析和判断事物（低级到高级）；先学会画直线，再学会画圆圈、画人；先学会咿呀发音再学会说单字和句子（简单到复杂）（图 1-2）。

4. 生长发育的个体差异　生长发育虽有一定规律性，但在一定范围内因受先天和后天各种因素影响而存在较大的个体差异，每个人生长的情况不完全相同。体格的个体差异一般随

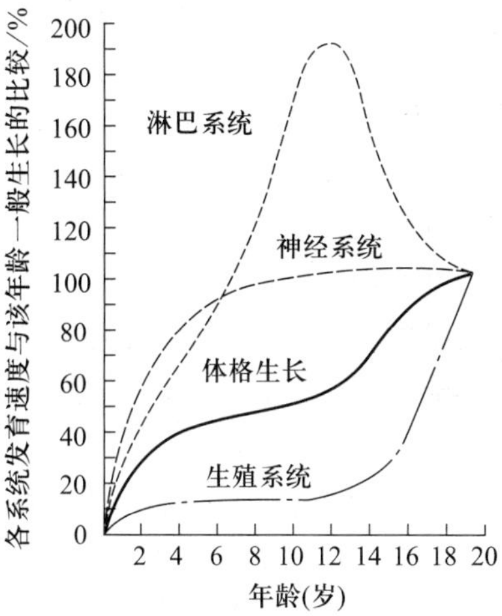

图 1-1　生后主要系统生长规律

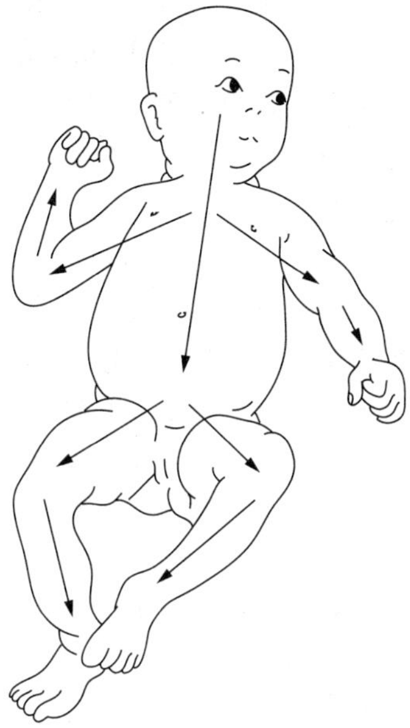

图 1-2　生长发育的顺序性

年龄增长越来越显著,青春期差异更加明显。因此小儿生长发育虽然有一定的正常值范围,但不是绝对的,在判断评价时要考虑各种因素对个体的影响,并需作连续动态的观察,方可做出正确的判断。

（二）影响生长发育的因素

影响生长发育的两个最基本因素是遗传和环境,遗传决定机体发育的可能范围,环境决定发育的速度及最终达到的程度,内在遗传因素与外界环境因素相互作用决定了每个儿童的生长发育水平。

1. 遗传因素

（1）遗传是指子代和亲代之间在形态结构及生理功能上的相似。由于受精卵中父母双方各种基因的不同组合,决定了子代个体发育的各种遗传性状。种族和家族间的差异影响着如皮肤、头发颜色、面型特征,身材高矮、性成熟早晚等体格特征。同时也决定小儿性格、气质、智力、心理素质等方面的特点。遗传性疾病对儿童生长发育有显著影响。

（2）性别也影响小儿的生长发育。一般女孩平均身高、体重较同龄男孩为小。女孩青春期开始较男孩早约 2 年,此时其身高、体重可超过男孩,但至青春期末,男孩体格生长最终超过女孩。女孩较男孩骨化中心出现较早,骨骼较宽,肩距较窄,皮下脂肪丰满,但肌肉不如男孩,故评价小儿生长发育时男女标准应分开。

（3）内分泌腺分泌的各种激素对生长发育起重要的调节作用,特别是生长激素、甲状腺素和性激素。

2. 环境因素

（1）营养:是小儿生长发育的物质基础,是保证小儿健康成长极为重要的因素,年龄越小受营养的影响越大。当营养供给充分且比例恰当，加之适宜的生活环境，可使小儿生长潜力得到充分的发挥。宫内营养不良的胎儿，不仅体格发育受影响，而且脑发育也落后；小儿生后长期营养不足会使体重、身长落后，严重时还会使机体免疫、内分泌、神经调节等功能低下，影响小儿智力、心理发育和小儿社会适应能力的发展。而小儿摄入过多能量所致的肥胖也会对生长发育造成严重影响。

(2) 孕母情况：胎儿宫内发育受孕母各方面的影响，如孕母的生活环境、营养、情绪、健康状况等。妊娠早期感染风疹可导致胎儿先天性畸形；严重营养不良、高血压可致流产、早产和胎儿发育迟缓；接受某些药物、X 线、环境毒物污染等可阻碍生长发育。

(3) 生活环境和教育：儿童的生活环境不仅包括物理环境，还包括家庭的经济、社会、文化状况和背景。经济水平较高的家庭可为儿童提供安全、充足的营养、良好的居住环境和卫生条件，如阳光充足、空气新鲜、水源清洁及健康的保健措施能促进小儿生长发育，反之，将有不良影响。家庭的文化习俗对孩子的教育和护理方式有较大的影响。合理的生活制度、体格锻炼和教养，健康的生活方式，完善的医疗保健服务对小儿成长起重要保护作用。和谐的家庭气氛、父母的爱抚以及良好的学校和社会环境等对儿童身、心各方面的生长发育有深远的影响，这些都是促进小儿生长发育达到最佳状态的重要因素。如果在生长发育的某一关键时期，儿童失去父母的爱，将会严重影响儿童的生长发育。

(4) 疾病和药物：疾病对小儿生长发育影响较大，急性感染常使体重下降，慢性病则可影响身高和体重的增长；先天性疾病对小儿体格和精神神经发育不利；内分泌疾病常引起骨骼生长和神经系统发育迟缓；通常 2 岁以内的小儿疾病痊愈后，如果营养充足，会出现"追赶生长"现象，即小儿体重、身高等在短时间内会加快增长，且不改变生长发育。但持续的生长延迟或在关键时期产生的不良影响却是无法弥补的，如脑组织的损害若发生在生长发育的关键时期，则会产生永久性的损害。一些药物及治疗手段(如放射治疗)亦可对生长发育产生不利影响。

学习小儿生长发育规律和影响因素，可根据不同年龄小儿的发育特点，创造有利条件，预防不良因素，促进小儿正常生长发育；同时也可正确评价小儿生长发育情况，以保证小儿健康成长。

第二节　小儿体格生长发育

一、体格生长发育常用指标及测量方法

体格生长一般采用易于测量、有较好代表性的指标来表示。常用的指标有体重、身高、头围、胸围、皮下脂肪厚度等。

1. 体重(weight)　体重为各器官、组织和体液的总重量，是小儿营养情况的重要指标，也是临床计算药量和静脉输入量的依据。

新生儿出生体重与胎次、性别、胎龄及宫内营养状况有关。我国近年九市城区调查结果显示，男婴平均出生体重(3.33±0.39) kg，女婴(3.24±0.39) kg，与世界卫生组织的参考值相近。小儿生后 1 周内，由于摄入不足及水分丧失和胎粪排出，可有暂时性体重下降，体重下降范围 3%~9%，在生后 3~4 日达最低点，以后逐渐回升，至生后第 7~10 日恢复到出生时水平，这种

现象被称为生理性体重下降。如果体重下降超过 10%或直至第 10 日还未恢复到出生时的体重,则为病理状况,应分析其原因。生活中如果能及时合理喂养可减轻或避免生理性体重下降的发生。

小儿年龄越小体重增长越快。正常新生儿初生体重平均约为 3 kg。生后前 3 个月增长最快,平均每月增长 600~1 000 g,3 个月时体重约为出生时的 2 倍。出生后 12 个月内,后 9 个月体重的增长约等于前 3 个月的增长,因此 1 岁以内小儿体重估计:

前半年　体重(kg)= 出生体重+月龄×0.7

后半年　体重(kg)= 6+月龄×0.25

1 周岁时体重约为出生时的 3 倍(9.5~10.5 kg),是生后体重增长最快的时期,呈现第 1 个生长高峰;2 岁时体重为出生时的 4 倍(12 kg),2 岁以后到 11、12 岁前体重增长减慢,平均每年增长2 kg,推算公式如下:

2~12 岁:体重(kg)=(年龄-2)×2+12=年龄×2+8

进入青春期后体重不能再按上述公式推算。

体重测量应在空腹、排尿、排便后脱去衣裤、鞋袜进行,室温低或体质弱的小儿可先测体重后,再减去衣物重量。

2. 身长(高)　身长(高)指从头顶至足底的全身长度。3 岁以下小儿立位测量不易准确,宜仰卧位测量,称身长;3 岁以后立位测量称之为身高。身长(高)的增长规律与体重相似,年龄越小增长越快,也出现婴儿期和青春期两个生长高峰。正常新生儿初生身长约为 50 cm,出生后前 3 个月增长 11~13 cm,此后 9 个月增长约等于前 3 个月的增长,1 周岁时约为 75 cm,2 周岁时 85 cm。2 岁以后平均每年增长 5~7.5 cm,2~12 岁可按下列公式推算:

身长(cm)= 年龄×7+75

青春期出现身高增长的第 2 个加速期,12 岁以后不能再按上式推算。

身长包括头部、脊柱和下肢的长度。三部分发育进度并不相同,头部发育较早,下肢较晚。因此,有时临床上需要分别测量上部量(从头顶至耻骨联合上缘)和下部量(从耻骨联合上缘至足底)以计算其比例关系。上部量与脊柱增长有关,下部量与下肢长骨的发育有关。新生儿上部量与下部量的比例 3:2,中点在脐以上,2 岁时中点在脐下,6 岁时中点移至脐与耻骨联合上缘之间,12 岁时上、下部量相等,中点在耻骨联合上缘;头长占身长(高)的比例在新生儿为 1/4,到成人后为 1/8(图 1-3)。

测量身长时,3 岁以下小儿用量板卧位测量。脱帽、鞋、袜及外衣,仰卧于量板中线上,头接触头板,测量者一手按直小儿膝部,使其两下肢伸直紧贴底板,一手移动足板使其紧贴小儿足底,并与底板相互垂直,读刻度至 0.1 cm。3 岁以上可用身高计或固定于墙上的软尺进行测量。小儿脱鞋、帽,直立,两眼正视前方,足跟靠拢,足尖分开约 60°角,足跟、臀部,两肩都接触立柱或墙壁。测量者移动身高计与小儿头顶接触,板呈水平时读立柱上数字(cm),记录至 0.1 cm。

3. 坐高　坐高指从头顶至坐骨结节的长度,代表头颅和脊柱的生长。3 岁以内取仰卧位测量,称顶臀长。出生时坐高为身高的 66%,以后下肢增长速度随年龄增加比躯干快,4 岁时坐高为身长 60%,6~7 岁时小于 60%。此百分数显示了上、下部比例的改变,反映身材的匀称性,比坐高绝对值更有意义。

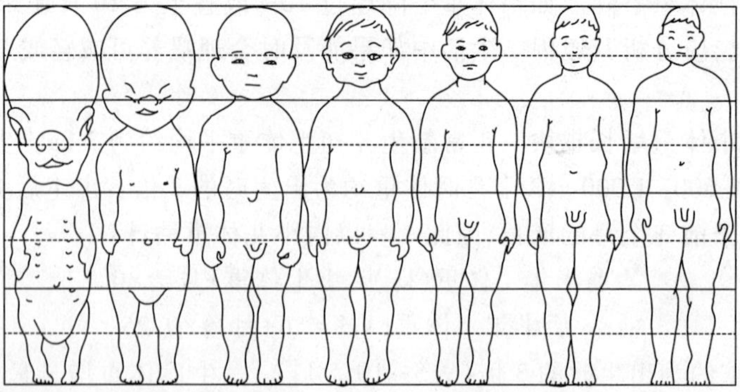

图 1-3 胎儿时期至成人身体各部比例

测量坐高时 3 岁以内小儿取卧位测量，小儿平卧于量板上，测量着一手提起小儿小腿，大腿与底板垂直而骶骨紧贴底板，一手移动足板紧压臀部，读刻度至 0. 1 cm。3 岁以上可用坐高计测量，小儿坐于坐高计上，身体先前倾使骶部紧靠量板，再挺身坐直，大腿靠拢与凳面紧贴并与躯干成直角，膝关节屈曲成直角，两脚平放地面，移动头板与头顶接触，记录读数至 0. 1 cm。

4. 头围　头围是指经眉弓上方、枕后结节绕头一周的长度。出生时平均为 34 cm，出生前 3 个月和后 9 个月都约增长 6~7 cm，1 岁时 46 cm，2 岁时 48 cm，5 岁时 50 cm，15 岁时 54~58 cm(接近成人)。头围反映脑和颅骨的发育程度。测量者将软尺 0 点固定于头部一侧眉弓上缘，将软尺紧贴头皮绕枕骨结节最高点及另一侧眉弓上缘回至 0 点，记录读数至 0. 1 cm。

5. 胸围　胸围是沿乳头下缘水平绕胸一周的长度。出生时平均为 32 cm(较头围小 1~2 cm)。1 岁时胸围与头围大致相等，1 岁以后胸围超过头围，其差数(cm)约等于其岁数减 1。胸围反映胸廓、胸背肌肉、皮下脂肪及肺的发育程度。

测量时取卧位或立位。小儿两手自然平放或下垂，测量者将软尺 0 点固定于一侧乳头下缘(乳腺已发育的女孩，固定于胸骨中线第 4 肋间)，将软尺紧贴皮肤，经两侧肩胛骨下缘回至 0 点，取平静呼、吸气时的中间读数，记录至 0. 1 cm。

6. 皮下脂肪　婴儿期脂肪组织较肌肉多，1~7 岁皮下脂肪逐渐变薄，10 岁以后，特别是青春期，女孩的脂肪组织两倍于男孩，皮下脂肪的厚薄反映小儿营养状况的好坏。

可用小卡尺进行测量，测量者用拇指及食指将测量部位皮肤脂肪捏起，将钳板插入捏起的皮褶两边至底部并钳住，测量其厚度，读数至 0. 5 mm。常测量的部位有：① 上臂肱二头肌部位，肩峰与鹰嘴连线中点，水平腹侧，皮褶方向与上臂长轴平行。② 背部、肩胛下角下稍外侧位，皮褶方向自下向上中方向与背柱成 45°角。③ 腹部，锁骨中线上平脐处，皮褶方向与躯干长轴平行，捏起时两指的距离为 3 cm。

7. 上臂围　上臂围代表肌肉、骨骼、皮下脂肪和皮肤的生长。1 岁以内上臂围增长迅速，1~5 岁增长缓慢，为 1~2 cm。因此，在无条件测体重和身高的地方，可用左上臂围测量筛查5 岁以下儿童营养状况：>13. 5 cm 为营养良好；12. 5~13. 5 cm，营养中等；<12. 5 cm 为

营养不良。

二、骨骼和牙齿的发育

1. 骨骼的发育

（1）颅骨的发育：颅骨随脑的发育而增大，可通过头围和囟门大小以及骨缝闭合情况来衡量颅骨的发育。前囟（图 1-4）出生时为 1.5～2 cm（对边中点连线长度），至 1～1 岁半闭合。后囟出生时很小或已闭合，最迟于生后 6～8 周闭合。颅骨缝于 3～4 个月闭合。前囟早闭或过小见于小头畸形，晚闭或过大见于佝偻病、先天性甲状腺功能减退症或脑积水患儿，前囟饱满反映颅内压增高，而前囟凹陷见于脱水或极度消瘦者。

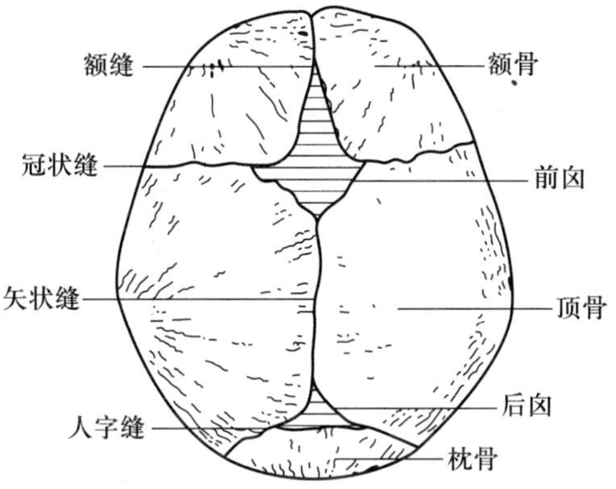

图 1-4 小儿的囟门

（2）脊柱的发育：生后 1 岁以内增长最快。新生儿时脊柱仅轻微后凸，3 个月能抬头时出现颈椎前凸，6 个月会坐时出现胸椎后凸，1 岁能行走时出现腰椎前凸。脊柱所形成的上述三个自然弯曲有利于身体平衡。6～7 岁时这些弯曲为韧带装置所固定。

（3）长骨的发育：长骨的生长和成熟与体格生长密切相关。长骨的生长主要依靠其干骺端软骨骨化和骨膜下成骨作用使之增长、增粗。长骨干骺端的软骨次级骨化中心随着年龄的增长按一定顺序和骨的解剖部位有规律地出现。骨化中心可反映长骨的生长成熟度。正常小儿的骨化中心按年龄出现，并按年龄接合，通常用 X 线检查不同年龄儿童长骨干骺端骨化中心出现的时间、数目、形态的变化，并将其标准化，即为骨龄。它可表现正常小儿出现相应数目骨化中心的年龄，具体评价骨龄时应对照图谱。小儿出生时腕部无骨化中心，出生后出现的次序为：头状骨、钩骨（3 个月左右）；下桡骨骺（约 1 岁）；三角骨（2～2.5 岁）；月骨（3 岁左右）；大、小多角骨（3.5～5 岁）；舟骨（5～6 岁）；下尺骨骺（6～7 岁）；豆状骨（9～10 岁）。10 岁出齐，共 10 个，因此 1～9 岁小儿腕部骨化中心的数目约为其岁数加 1。新生儿已出现股骨远端及胫骨近端的骨化中心。因此判断长骨的生长，婴儿早期应拍摄膝部 X 线骨片，年长儿应拍摄腕部 X 线骨片。女孩骨发育较男孩快，而且骨龄的测定有助于诊断某些疾病，如先天性甲状腺功能减低症、生长激素缺乏症的患儿骨龄明显落后，肾上腺皮质增长症、中枢性性早熟患儿则骨龄发育过快。

2. 牙齿的发育 人的一生有两副牙齿，即乳牙（共 20 个）和恒牙（共 32 个）。牙齿的发育与骨骼的发育有一定的关系，但因胚胎来源不完全相同，牙齿与骨骼的生长不完全平行。出生时在颌骨已有骨化乳牙牙孢，但未萌出，约自生后6个月起（4~10个月）乳牙开始萌出，2~2岁半出齐。2岁以内乳牙数目约为月龄减4~6，12个月未萌出者为乳牙萌出延迟。出牙顺序见图1-5。乳牙萌出时间和顺序个体差异较大，与遗传、内分泌及食物的性状有关。

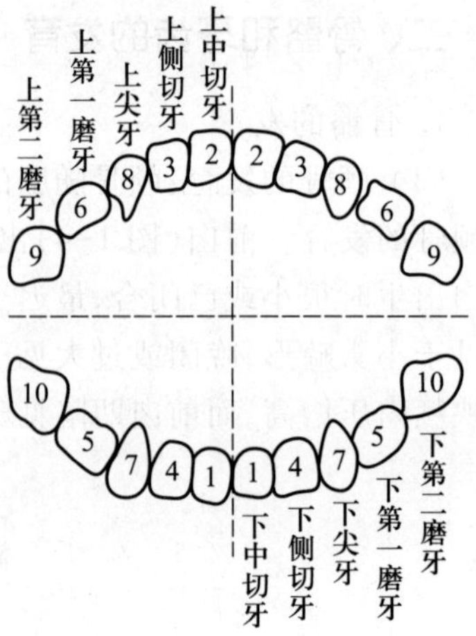

图1-5 乳牙出牙顺序
（图中数字代表乳牙萌出顺序）

小儿6岁左右开始出恒牙，即第1磨牙长在第2乳磨牙之后。7~8岁开始，乳牙按萌出顺序逐个脱落换之以恒牙。12岁左右出第2磨牙，18岁以后出第3磨牙（智齿），但也有人终生未出此牙。恒牙一般20~30岁出齐，共32个。出牙时个别小儿可出现低热、流涎、睡眠不安、烦躁等反应。较严重的营养不良和佝偻病（如缺乏蛋白质、钙、磷、氟、维生素A、C、D等营养素）、甲状腺功能减退症、先天愚型等患儿可有出牙较迟，牙釉质差等。医护人员应开展小儿口腔保健的健康教育，定期口腔检查，重视龋齿等口腔疾病的防治。

三、体格生长的评价

（一）评价内容

建议采用2005年中国九大城市儿童的体格生长数据为参照（附录一）。儿童体格生长评价包括发育水平、生长速度以及匀称程度三个方面。

1. 发育水平　将某一年龄时点所获得的某一项体格生长指标测量值（横断面测量）与参考人群值比较，得到该儿童在同质人群中所处的位置，即为此儿童该项体格生长指标在此年龄的生长水平，通常以等级表示其结果。生长水平包括所有单项体格生长指标，如体重、身高（长）、头围、胸围、上臂围等，可用于个体或群体儿童的评价。

发育水平评价的优点是简单、易于掌握与应用。对群体儿童体格发育水平评价可了解该群体儿童的体格状况；对个体儿童评价仅表示该儿童已达到的水平，不能说明过去存在的问题，也不能预示该儿童的生长趋势。

2. 生长速度　是对某一单项体格生长指标定期连续测量（纵向观察），将获得的该项指标在某一年龄阶段的增长值与参照人群值比较，得到该儿童该项体格生长指标的生长速度。以生长曲线表示生长速度最简单、直观，定期体检是生长速度评价的关键。儿童年龄小，生长较快，定期检查间隔时间不宜太长。这种动态纵向观察个体儿童生长规律的方法，可发现每个儿童有自己稳定的生长轨道，体现个体差异。因此，生长速度的评价较发育水平更能真实了解儿童生长状况。生长速度正常的儿童生长基本正常。

3. 匀称程度　是对体格生长指标之间关系的评价。

（1）体型匀称度：表示体型（形态）生长的比例关系。实际工作中常选用身高的体重表示一定身高的相应体重增长范围，间接反映身体的密度与充实度。将实际测量与参照人群值比较，结果常以等级表示。

（2）身材匀称：以坐高（顶臀高）/身高（长）的比值反映下肢生长状况。按实际测量计算结果与参照人群值计算结果比较。结果以匀称、不匀称表示。

（二）资料分析及表示方法

1. 衡量体格生长的统计学表示方法　常用以下方法：

（1）均值离差法：正常儿童生长发育状况多呈正态分布，常用均值离差法，以平均值（$\overline{X}$）加减标准差（SD）来表示，如68.3%的儿童生长水平在$\overline{X}$±1SD范围内；95.4%的儿童在$\overline{X}$±2SD范围内；99.7%的儿童在$\overline{X}$±3SD范围内。

（2）百分位数法：当测量值呈偏正态分布时，百分位数法能更准确的反映所测数值的分布情况。当变量呈正态分布时，百分位数法与离差法两者相应数相当接近。由于样本常呈偏正态分布，则两者的相应数值略有差别。

在体格生长评价时两者都广泛应用，目前一般都用百分位法。离差法计算较简单；百分位数法计算相对较复杂，但精确。

2. 界值点的选择　通常以均值离差法$\overline{X}$±2SD（包括总体的95%）为正常范围；百分位数法以P_3～P_{97}（包括总体的94%）为正常范围；标准差的离差值以±2以内为正常范围。

3. 测量值的表示

（1）表格：将测量数值以表格形式列出，便于查询，但不够直观。

（2）生长曲线：按各等级的数值绘制成曲线图。优点是较等级数值直观，不仅能较准确了解儿童的发育水平，还能对儿童某项指标进行定期纵向观察，易看出该小儿生长的趋势有无偏离现象，以便及早发现原因及采取干预措施。

4. 评价结果表示　利用均值±标准差或直接用百分位数进行分级，据要求的不同可分为三等级、五等级、六等级等。五等级划分方法见表1-1。三等级划分法以>X+2SD为上、X±2SD为中、<X-2SD为下。而六等级划分法把五等级划分法的“中”（X±1SD）再分为X+1SD的“中上”和X-1SD的“中下”。等级划分法用于横断面的测量值分析，如发育水平、体型匀称的评价。

表1-1　五等级划分方法

	等级离差法	百分位数位
上	>$\overline{X}$+2SD	>P_{97}
中上	$\overline{X}$+（1SD～2SD）	$P_{75\sim97}$
中	$\overline{X}$±1SD	$P_{25\sim75}$
中下	$\overline{X}$-（1SD～2SD）	$P_{3\sim25}$
下	<$\overline{X}$-2SD	<P_3

第三节 小儿神经心理发育及评价

在儿童生长发育过程中,神经心理的发育与体格生长具有头等重要的意义。小儿日常行为反映神经心理的发育,所以此期的发育也称之为行为发育。神经心理的发育包括感知、运动、语言、情感、思维、判断和意志性格等,以神经系统的发育和成熟为基础,尤其是脑的发育。神经心理发育异常可能是某些系统疾病的早期表现,故了解小儿心理发育规律有助于对某些疾病的早期诊断。

一、神经系统的发育

在胚胎时期神经系统首先发育,尤其是脑的发育最为迅速。出生时脑重约 370 g,相当于体重的 1/8~1/9,6 个月时即达 700 g 左右,1 岁时约 900 g,7 岁时已接近成人(成人脑重约为 1 500 g)。神经髓鞘的形成和发育在 4 岁左右完成,在此之前,尤其在婴儿期,各种刺激引起的神经冲动传导缓慢,且易于泛化;不易形成兴奋灶,易疲劳而进入睡眠状态。

脊髓随年龄而增长。在胎儿期,脊髓下端在第 2 腰椎下缘,4 岁时上移至第 1 腰椎,在进行腰椎穿刺时应注意。婴儿肌腱反射较弱,腹壁反射和提睾反射也不易引出,到 1 岁时才稳定。3~4 个月前的婴儿肌张力较高,克氏征(Kernig)可为阳性,2 岁以下儿童巴氏征阳性亦可为生理现象。

出生时儿童即有觅食、吸吮、吞咽、拥抱、握持等先天性反射,对强光、寒冷、疼痛已有反应。其中有些条件反射(如吸吮、握持、拥抱等)随着年龄增长而消失,如握持反射应于 3~4 个月时消失,否则妨碍手指精细动作的发育。3~4 个月前婴儿的肌张力较高。

二、感知的发育

感知是通过各种感觉器官从环境中选择性获取信息的能力。感知的发育对小儿运动、语言、社会适应能力的发育起着重要的促进作用。

1. 视觉(视感知) 新生儿已有视觉感应功能,瞳孔有对光反应,但因视网膜视黄斑区发育不全和眼外肌协调较差,视觉不敏锐,15~20 cm 范围内视觉最清晰,喜欢看类似人脸的图形;2 个月起可协调地注视物体,初步有头眼协调,头可跟随移动的物体在水平方向转动 90°;3 个月头眼协调较好,可追寻活动的物体或人,可跟随移动的物体在水平方向转动 180°;4~5 个月开始能认识母亲,见到奶瓶表示喜悦;6~7 个月时目光可随上下移动的物体做垂直转动,出现眼手协调动作;8~9 个月开始出现视深度感觉,可以注视远距离的物体。1 岁半~2 岁两眼调节好,视力为 0.5,5 岁时可区别颜色,6 岁及以后视力达 1.0。小儿的视力是在不断外界刺激作用下反复练习才得以发展,成人应创造条件使小儿得到练习的机会。

2. 听觉(听感知) 有人认为胎儿后期已有听觉,并可记忆,因小儿出生即可辨认母亲心音和节律。出生时因鼓室无空气,听力较差;新生儿出生 3~7 天后,听力已相当良好,声音可引起呼吸节律减慢等反应,高调或太大的声音可使新生儿转离声源方向,甚至以哭表示抗拒。3 个月出现定向反应，即头转向声源；6 个月可区别父母声音，唤其名有反应；8 个月开始区别语言的意义，两眼迅速看向声源，听懂自己的名字；1~2 岁能听懂简单的吩咐；3 岁后能更为精细地区别不同声音；4 岁听觉发育完善。听觉的发育对小儿语言的发展有重要意义。

3. 嗅觉和味觉　新生儿的嗅觉和味觉出生时已基本发育成熟，对母乳香味已有反应，对不同味道如甜、酸、苦等反应也不同，并能立即辨出与习惯滋味有异的食物。3~4 个月时能区别好闻和难闻的气味。4~5 个月的婴儿对食物味道的微小改变很敏感，因此应合理添加各类辅食，使之适应不同味道。

4. 皮肤感觉　皮肤感觉可分为触觉、痛觉、温度觉和深感觉。新生儿的触觉已很敏感，尤其以嘴唇、手掌、脚掌、前额和眼睑等部位最敏感。痛觉出生时已存在，疼痛可引起全身或局部的反应。温度觉也很灵敏，尤其对冷的反应，如出生时离开母体环境温度骤降就啼哭。触觉是引起小儿某些反射的基础，护理时动作轻柔细致可使儿童形成积极的皮肤觉条件反射，产生愉快的情绪，促进身心发展。2~3 岁时小儿能通过皮肤觉与手眼协调一致的活动区分物体的大小、软硬和冷热等。5 岁时能分辨体积相同重量不同的物体。

5. 知觉　知觉是人对事物的综合反映，与上述各感觉能力的发育密切相关。5~6 个月时随动作能力的发展及手眼的协调动作，通过看、咬、摸、闻、敲击等活动逐步了解物体各方面的属性。其后，随着语言的发展，小儿的知觉开始在语言的调节下进行。小儿 1 岁末开始有空间和时间知觉；3 岁能辨上下；4 岁辨前后；4~5 岁开始有时间概念，如早晚、今天、明天和昨天等；5 岁能辨别自身的左右。

三、运动的发育

运动功能的发育是以脑的发育为前提的。妊娠后期出现的胎动为小儿最初的运动形式。新生儿期的运动多为无意识不协调的，此后，尤其是第一年内随大脑的迅速发育，小儿运动功能日臻完善。运动的发育既依赖于小儿视觉知觉等的参与，又反过来影响其社会心理等功能的发展。

运动功能发育涉及骨骼肌的一切活动，可分为粗动作和细动作的发育。粗动作包括颈肌和腰肌的平衡性活动，如抬头、坐、翻身、爬、站、走、跳等；细动作指手的精细捏弄动作，如手指的活动，捏、敲，用拇、食指拾物，学会用匙，乱涂画，能叠积木，会翻书。如前面所述，小儿动作发育遵循一定的规律，粗动作发育过程可归纳为："二抬四翻六会坐，七滚八爬周会走"（数字代表月龄），具体动作功能发育过程见图 1-6 和表 1-2。

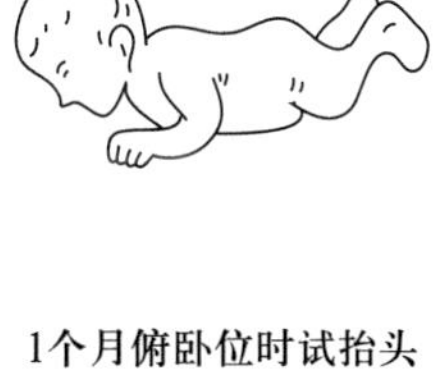
1个月俯卧位时试抬头

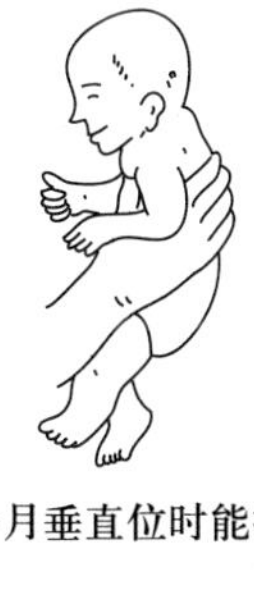
2个月垂直位时能抬头

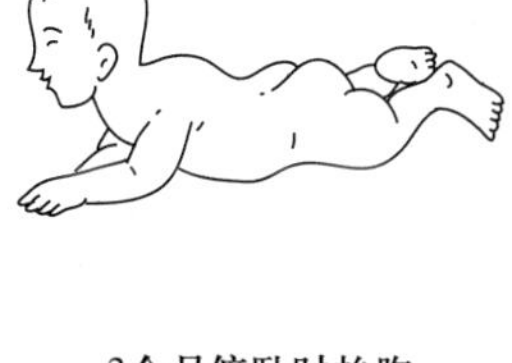
3个月俯卧时抬胸

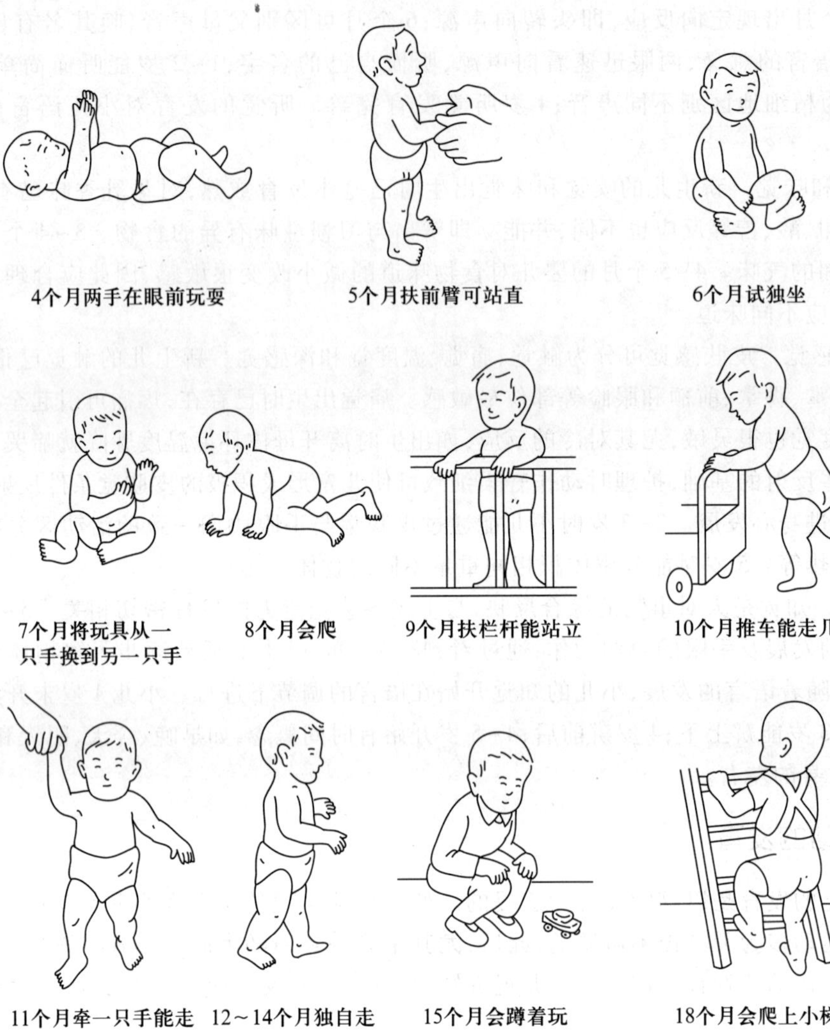

图 1-6 婴幼儿动作发育

表 1-2 小儿动作、语言和适应性能力的发育过程

年龄	粗细动作	语言	适应周围人物的能力与行为
新生儿	无规律，不协调动作，紧握拳	能哭叫	铃声使全身活动减少
2月	直立位及俯卧位时能抬头	发出和谐的喉音	能微笑，有面部表情，眼随物转动
3月	仰卧位变为侧卧位，用手摸东西	咿呀发音	头可随看到的物品或听到的声音转动 180°，注意自己的手
4月	扶着髋部时能坐，可以在俯卧位时用两手支持抬起胸部，手能握持玩具	笑出声	抓面前物体，自己弄手玩，见食物表示喜悦，较有意识的哭和笑

续表

年龄	粗细动作	语言	适应周围人物的能力与行为
5月	扶掖下能站得直,两手各握一玩具	能喃喃地发出单调音节	伸手取物,能辨别人声,望镜中人笑
6月	能独坐一会儿,用手摇玩具		能认识熟人和陌生人,自拉衣服,自握足玩
7月	会翻身,自己独坐很久,将玩具从一手换入另一手	能发出"爸爸""妈妈"等复音,但无意识	能听懂自己的名字,自握饼干吃
8月	会爬,会自己坐起来,躺下去,会扶着栏杆站起来,会拍手	重复大人所发简单音节	注意观察大人的行动,开始认识物体,两手会传递玩具
9月	试独站,会从抽屉中取出玩具	能懂几个较复杂的词句,如"再见"等	看见熟人会伸出手来要人抱,或与人合作游戏
10~11月	能独站片刻,扶椅或推车能走几步,拇、食指对指拿东西	开始用单词,一个单词表示很多意义	能模仿成人的动作,招手"再见",抱奶瓶自食
12月	独走,弯腰拾东西,会将圆圈套在木棍上	能叫出物品名字,如灯、碗,指出自己的手、眼	对人和事物有喜憎之分,穿衣能合作,用杯喝水
15月	走得好,能蹲着玩,能叠一块方木	能说出几个词和自己的名字	能表示同意不同意
18月	能爬台阶,有目标地扔皮球	能认识和指出身体各部分	会表示大小便,懂命令,会自己进食
2岁	能双脚跳,手的动作更准确,会用勺子吃饭	会说2~3字构成的句子	能完成简单的动作,如拾起地上的物品,能表达喜、怒、怕、懂
3岁	能跑,会骑三轮车,会洗手、洗脸,脱穿简单衣服	能说短歌谣,数几个数	能认识画上的东西,认识男女,自称"我",表现自尊心、同情心,怕羞
4岁	能爬梯子,会穿鞋	能唱歌	能画人像,初步思考问题,记忆力强,好发问
5岁	能单腿跳,会系鞋带	开始识字	能分辨颜色,数10个数,知物品用途及性能
6~7岁	参加简单劳动,如扫地、擦桌子、剪纸、泥塑、结绳等	能讲故事,开始写字	能数几十个数,可简单加减,喜独立自主,形成性格

四、语言的发育

语言是表达思维、观念等的心理过程,与智能有直接的联系。正常儿童天生具有发展语言技能的机制与潜能,但是环境必须提供适当的条件,例如与周围人群进行语言交往,其语言能力才得以发展。通过语言符号,小儿能够获得更丰富的概念,提高解决问题的能力,同时,吸收社会文化中的信念、习俗及价值观,与他人进行有效的交流。因此,语言对儿童社会性行为的发展也有重要意义。

语言发展经过发音、理解和表达三个阶段。各年龄语言发展见表 1-2。

护士应能评估儿童语言发展的状况，以确定可能存在的发育异常或迟缓。护理措施应着重于为儿童提供适于语言发展的环境，鼓励家长与儿童进行交流，向小儿提供多听、多说的机会。护士在为小儿提供照顾时，要使用他们能理解的词语，并允许小儿表达不愉快、悲伤或痛苦等心情。

五、心理活动的发展

（一）注意力与记忆力的发展

注意可分为无意注意和有意注意。前者是没有预定目的，自然而然发生的；后者为自觉有目的，需付出意志努力的注意。新生儿已有非条件性的定向反射，如大声说话能引起新生儿停止活动。婴儿时期以无意注意为主，3 个月开始能短暂地集中注意人脸和声音。强烈的刺激如鲜艳的色彩、较大的声音或需要的物品（奶瓶等）都能成为小儿无意注意的对象。随年龄增长、活动范围扩大及动作语言的发展，小儿的有意注意逐渐增多，但幼儿期和学龄前期小儿仍以无意注意为主，有意注意的稳定性差，易分散和转移。11～12 岁以后儿童注意力的集中性和稳定性提高。

记忆是一个复杂的心理活动过程。包括识记（大脑中形成暂时联系）、保持（大脑中留下痕迹）和回忆（大脑中痕迹恢复）。回忆又可分为再认和重现。再认是指以前感知的事物在眼前再次出现时能认识；重现是指以前感知的事物虽不在眼前，但可在脑中重复出现。5～6 个月的婴儿能再认母亲和其他亲近的人，但不能重现，1 岁以后才有重现。小儿记忆的持久性与精确性随年龄而增长，学龄期儿童由于分析思维能力的发展，有意记忆能力开始增强。

（二）情绪、情感的发展

情绪是人们从事某种活动时产生的兴奋心理状态，属原始、简单的感情，较短暂而外显。情感是人的需要是否得到满足时所产生的一种内心体验，属较高级、复杂的情绪，持续时间长而不甚外显。情感是在情绪的基础上形成和发展的。新生儿对饥饿、不舒适、寒冷等表现出不安、哭脸及啼哭等消极情绪。2 个月时积极情绪增多，尤其是看到母亲时，表现非常高兴。6 个月后能辨认陌生人时，明显地表现出对母亲的依恋以及分离性焦虑情绪。婴儿与亲人间的这种依恋感情是小儿社会性发展的最早表现。它的建立有利于婴儿获得母亲的养育。没有建立良好依恋感情的婴儿，以后多不善于与人相处和不能很好地面对现实。9～12 个月时依恋情绪达到高峰。2 岁开始，小儿的情感表现日渐丰富和复杂，如喜、怒、初步的爱、憎等，也会有一些不良的情绪、情感反应，如：见人怕羞、怕黑、嫉妒、爱发脾气等。婴幼儿情绪表现常为时短暂，反应强烈，易变化，易冲动，外显而真实。随年龄增长情绪反应渐趋稳定。学龄前期小儿已能有意识地控制自己情感的外部表现，如故意不哭等。

成人在日常养育中对小儿的生理需要作出及时、适当的应答，提供合适的玩具，维持和谐的家庭气氛，提供适度的社交活动，以及避免精神紧张和创伤，可以培养儿童良好、稳定的情绪和情感，促进其心智发展和良好品德的形成。

（三）心理社会发展理论

爱瑞克森（Erikson 1902 年）是一位心理分析家，他把人的一生分为 8 个心理社会发展阶段，前 5 个阶段与儿童的心理社会发展有关，每个阶段均有一个中心问题或矛盾必须解决，成功地解决每一发展阶段的中心问题，就可以健康地步入下一阶段。

小儿心理社会发展的 5 个阶段及其在护理中的应用如下：

1. 信任-不信任期（trust vs mistrust，婴儿期） 信任感是发展健全人格最初而且最重要的因素，人生第一年的发展任务是与照顾者（父母）建立起信任感，学习爱与被爱。此期小儿的各种需要得到满足时，婴儿的感受是愉快和良好的，其对父母的基本信任感就得以建立和巩固。与此相反，如果经常感受到的是痛苦、危险和无人爱抚，就会产生不信任感，婴儿会把对外界的恐惧和怀疑情绪带入以后的发展阶段。与父母之间所建立的信任感是儿童对外界和他人基本信任感的来源。信任感发展的结果是乐观，对环境和将来有信心。

护理此期小儿，应注意及时满足婴儿的各种需求。除满足其食物和卫生等生理需要外，还应为婴儿提供安全感和抚爱，如经常抱起和抚摸婴儿，与之轻柔地交谈，并提供视觉刺激。在患儿经历痛苦的治疗或护理过程中，尽量减轻疼痛；过程结束后，继续给予抚慰。对于长期住院的婴儿，应鼓励家长多参与护理活动。

2. 自主-羞愧或疑虑期（autonomy vs shame or doubt，幼儿期） 此期小儿开始学会控制大小便，并在运动能和智能发展的基础上扩大对周围环境的探索。他们想要独立完成每一件事，他们还反复说"我""我的"表示自我中心之感，爱用"不"表示自主性。此时父母必须对孩子合理的自主行动给予支持，避免过分干预。如果父母替孩子做每一件事，而从不允许他们去做其想做的事，或对其独立行为缺乏耐心，进行嘲笑、否定和斥责，将会使儿童产生羞愧和疑虑。儿童将怀疑自己的能力，并将停止各种尝试和努力。同时，父母应注意用温和、适当的方式约束小儿，以使其按社会能接受的方式行事，帮助他们学会适应社会规则。此期顺利发展的结果是自我控制和自信感。

护理此期儿童时，应为小儿提供自己做决定的机会并对其能力加以赞赏，不要评价其所做的决定是否正确。鼓励幼儿进行力所能及的自理活动，如进食、穿衣、如厕等。如果治疗或护理过程需要约束患儿时，应向其做出适当的解释，并给予抚慰，同时尽量缩短约束时间。

3. 主动-内疚期（initiative vs guilt，学龄前期） 此期小儿活动能力加强，有足够的语言能力，已不终日守在父母身边，他们有无穷无尽的好奇心去探索未知事物。主动性意味着儿童愿意发明或尝试一些新活动或新语言，他们自己制订计划，订立目标，并极力争取达到目标，而不是单纯地模仿其他孩子或父母的行为。这一时期儿童的心理社会发展取决于父母对孩子这些自创活动的反应。如果儿童被给予自由与机会去创造和实践，儿童的自主感就可得到增强。同时，父母对孩子提出的各种问题以耐心解答，而不是禁止他们有一些离奇的想法或游戏活动，也会增强其主动感。反之，如果成人总是指责孩子的活动是不好的，提出的问题是荒谬的，游戏是愚蠢的，或要求孩子完成他们力不能及的任务，都会使儿童产生内疚感。

护理此期儿童时，要对小儿有益的主动行为加以赞扬，帮助儿童顺利通过此阶段。对住院的患儿应提供创造新活动的机会，包括允许儿童使用无伤害性的玩具或医疗用品做游戏，如用听诊器、叩诊锤等给布娃娃检查身体，让他们画画以表达心情。接受儿童的合理要求，倾听他们的感受，并回答他们提出的问题。

4. 勤奋-自卑期（industry vs inferiority，学龄期） 此期是成长过程中的一个决定性阶段。儿童迫切地学习文化知识和各种技能，强烈追求如何将事情做得完美。当儿童被准许参加某项活动时，他们常问自己“我能做好这项工作吗？我做得对吗？”如果在孩子完成任务或活动时给予奖励和赞扬，其勤奋感就会增长。此期儿童的活动场所很广阔，包括家庭、学校和社区等。父母、教师以及其他成人都有责任帮助儿童发掘其自身的勤奋潜力。如果孩子的努力只被父母视为胡闹，工作成果不被赞赏，在课堂或操场上因失败而受到嘲笑和伤害，都会导致自卑感的产生。此期顺利发展的结果是学会与他人竞争，也学会合作，同时学会守规则。

护理此期儿童时，护士应帮助患儿在住院期间继续完成学习任务，鼓励他们把业余爱好带到医院，帮助儿童适应医院的限制性环境。在治疗或护理过程前后可允许儿童帮助准备或整理用物，如静脉输液前，可让患儿帮助准备胶布，使患儿感到有成就感。

5. 自我认同-角色紊乱期（identity vs role confusion，青春期） 此期青少年在性激素的作用下身体和思维日趋成熟，他们不仅开始注意自己的仪表，还为将来在较大社会中自己所处的地位而苦恼。他们极为专注于别人对自己的看法，并与自我概念相比较。一方面，青少年要适应他们所必须承担的社会角色，同时，又想扮演自己喜欢的新潮形象，因此，他们为追求个人价值观与社会观念的统一而困惑和奋斗。因此，青春期的发展任务是建立一种自我认同感，如果无法解决上述冲突，就会导致角色紊乱。出现一些青春期常见的健康问题，如吸烟、酗酒、吸毒、自杀，意外伤害等，另外性生理迅速发育导致性心理变化，因而对青少年要开展正规的，系统的性教育。

护理青少年时，必须多创造机会让他们参与讨论所关心的问题，谈论感受。在他们做某些决定时给予支持和赞赏。注意帮助他们保持良好的自身形象，尊重他们的隐私，尽可能安排他们与同年龄组的病人在一起娱乐和沟通交流。

六、神经心理发育的评价

儿童神经心理发育的水平表现为儿童在感知、运动、语言和心理等过程中的各种能力，对这些能力的评价称为心理测试。

（一）能力测验

1. 筛查性测验 ① 丹佛发育筛查法（DDST）：DDST 主要用于 6 岁以下儿童的发育筛查，实际应用时对 4.5 岁以下的儿童较为适用。测试内容分为大运动、细运动、语言、个人适应性行为四个能区，是测量小儿心理发育最常用的方法。② 绘人测试：适用于 5～9.5 岁儿童。要求被测儿童依据自己的想象绘一全身正面人像，以身体各部比例和表达方式的合理性计分。绘人测试结果与其他智能测试的相关系数在 0.5 以上，与推理、空间概念、感知能力的相关性更显著。③ 图片词汇测试（PPVT）：适用于 4～9 岁儿童的一般智能筛查。有 120 张图片，每张有黑白线条画四幅，测试者说一个词汇，要求儿童指出所在图片其中相应的一幅图。该测试方法简单，尤适用于语言或运动障碍者。

2. 诊断测验 ① 盖瑟尔发育量表：适用于 4 周至 3 岁的婴幼儿，从大运动、细动作、个人-社会、语言和适应性行为五个方面的测试，结果以发育商表示。② 贝莉婴儿发育量表：适用于

2~30 个月的婴幼儿，包括精神发育量表、运动量表和婴儿行为记录。③ 斯坦福-比智能量表：适用于 2~18 岁儿童。测试内容包括幼儿的具体智能(感知、认知、记忆)和年长儿的抽象智能(思维、逻辑、数量、词汇)，用以评价儿童学习能力以及对智能发育迟缓者进行诊断和程度分类，结果以智商(IQ)表示。④ 韦茨勒学前及初小儿童智能量表：适用于 4~6.5 岁儿童。通过编制一整套不同测试题，分别衡量不同性质的能力，将得分综合后可获得儿童多方面能力的信息，较客观地反映学前儿童的智能水平。⑤ 韦茨勒儿童智能量表修订版：适用于 6~16 岁儿童，内容与评分方法同韦茨勒学前及初小儿童智能量表。

（二）适应性行为测试

对智力低下的诊断与分级应结合适应性行为的评定结果。国内现多采用日本 S-M 社会生活能力检查，即婴儿-初中学生社会生活能力量表。此量表适用于 6 个月 ~15 岁儿童社会生活能力的评定，包括 6 种行为能力：① 独立生活能力；② 运动能力；③ 作业；④ 交往；⑤ 参加集体活动；⑥ 自我管理。该量表既可用于儿童智力低下的诊断，又可用于儿童社会能力的筛查。

（钟文娟　王洪涛）

思 考 题

8 个月男婴，系第一胎第一产，足月顺产，生后无窒息、产伤，出生体重 3.2 kg，生后母乳喂养，近来母乳不足，多汗、易哭闹，现体重 6.5 kg，身高 70 cm，头围 45 cm，未出牙，能独坐，会叫“爸爸”“妈妈”，来看医生，其母询问：

宝宝的生长发育是否正常？

第二章　健康儿童护理

学习要点：

1. **掌握：**计划免疫的方式、程序、注意事项；预防接种的反应及处理。
2. **熟悉：**各年龄期小儿的保健要点。
3. **了解：**儿童游戏及体格锻炼的方法；意外事故的预防。

第一节　各年龄期小儿的健康指导

儿童保健是以预防为主，对小儿各时期生长发育规律及其影响因素采取有效措施，加强有利条件，防止不利因素，促进和保证小儿健康成长的综合性防治医学。目的是要增强小儿体质，注意心理卫生，培育品德优良、智力发达、体格健全的下一代，降低小儿发病率和死亡率。小儿护理保健工作的范围广泛，现分述如下。

一、胎儿期护理保健

胎儿的发育与孕母的身心健康、营养状况和生活环境等密切相关。孕母如受到理化因素刺激或缺乏营养，可影响胎儿的生长发育，甚至导致胎儿的死亡、流产、早产或先天畸形等不良结果。故胎儿期的保健是通过对孕母的保健，达到保护胎儿在宫内健康成长的目的。其具体措施如下：

1. 预防先天畸形和遗传性疾病　大力提倡和普及婚前遗传咨询，禁止近亲结婚以减少遗传性疾病的可能性。引起先天畸形的原因比较复杂，有遗传、化学物质、射线、药物、营养障碍以及感染等多方面因素。孕妇应避免感染，目前，在新生儿的主要死亡原因中，感染性疾病所致的死亡比例逐渐下降，而先天畸形所致的死亡比例呈上升趋势。为了胎儿的健康成长，应采取有效措施，预防和减少先天畸形的发生。如预防孕期感染，尤其是妊娠早期，孕母如果感染风疹病毒、巨细胞病毒、肠道病毒以及弓形虫等可引起流产或小儿畸形，如先天性心脏病、聋哑、白内障、小头畸形、智力低下等；孕母还应避免接触放射线和铅、苯、汞、有机磷农药等化学毒物；应避免吸烟、酗酒；患有心肾疾病、糖尿病、甲状腺功能亢进、结核病等慢性疾病的孕母应在医生指导观察下进行治疗。

2. 孕妇加强营养　孕母营养的好坏影响胎儿的生长发育，胎儿生长发育所需的营养物质完全依赖孕母供给。如果孕母仅有轻度营养不良，胎儿自母体摄取的原料仍能满足需要，但结果会使母体逐渐虚弱；若孕母长期营养缺乏，则胎儿的生长发育就会受到影响，并且易导致营养不良。对婴儿先天性佝偻病、缺铁性贫血等疾病的预防，应着重在妊娠后期 3 个月，因为此期的营养既要保证孕母和胎儿的营养需求，又要准备孕母产后哺乳，并充分储备新生儿的营养需要，而且胎儿最后3个月内生长发育速度加快,对营养物质的需求量也随之增加。因此孕母后期更应加强营养,保证各种营养物质的摄入,尤其需加强对铁、锌、钙、维生素D等重要营养素的补充。

3. 孕妇需注意劳逸结合 心情要愉快,生活要有规律,减少精神负担和心理压力。进行胎教,让胎儿健康成长。对高危孕妇应加强随访,预防早产和流产的发生;定期做好胎儿的监测工作,产前检查,必要时可做遗传咨询及检查。

4. 产时和产后保健 做好助产工作,掌握无菌技术,帮助孕母选择正确的分娩方式,权衡各种助产方式的利弊,合理使用器械助产。凡有胎膜早破、羊水污染、宫内窒息、胎粪吸入、脐带脱垂以及产程延长和难产等情况,胎儿感染的机会会明显增加,可预防性使用抗生素,以避免感染的发生;预防并及时处理新生儿窒息、颅内出血及新生儿感染等情况。

二、新生儿护理保健

新生儿期是小儿出生后适应环境的阶段,新生儿娩出后对宫外环境变化的适应性和调节能力差,易患各种疾病。而且生后1周内的新生儿发病率和死亡率较高。据报道婴儿死亡中1/2~2/3是新生儿,其中生后1周内的新生儿占新生儿死亡数的70%左右。故新生儿期的保健是儿童保健的重点,而生后1周又是新生儿期的保健重点。

1. 新生儿家庭访视 新生儿家庭访视共有3~4次,出院后1~3天内的初访,生后5~7天的周访,生后10~14天的半月访和生后28天的满月访,同时建立新生儿健康管理卡和预防接种卡。每次访视内容不同,应有重点。早产儿、高危儿等应适当增加家访次数。

(1)初访重点:了解新生儿出生情况、分娩方式、出生时的体重及母亲孕期情况,了解新生儿的喂养、睡眠、哭声、吸吮力、大小便等情况及母乳分泌情况,询问有无接种卡介苗、乙肝疫苗。测量身长、体重和体温,判断生理性体重下降的程度,观察新生儿面色、生命体征,检查皮肤、黏膜颜色,注意有无黄疸,并鉴别其为生理性还是病理性。注意脐带有无渗液、出血,发现感染应及时处理。检查有无听觉障碍及其他先天畸形,如先天性心脏病、先天性髋关节脱臼、唇裂或腭裂等。进行喂养和护理指导,如母乳喂养、保暖及预防感染等,宣传新生儿期的家庭护理知识,填写访视卡。

(2)周访重点:了解新生儿一般情况,如吮奶、睡眠、哭声、大小便情况,检查脐带是否脱落,观察皮肤黄染程度。了解喂养和护理过程中是否出现新的问题,并分析原因,根据存在的问题给予及时指导和示教。

(3)半月访重点:检查皮肤黄染是否消退,判断体重是否恢复到出生体重,如有体重恢复不佳者,应分析其原因。指导如何添加适量的维生素D以预防佝偻病发生。

(4)满月访重点:了解新生儿的喂养、护理情况,测量体重,进行全面体格检查。足月儿若体重增加不足600 g,应分析原因,给予指导。满月访结束时,作出新生儿期的访视小结,指导家长继续进行婴儿的生长发育监测和定期的体格检查。

新生儿家庭访视能够及时发现异常,从而降低新生儿疾病发生率或减轻疾病的严重程度。每次访视后都应认真填写新生儿访视卡,待新生儿满月后转婴儿保健系统管理。

2. 保暖 新生儿的居室应阳光充足,通风良好,温湿度适宜。有条件的家庭室内温度应保持在22~24℃,湿度以55%~65%为宜;无条件时可用热水袋保暖,访视时应指导家长正确使用热水袋或代用品保暖,防止烫伤。新生儿在寒冷季节要特别注意保暖,尤其是低出生体重儿，以免发生新生儿寒冷损伤综合征。夏季应避免房间温度过高、衣被过厚或包裹过严而引起新生儿体温上升。因此新生儿室内的温度要随着气温的变化调节环境温度，增减衣被。

3. 合理喂养　母乳是新生儿的最佳食品，应积极宣传母乳喂养的优点，指导母亲正确的哺乳方法和技巧。提倡母乳喂养，坚持按需哺乳，尽量不用代乳品。指导母亲观察乳汁分泌是否充足及刺激乳汁分泌的方法，新生儿吸吮是否有力。若母乳充足，新生儿哺乳后安静入睡，大小便正常，体重增加正常；母亲有乳房胀痛或乳汁溢出浸湿胸前衣服的现象。低出生体重儿若吸吮力强可按正常新生儿的喂养方法进行，按需哺乳；若吸吮力弱，可将母乳挤出，用滴管喂哺，每次哺乳量不宜过多，以免吸入气管。若确实是因为母乳不足或无法进行母乳喂养，则应指导母亲使用科学的人工喂养方法。

4. 日常护理　新生儿皮肤娇嫩，新陈代谢旺盛，应每日沐浴保持皮肤的清洁。保持臀部皮肤清洁干燥，每次便后用温水清洗并吸干，局部涂以鞣酸软膏或鱼肝油油膏，选用柔软白色布类尿布，勤换勤洗，防止尿布皮炎发生。女婴尿道口接近肛门，应注意保持会阴部的清洁和干燥，预防上行性尿路感染。要注意脐部的护理，保持脐部清洁和干燥，避免感染。应选用浅色、柔软、吸水性好的纯棉织物制作衣物和被褥，样式应简单、宽松以避免摩擦皮肤和便于穿、脱。指导家长观察新生儿的精神状态、呼吸、体温、面色及大小便等情况。

5. 早期教育　新生儿的视、听、触觉的发展可通过反复的视觉和听觉训练，建立各种条件反射，培养新生儿对周围环境的定向力以及反应能力。家长要经常轻柔地抚摸和拥抱新生儿，对其说话、唱歌，用彩色的玩具逗引，以促进视、听、触觉的发展，促进智力发育，而且有利于促进父母与新生儿之间的情感交流，建立和培养亲子感情。

6. 预防疾病和意外伤害　应定时开窗通风，保持室内空气清新，新生儿应有专用的用具，食具用后要清洗消毒，保持衣服、被褥和尿布的清洁干燥。在接触新生儿之前包括母亲在哺乳前应洗手，凡患有皮肤病、呼吸道和消化道疾病及其他传染病者不能接触新生儿，母亲患感冒时必须戴口罩，减少与新生儿接触的时间，尽量减少亲友探望的时间和亲吻新生儿，避免交叉感染。注意新生儿眼部、脐部及皮肤黏膜的护理以预防感染。按时接种卡介苗和乙肝疫苗。新生儿出院前可根据需求进行新生儿先天性遗传代谢病筛查（目前开展的有先天性甲状腺功能低下、苯丙酮尿症）和听力筛查。注意防止因包被蒙头过严、哺乳姿势不当、乳房堵塞新生儿口鼻等造成新生儿窒息。

三、婴儿期护理保健

婴儿的特点是体格生长非常迅速，需要大量的能量和营养素来满足生长的需求，而婴儿的消化和吸收功能尚未成熟，容易发生消化功能紊乱和营养不良等疾病。随着年龄的增长，婴儿从母体获得的被动免疫逐渐减少，而自身的免疫功能尚未成熟，易患感染性疾病和传染病。

1. 合理喂养　保持婴儿期小儿良好的营养状况应提倡母乳喂养，按时添加辅食、适时断奶，科学育儿。

母乳是婴儿最合适的食物，应纯母乳喂养至4～6个月；哺乳的过程是一种潜在的母子心灵的沟通，婴儿能频繁地与母亲皮肤接触，母亲的抚摸、温柔的话语，带给婴儿深刻的心理暗示与情感交流，使婴儿获得最大的安全感。从小与父母建立相依感情的儿童，日后才会有良好的社交能力和人际关系。

4个月以上婴儿要及时添加辅食,照护者应接受辅食添加的顺序和原则、食物的选择和制作方法等的学习。由于进食既是营养供给过程又是一个学习过程,因此每次添加新的食物时应先添加一种,让婴儿适应其口味和质地,并注意观察婴儿的粪便,及时判断辅食添加是否恰当。根据具体情况指导断奶,一般在生后10~12个月断奶,应采用渐进的方式,以春、秋季节较为适宜。同时,注意断奶时婴儿可能出现焦躁不安、易怒、失眠或啼哭等表现,家长应给予特别的关心和爱抚。

从添加辅食后即应训练婴儿用勺进食,7~8月后学习用杯喝水和奶,以促进小儿吞咽及口腔协调动作的发育,9~10月的婴儿开始有主动进食的要求,可先训练其自己抓取食物的能力,尽早让婴儿学习自己用勺进食,促进眼、手协调动作,并有益于手部肌肉发育,同时也使小儿的独立性、自主性得到较好的发展。

2. 日常生活护理

(1) 清洁卫生:应养成每日早晚给婴儿进行擦洗的习惯,有条件者每日沐浴,天气炎热、出汗多时应酌情增加沐浴次数。沐浴后应注意擦干皮肤皱褶处,如颈部、腋下、腹股沟处等。婴儿头部前囟处易形成鳞状污垢,可涂以植物油,24小时后用肥皂和热水洗干净,但不可强行剥离,以免引起皮肤破损或出血。沐浴时不仅可保持婴儿清洁,还可为婴儿提供嬉戏和运动的机会,家长也可利用沐浴时间观察婴儿的全身情况,更多地抚摸婴儿,并与之交流。婴儿的耳部可用软的湿毛巾擦洗。眼睛可用湿的纱布或棉球从内眦向外轻轻擦洗。鼻孔分泌物可用棉签蘸水揩除,切勿将棉签插入鼻腔。每次进食后可喂少量温开水清洁口腔。

(2) 牙齿:婴儿4~10个月时乳牙开始萌出,会有一些不舒服的表现,如吸吮手指、咬东西,严重的会表现烦躁不安、无法入睡和拒食等。应每天用湿润的软布清洁牙齿和牙龈,较大婴儿可提供一些较硬的饼干、烤面包片或馒头片等食物咀嚼,使其感到舒适;注意防止婴儿将东西放入口中引起意外。

(3) 衣着:婴儿的衣着应简单、宽松而少接缝,以避免摩擦皮肤和便于穿脱及四肢活动。婴儿上衣不宜有领,可用圆领衫代替。最好穿连衣裤或背带裤,不用松紧腰裤,以利胸廓发育。婴儿臀下不宜使用塑料布或橡胶单,以免发生尿布皮炎。在衣服上不宜用纽扣,而用带子代替,以免婴儿误食或误吸,造成意外伤害。注意按季节增减衣服和被褥,冬季不宜穿得过多、过厚,以免影响四肢循环和活动,以两足温暖为宜。

(4) 睡眠:充足的睡眠是保证婴儿健康的先决条件之一,如果婴儿睡眠时间不足,会出现烦躁、易怒、食欲减退、体重下降、不能熟睡等情况。婴儿的睡眠时间有个体差异。保证充足睡眠时间的最佳办法是在出生后即培养良好的睡眠习惯。一般1~2个月小婴儿尚未建立昼夜生活节律,胃容量小,可夜间哺乳1~2次,但要注意不应含奶头入睡;3~4个月后逐渐停止夜间哺乳,任其熟睡。婴儿的睡眠环境不需要过分安静,光线应柔和、稍暗。睡前避免过度兴奋,身体干爽、清洁。要有固定的睡眠场所和睡眠时间,利用乐曲催眠,不拍、不摇、不抱,各种卧位均可,通常侧卧是最安全和舒适的。侧卧时要注意两侧经常更换,以免头部变形。习惯养成后,不要轻易破坏。

(5) 户外活动:家长应每日带婴儿进行户外活动,呼吸新鲜空气,晒太阳,有条件者可进行空气浴和日光浴,以增强身体的抵抗力和预防佝偻病的发生。

3. 预防意外伤害　应向家长特别强调意外伤害的预防,婴儿期常见的意外事故有异物吸入、窒息、中毒、跌伤、触电、溺水和烫伤等。

4. 早期教育　婴儿期应给予感知觉的刺激，促进大脑的发育。对3个月内的婴儿，可在婴儿床上悬吊颜色鲜艳、能发声及转动的玩具，逗引婴儿注意，每天定时播放悦耳的音乐，家人经常面对婴儿说话、唱歌。对3～6个月婴儿可选择各种颜色、形状、发声的玩具，逗引婴儿看、摸和听，并注意培养婴儿分辨声调和好坏的能力。对6～12个月的婴儿应培养其稍长时间的注意力，引导其观察周围事物，促使其逐渐认识和熟悉常见的事物。此外家长应为婴儿提供运动的机会，2个月的婴儿可培养俯卧抬头。3～6个月的婴儿能够抓握细小的玩具，应用玩具练习婴儿的抓握能力，并训练翻身。7～9个月时可用能够滚动的、颜色鲜艳的软球等玩具逗引婴儿爬行，同时练习婴儿站立、坐下和迈步。10～12个月婴儿会玩“躲猫猫”的游戏，鼓励婴儿学走路。而语言的发展是一个连续的有序过程。婴儿出生后，家长就要利用一切机会和婴儿说话或逗引婴儿“咿呀”学语，利用日常接触的人和物，引导婴儿把语言同人、物及动作联系起来。5～6个月婴儿可以培养其对简单语言做出动作反应，如用眼睛寻找他人所询问的物品，用动作来回答简单的要求以发展理解语言的能力。婴儿9个月应开始注意培养其有意识地模仿发音，如“爸爸”“妈妈”等。

婴儿3个月可以把尿，会坐后可以训练大小便坐盆，小便训练可从6个月开始；随着食物性状和小儿消化功能的成熟，每日1～2次大便时，可以开始定时训练大便。

5. 预防疾病和促进健康　婴儿对传染性疾病普遍易感，按照计划免疫程序，完成预防接种的基础免疫，预防急性传染病的发生。同时要定期为婴儿做健康检查和体格测量，进行生长发育监测，以便及早发现问题，及时纠正，以预防佝偻病、营养不良和营养性缺铁性贫血等疾病的发生。婴儿期常见的健康问题还包括婴儿腹泻、湿疹、尿布性皮炎和脂溢性皮炎等，应根据具体情况给予健康指导。

四、幼儿期护理保健

幼儿期小儿的生长发育速度较前期减慢，但神经心理发育迅速，行走和语言能力增强，自主性和独立性不断发展，活动范围增加，与外界环境接触机会也增多，由于其免疫功能仍不健全，且对危险事物的识别能力差，故感染性和传染性疾病发病率仍较高，意外伤害发生率增加。

1. 合理安排膳食　幼儿正处在断奶之后，应注意供给足够的能量和优质蛋白，保证各种营养素充足且均衡。约在18个月时可能会出现生理性厌食（physiologic anorexia）即食欲下降和偏食等现象。此时应帮助家长了解小儿进食特点，指导家长掌握合理的喂养方法和技巧。在幼儿乳牙未出齐前，其咀嚼和胃肠消化能力较弱，食物应细、软、烂，食物的种类和制作方法需经常变换，做到多样性，菜色美观，以增进幼儿食欲。幼儿自主性增加，鼓励幼儿自己进食，为其提供小块、可用手拿的食物。在注意幼儿膳食质量的同时，还要注意培养幼儿良好的进食习惯。就餐前避免过度兴奋或疲劳。进餐时不玩耍，鼓励和培养其自用餐具，养成不吃零食、不挑食、不偏食、不撒饭菜等良好习惯，吃饭时不讲话等。

2. 日常生活护理

（1）衣着：幼儿衣着应颜色鲜艳便于识别，穿、脱简便，便于自理。幼儿3岁左右应学习穿、脱衣服，整理自己的用物。成人应为他们创造自理条件，如鞋子不用系带式。

（2）牙齿：家长应选择软布或软毛牙刷轻轻清洁不能自理幼儿的牙齿表面，3岁以后，幼儿可在父母的指导下自己刷牙，早、晚各一次，并饭后漱口。少吃易致龋齿的食物，定期进行口腔检查。

(3) 睡眠:幼儿的睡眠时间随年龄的增长而减少。一般每晚可睡眠 10~12 小时,白天睡眠 1~2 次。幼儿入睡前常常需要有人陪伴,让房间的台灯亮着或带一个喜欢的玩具上床,以使他们有安全感,在就寝前帮助小儿放松助其入睡。

3. 预防疾病和意外伤害　继续加强预防接种和防病工作,每 3~6 个月为幼儿做健康检查一次,预防龋齿,筛查听、视力异常,进行生长发育系统监测。指导家长和其他有关人员防止意外发生,重视小儿的安全问题,主要意外包括异物吸入、溺水、烫伤、中毒、跌倒、窒息等。

4. 早期教育　幼儿期间的重要任务之一便是大小便的训练。18~24 个月的幼儿开始能够自主控制肛门和尿道括约肌,而且认知的发展使他们能够表示便意,理解应在什么时间和地方排泄,为大小便训练做好了生理和心理的准备。在训练过程中,家长应注意多采用赞赏和鼓励的方式,训练失败时不要表示失望或责备幼儿。

由于感知能力和自我意识的发展,幼儿期是社会心理发育最为迅速的时期。该时期应重视与幼儿的语言交流,通过游戏、讲故事、唱歌等可促进幼儿语言发育与运动能力的发展。同时,应培养幼儿的独立生活能力,养成良好的生活习惯。

1~2 岁幼儿要选择发展走、跳、投掷、攀登和发展肌肉活动的玩具,如球类、拖拉车、滑梯等。2~3 岁幼儿要选择能发展动作、注意、想象、思维等能力的玩具,如形象玩具(积木、娃娃等)、能装拆的玩具、攀登架等。成人可从旁引导,鼓励幼儿独自活动,发展其动作的协调性。

幼儿有强烈的好奇心、求知欲和表现欲,喜欢问问题、唱简单的歌谣、翻看故事书或看动画片等。成人应满足其欲望,经常与其交谈,鼓励其多说话,通过游戏等活动促进幼儿语言发育,并借助一些电视节目扩大其词汇量,纠正其发音。幼儿还应学习与他人分享、互助友爱、尊敬长辈、使用礼貌用语等。当幼儿破坏了家长一再强调的某些规则时,如安全注意事项,须给予适当的惩罚。

此外要培养幼儿养成饭前便后洗手,不喝生水,不吃不干净的瓜果和食物,不随地吐痰和大小便,不乱扔瓜果纸屑等习惯。

5. 防治常见的心理行为问题　幼儿较常见的心理行为问题包括违拗、发脾气和破坏性行为等,家长应针对原因采取有效措施进行教育。

五、学龄前期护理保健

学龄前期儿童智力发展较快、独立活动范围大,是性格形成的关键时期,具有较大的可塑性,因此,应加强学龄前期儿童的早期教育,注意培养其学习习惯、想象与思维能力,具备良好的心理素质和生活自理能力。学龄前儿童机体抵抗力增强,但易患风湿热、急性肾炎等免疫性疾病。

1. 合理营养　学龄前儿童饮食接近成人,食品制作要多样化,保证能量和蛋白质的摄入。学龄前儿童喜欢参与食品制作和餐桌的布置,家长可利用此机会进行营养知识、食品卫生知识的健康教育,并注意培养小儿定时进食、不偏食、不挑食的健康饮食习惯和良好的进餐礼仪。

2. 日常生活护理

(1) 培养自理能力:学龄前儿童已有部分自理能力,如洗脸、刷牙、穿衣等,但动作缓慢、不协调,需他人协助,应多鼓励小儿自理,不能包办。

(2) 睡眠：学龄前儿童常表现怕黑，不敢一个人在卧室睡觉，甚至做噩梦等，常需成人的陪伴。成人可在小儿入睡前帮助其减轻紧张情绪，也可在卧室内开一盏小灯。

3. 预防疾病和意外伤害 小儿每年应进行 1~2 次健康检查和体格测量，进行视力、龋齿、缺铁性贫血及寄生虫病等常见病的筛查与矫治。进行预防接种，加强传染病防治。应开展安全教育，采取相应的安全措施，防止小儿发生意外伤害。

4. 早期教育 学龄前儿童智能发育更趋完善，语言和思维能力进一步发展，具有较大的可塑性，应加强早期教育。通过讲故事、组织各种游戏、参观、绘画、欣赏音乐歌舞、体操、运动会、郊游等，培养小儿多方面的兴趣和爱好，以及分辨是非的能力和品格毅力等。有意识的引导小儿进行较复杂的智力游戏，增强其思维和动手能力，还可通过日常生活内容锻炼独立生活能力，培养良好的道德品质。

5. 防治常见的心理行为问题 学龄前儿童常见的心理行为问题包括吸吮拇指、咬指甲、遗尿、手淫、攻击性或破坏性行为等，家长应针对原因采取有效措施。

六、学龄期护理保健

学龄期儿童智力发育更加成熟，对事物具有一定的分析、理解能力，认知和心理发展非常迅速，是小儿接受科学文化教育的重要时期，也是心理发展的一个重要转折时期。学龄儿童机体抵抗力增强，发病率较低，但要注意用眼和口腔卫生，防治精神、情绪、行为等方面问题。

1. 合理营养 学龄儿童的膳食要求营养充分、均衡，以满足小儿体格生长、心理和智力发展、紧张学习等需求。要重视早餐的质和量，注意课间加餐，以保证体格发育，保持精力充沛；同时，要特别重视补充强化铁食品，以降低贫血发病率。学龄儿童的饮食习惯和方式受大众传媒、同伴和家人的影响，学校应开设营养教育课程，进行营养卫生宣教，纠正挑食、偏食等不良习惯。

2. 体格锻炼 学龄儿童应每天进行户外活动和体格锻炼，如体操、跑步、球类活动、游泳等。体格锻炼时，内容要适当，循序渐进，不能操之过急。课间参加一些户外活动。鼓励小儿参加劳动，劳动也可增强体质，促进生长发育，并且可养成学生爱劳动的习惯和思想，促进其全面发展。

3. 预防疾病和意外伤害 保证学龄儿童充分的睡眠和休息，定期进行健康检查，继续按时进行预防接种，宣传常见传染病的知识，对传染病做到早发现、早报告、早隔离、早治疗。学校和家庭还应注意培养小儿正确的坐、立、行走和读书等姿势，预防脊柱异常弯曲等畸形的发生及近视，一旦小儿发生近视，要及时到医院进行检查和治疗。

培养良好的睡眠习惯，保持牙齿健康，培养小儿每天早晚刷牙、饭后漱口的习惯，预防龋齿。

学龄期儿童意外伤害有所减少，常发生的意外伤害包括车祸、溺水，以及在活动时发生擦伤、割伤、挫伤、扭伤或骨折等。小儿必须学习交通规则和意外事故的防范知识，以减少伤残的发生。

4. 培养良好习惯 注意培养良好的学习习惯和性情，加强素质教育，通过体育锻炼培养小儿的毅力和奋斗精神，通过兴趣的培养陶冶高尚情操。要充分利用各种机会和宣传工具，有计划、有目的地帮助小儿抵制社会上各种不良风气的影响。

5. 防治常见的心理行为问题 此期儿童对学校不适应是比较常见的，表现为焦虑、恐惧或拒绝上学。家长首先要查明原因，采取相应措施。同时，需要学校和家长的相互配合，帮助小儿尽快适应学校生活。

七、青春期护理保健

青春期是个体由小儿过渡到成人的时期,也是人一生中决定体格、体质、心理和智力发育和发展的关键时期。此期青少年的体格发育呈现第二个高峰期,并有明显的性别差异。生理的迅速发育,使他们产生了成人感,他们渴望社会、学校和家长能给予他们成人式的信任和尊重。但由于他们的心理水平尚处于从幼稚向成熟发展的过渡时期,看待事物有很大的片面性及表面性;在人格特点上,缺乏成人那种深刻而稳重的情绪体验,缺乏承受压力、克服困难的意志力,缺乏社会经验。故其身心发展处在一种不平衡状态,容易出现心理冲突和矛盾。此外,由于性的成熟,他们对异性产生了好奇,但这种愿望和情绪又不能公开表现,所以,他们常感到压抑,常处于各种心理矛盾的包围之中,如反抗性与依赖性、闭锁性与开放性、自满与自卑等,如果这些矛盾不能得以顺利解决,就可能引起情绪、情感、性格及行为等方面的异常,甚至出现严重的心理及行为问题。

1. 营养供给　青少年体格生长迅速,脑力劳动和体力运动消耗亦增加,所以,必须供给充足的能量、蛋白质、维生素及矿物质(如铁、钙、碘等)等营养素。此外由于青少年开始注重自己的外形等因素可影响青少年对食物的选择、营养素的摄入以及其营养状况。家长、学校和保健人员有责任指导青少年选择营养适当的食物和保持良好的饮食习惯。

2. 健康教育　青少年需要充足的睡眠和休息以满足此期迅速生长的需求,养成早睡早起的睡眠习惯。开展体育锻炼,加强少女的经期卫生指导,如保持生活规律,避免受凉、剧烈运动及重体力劳动,注意会阴部卫生,避免坐浴等。建立健康的生活方式,不受社会不良因素的影响,青少年应开始对自己的生活方式和健康负责,帮助其养成良好的生活习惯。进行性教育以去除青少年对性的困惑。提倡正常的男女学生之间的交往,自觉抵制黄色书刊、录像等的不良影响。对于青少年的自慰行为应给予正确引导,避免夸大其对健康的危害,以减少恐惧、苦恼和追悔的心理冲突和压力。

3. 预防疾病和意外伤害　青少年应重点防治结核病、风湿病、沙眼、屈光不正、龋齿、肥胖、神经性厌食和脊柱弯曲等疾病,可通过定期健康检查,早期发现、早期治疗。意外创伤和事故是青少年,尤其是男孩常见的问题,包括运动创伤、打架斗殴所致损伤、交通事故、自杀、溺水、中毒、烧伤等,需对他们继续进行安全教育。

4. 加强法制和品德教育　青少年思想尚未稳定,易受外界影响,因此,青少年需要接受系统的法制教育,学习助人为乐、勇于上进的道德风尚,自觉抵制腐化堕落思想的影响。

5. 防治常见的心理行为问题　青少年最常见的心理行为问题为多种原因引起的离家出走、自杀及对自我形象不满等,其中自杀在女孩中较多见。家庭及社会应给予重视,并采取积极的措施解决此类问题。

第二节　体格锻炼

一、体格锻炼的意义

运动锻炼可促进中枢神经发育,与心血管、呼吸、新陈代谢功能有关,对消化功能也有利,并能提高对外界环境的适应能力，为将来健康的身体打下基础，但要注意每次活动时间不要太长，强度不要太大。要循序渐进，方式多样化，注意卫生，掌握小儿性格特点个别对待和保护，预防意外事故发生。

二、锻炼内容

应根据不同年龄的生理特点，由简到繁，循序渐进的锻炼身体，同时还要利用自然条件如空气、日光及水等实行三浴锻炼。

1. 空气浴　主要利用气温与体表温度间差异作为刺激因子来锻炼身体，使之提高适应气温的变化。空气浴先从室内活动开始，开始时气温一般为20℃，每隔4～5天下降1℃，根据年龄、体质等情况保持在12℃左右，习惯后到室外活动。开始活动时间每次2～3分钟，逐渐延长至夏季1～2小时，冬季20～25分钟。空气浴应根据小儿年龄、体质的强弱及天气情况选择实施，要随时观察小儿的反应。

2. 日光浴　气温在22℃以上且无大风时可进行日光浴，当户外温度超过30℃不宜做直晒的日光浴。日光中含有紫外线，照射人体皮肤后，使皮肤中7-脱氢胆固醇转变为维生素D_3，防治佝偻病，日光中还含有红外线，使身体暖和。

日光浴时要戴上墨镜、白帽，以免日光损伤眼睛。先晒背部，再晒胸腹部。照射的时间以上午9—11点或下午3—6点为宜，开始每次持续时间为3～5分钟，逐渐延长，不超过半小时。照射时出现异常应立刻停止。

3. 水浴　有温水浴、擦浴、淋浴、游泳等。

温水浴在新生儿脐带脱落后即可进行，每日1次，水温保持在37～37.5℃，淋浴时间7～12分钟，洗后立即擦干，防止受凉。擦浴适用于6个月以上的婴儿，要注意室温和水温，用湿毛巾轻擦皮肤5～6分钟，直至皮肤潮红为止，每日1次。淋浴3岁以上儿童才能使用，开始淋浴时水温应保持在35～36℃，室温保持在18～28℃，每日1次。

4. 婴儿抚触　抚触可刺激皮肤，有益于循环、呼吸、消化、肢体肌肉的放松与活动，也是父母与婴儿之间最好的交流方式之一。抚触可以从新生儿期开始，一般在婴儿洗澡后进行。抚触时，房间温度要适宜，可用少量润肤霜使婴儿皮肤润滑，每日1～2次，每次5～10分钟，在婴儿面部、胸部、腹部、背部及四肢有规律地轻揉。抚触力度应以婴儿舒适合作为宜。

5. 体育运动

（1）婴儿被动操：被动操是指由成人给婴儿做四肢伸屈运动。一般认为，被动操可促进婴儿大运动的发育、改善全身血液循环，适用于2～6个月的婴儿，每日1～2次为宜。

（2）婴儿主动操：6～12个月婴儿大运动开始发育，可训练婴儿爬、坐、仰卧起身、扶站、扶走、双手取物等动作。

（3）幼儿体操：12～18个月幼儿学走尚不稳时，在成人的扶持下，帮助婴儿进行有节奏的活动。18个月～3岁幼儿可配合音乐，做模仿操。

（4）儿童体操：如广播体操、健美操，以增进动作协调性，有益于肌肉骨骼的发育。

（5）游戏、田径与球类：年长儿可利用器械进行锻炼，如木马、滑梯，还可进行各种田径、球类、舞蹈、跳绳等活动。

第三节 意外伤害预防

一、窒息与异物吸入

3 个月以内的婴儿应注意防止因被褥、母亲的身体、吐出的奶液等造成的窒息;较大婴幼儿应防止食物、果核、果冻、纽扣、硬币等异物吸入气管。

二、中毒

保证儿童食物的清洁卫生,防止食物在制作、储备、出售过程中处理不当所致的细菌性食物中毒。避免食用有毒的食物,如毒蘑菇、含氰果仁(苦杏仁、桃仁、李子仁等)、白果仁(白果二酸)、河豚、鱼苦胆等。药物应放置于儿童拿不到的地方;儿童内、外用药应分开放置,防止误服外用药造成的伤害。

三、外伤

婴幼儿居室的窗户、楼梯、阳台、睡床等都应置有栏杆,防止从高处跌落。妥善放置开水、油、汤等,以免造成儿童烫伤。教育儿童不可随意玩火柴、煤气等危险物品。室内电器、电源应有防止触电的安全装置。

四、溺水与交通事故

教育儿童不可独自或与小朋友去无安全措施的江河、池塘玩水。教育儿童遵守交通规则。

第四节 计划免疫

计划免疫是通过主动免疫或被动免疫的方式有计划地、有目的地将生物制品接种到人体使之产生免疫力,从而达到控制、消灭相应传染病的目的。

一、计划免疫方式及常用制剂

1. 主动免疫及常用制剂

主动免疫有天然主动免疫和人工主动免疫。病愈后的患儿,可获得该病的免疫力,称天然主动免疫;利用减毒病原微生物或其毒素制成生物制品,接种人体后获得的免疫能力称人工主动免疫,目前我国普遍开展的计划免疫,就是对适龄儿童广泛进行的人工主动免疫措施,给易感者接种特异性抗原,使机体主动产生免疫抗体,预防相应的传染病。主动免疫常用制剂包括:

(1) 菌苗:用细菌菌体或细菌多糖体制成。按性质将疫苗划分为死疫苗和活疫苗。① 死疫苗:又称灭活疫苗,其性质稳定、安全,冷暗处保存。由于死疫苗进入体内不能生长繁殖,对人体刺激时间短,产生免疫力不高,因此,需多次重复注射,且接种量大,如霍乱菌苗、乙型脑炎疫苗等。② 活疫苗:接种到人体后,可生长繁殖,但不引起疾病,产生免疫力持久且效果好,因此，接种量小，次数少，如卡介苗、脊髓灰质炎疫苗等。此类疫苗有效期短，需冷藏保存，死后失效。

（2）疫苗：是用病毒或立克次体接种于动物、鸡胚或在组织中培养，经处理后形成的。

（3）类毒素：用细菌所产生的外毒素加入甲醛变成无毒性而仍有抗原性。如破伤风和白喉类毒素等。

2. 被动疫苗及常用制剂

被动免疫是对未接受主动疫苗的易感者在接触传染源后，被给予相应的抗体，而立即获得免疫力。由于抗体留在机体中的时间较短（一般约3周），故主要用于应急预防和治疗。例如给未注射麻疹疫苗的麻疹易感儿注射丙种球蛋白以预防麻疹；受伤时注射破伤风抗毒素以预防破伤风。

用于人工被动免疫的生物制品称被动免疫制剂，包括特异性丙种球蛋白、免疫血清等，其中特异性免疫血清又包括抗毒素、抗菌血清和抗病毒血清。此类制剂来源于动物血清，对人体是一种异型蛋白，注射后容易引起过敏反应或血清病，特别是重复使用时，更易发生。

二、计划免疫程序

计划免疫程序是指接种疫苗的先后顺序及要求。如我国国家卫生和计划生育委员会（简称国家卫计委）规定，小儿在1岁内必须完成卡介苗、脊髓灰质炎疫苗、百白破混合制剂、麻疹疫苗和乙肝疫苗的接种。此外，小儿还可根据本地疾病的流行情况、家长自愿选择疫苗进行接种，如流行性脑脊髓膜炎疫苗、流感疫苗等。我国国家卫计委规定的儿童计划免疫程序见表2-1。

表2-1 儿童计划免疫程序

预防疾病	结核病	脊髓灰质炎	麻疹	百日咳 白喉 破伤风	乙型肝炎
疫苗原	卡介苗	脊髓灰质炎三价混合减毒活疫苗	麻疹减毒活疫苗	百日咳菌液、白喉类毒素、破伤风类毒素混合制剂	乙型肝炎疫苗
初种年龄	生后2~3天	第1次2个月 第2次3个月 第3次4个月	8个月以上易感儿	第1次3个月 第2次4个月 第3次5个月	第1次出生时 第2次1个月 第3次6个月
接种方法及部位	在上臂三角肌中部皮内注射	口服	上臂外侧皮下注射	有吸附制剂者臀肌或三角肌内注射，无吸附制剂者三角肌下缘皮下注射	三角肌内注射
初种次数	1	3	1	3	3
每次剂量	0.1 mL	1丸	0.2 mL	0.5 mL	5 ug
复种	国家卫计委已决定停止复种卡介苗	4岁时加强一次	7岁时加强一次	1.5~2岁用百白破混合制剂、7岁用吸附白破二联类毒素各加强一次	

续表

预防疾病	结核病	脊髓灰质炎	麻疹	百日咳 白喉 破伤风	乙型肝炎
注意事项	2个月以上婴儿接种前应做PPD试验,阴性者才能接种	冷开水送服或含服,服后1小时内禁热饮	接种前1个月及接种后2周避免胎盘球蛋白、丙种球蛋白制剂	2次接种间隔4~12周	
禁忌	出生体重<2.5 kg、患结核、急性传染病、心脏病、湿疹,其他皮肤病、免疫缺陷者	免疫缺陷、免疫抑制剂治疗期间、发热、腹泻、急性传染病者	发热、鸡蛋过敏、免疫缺陷者	发热、有明确过敏史、神经系统疾病、急性传染病者	肝炎、急性传染病(包括有接触史而未过检疫期者)、其他严重疾病者

三、预防接种的注意事项

1. 准备工作　接种场所光线明亮,空气新鲜,温度适宜;接种及急救物品摆放有序,一人一个注射器、一个针头,以避免交叉感染。进行宣传工作,消除家长和小儿的紧张、恐惧心理;接种宜在饭后进行,以免昏厥。

2. 严格掌握禁忌证和执行免疫程序　按表2-1程序掌握接种的剂量、次数、间隔时间和不同疫苗的联合免疫方案。及时记录及预约,交代接种后的注意事项及处理措施。

3. 严格执行查对制度及无菌操作原则　接种活疫苗时,只用75%乙醇消毒;抽吸后如有剩余药液放置不能超过2小时;接种后剩余活菌苗应烧毁。

四、预防接种反应及其处理

1. 一般反应　① 局部反应:接种后24小时内,局部发生红、肿、热、痛现象,一般不需处理,也可用干净毛巾热敷;② 全身反应:疫苗接种后5~6小时体温升高,一日内小儿体温可增加到37.5~38.5℃,个别小儿高热>39℃。接种活预苗需经过一定潜伏期才有体温上升。有的小儿预防接种后有恶心呕吐、腹泻等反应。注意休息,多饮水及对症处理,高热持续不退及严重者应到医院就诊。

2. 异常反应　① 过敏性休克:过敏性体质的小儿预防接种时易发生过敏性休克,如小儿注射后数分钟或0.5~2小时内出现烦躁不安、面色苍白、口周青紫、四肢湿冷、呼吸困难、脉细速、恶心呕吐、惊厥、大小便失禁以至昏迷等表现,应及时抢救,使患儿平卧,头稍低,并立即皮下注射1∶1 000肾上腺素,吸氧等。② 晕针:患儿由于空腹、疲劳、室内闷热、紧张害怕等原因,预防注射时或注射后15分钟内,突然晕厥,表现为面色苍白、大汗淋漓、手足发凉,少数小儿表现为心跳加快,神志不清等。此时应立即使患儿平卧,头部稍低,饮些糖水,即可恢复正常。数分钟后仍不恢复正常者,皮下注射1∶1 000肾上腺素。③ 过敏性皮疹:以荨麻疹最常见,一般于接种后几小时至几天内出现,可服用抗组胺药物。④ 其他异常反应:免疫系统有原发性严重缺陷或继发性免疫防御功能遭受破坏者,接种活菌(疫)苗后可扩散为全身感染。

(钟文娟)

思 考 题

5个月男孩的家长来咨询有关育儿问题。

(1) 请你说出该小儿应该接种过哪些疫苗? 该小儿按照国家基础免疫程序还应接种哪些疫苗?

(2) 这个年龄段儿童的保健重点有哪些?

第三章　住院患儿的护理

学习要点：

1. 掌握：约束法及尿布皮炎的护理，婴儿沐浴法、婴儿抚触、常用静脉穿刺术、暖箱使用法、蓝光疗法和换血疗法的操作及护理要点；儿童用药特点与护理指导。

2. 熟悉：住院患儿及其家庭成员的心理反应；与患儿及其家长的沟通技巧。

3. 了解：儿科医疗机构的设置、护理管理及儿童健康评估的特点。

第一节　儿科医疗机构的设施及护理管理

儿童医疗机构在我国有3种形式：儿童医院、妇幼保健院及综合医院中的儿科门诊与病房。其中以儿童医院的设置最为全面。

一、小儿门诊

（一）门诊设置

1. 预诊处　它是儿童医疗机构特有的部门。

（1）设置　预诊处一般设在医院内距大门最近处，或儿科门诊的入口处。此处设有检查台，配备有压舌板、体温表、手电筒及洗手设备。预诊处有两个出口，一个通向门诊候诊室，另一个通向隔离室。隔离室内备有消毒、隔离设备，如洗手设备、隔离衣、紫外线灯等。

（2）预诊检查要求　通过简单扼要的问诊、望诊及体检，在较短时间内根据患儿关键的病史、症状及体征，迅速做出判断，从而早期检出传染病，避免交叉感染；及时区分急诊、平诊，迅速将危重患儿护送到抢救地点进行急救；指导患儿家长选科挂号，给予合理分诊，缩短就诊时间；遇有传染病患儿，应立即收入传染病病房或转入到传染病医院，必要时由医护人员护送并上报相关部门。因此，预诊护士应具有较强的责任心、丰富的临床经验和独立决断的能力。

2. 门诊部　设有挂号处、候诊室、体温测量处、诊查室、治疗室、化验室、饮水处等。各室的布置应符合小儿的心理特点，如张贴卡通图画、放置易于清洁消毒的玩具等，以营造轻松愉快的氛围，消除患儿的紧张不安心理。

（1）挂号处：小儿经过预诊后方可挂号就诊。

（2）候诊室：是小儿就诊集中的地方，也是陪诊家长集中的地方，人员流动量较大，极易引起交叉感染。要求候诊室宽敞、明亮、空气流通；有足够的候诊椅，并设1～2张床供患儿换尿布、包裹之用；设有图文并茂的宣传栏或电视，以便进行健康教育。

（3）测体温处：发热患儿在就诊前需到体温测量处测试体温。

(4) 诊查室：一般设有多个，以减少就诊患儿之间的相互干扰。室内有诊查桌、椅、诊查床及洗手设备等。

(5) 化验室：应设在诊查室附近，便于患儿化验检查。

(6) 治疗室：如注射室、穿刺室、灌肠室、换药室等，并备有相应治疗所需的设备、器械和药品，以满足门诊各项治疗的需要。

(7) 其他：根据医院规模及条件，为提高工作效率，可设有专门的儿科配液中心、输液中心及采血中心。

(二) 护理管理

根据小儿门诊陪伴就诊人员多、且患儿家长焦急不安的程度往往大于一般科别的就诊人员，以及门诊人员流动量较大的特点，小儿门诊在护理工作中应做好以下几个方面的工作：

1. 热情接诊，确保就诊工作有条不紊　护理人员在就诊前要备好各种检查器械和用品；诊查中要安排专门人员根据初步判断进行合理分诊，认真组织和安排，维护良好的就诊秩序，以诚挚热情的态度接待患儿及家长，并做好家长及患儿的沟通协调工作；诊后做好必要的解释工作，提高就诊质量。

2. 密切观察病情变化　在预诊及门诊整个诊治过程中，护士应经常巡视患儿，发现异常情况应及时与医生联系，并迅速配合抢救。

3. 杜绝差错事故　在各项给药和操作中要严格执行查对制度，做到一丝不苟，避免差错事故的发生。

4. 预防交叉感染　小儿免疫能力低下，应严格执行消毒隔离制度，认真遵守无菌技术操作规程，发现可疑的传染病征象，及时予以处理。

5. 做好健康教育　利用就诊时间为小儿和家长进行健康指导是门诊护士的重要职责。应根据季节、疾病流行、小儿生长发育的特点，提供对常见病的预防和早期发现等知识，以及合理喂养的保健和护理知识，减少或避免影响小儿健康的不利因素。

二、小儿急诊

(一) 小儿急诊特点

1. 小儿起病急，病情变化快，突发情况多，应及时发现，随时做好急救准备。

2. 小儿疾病表现常不典型，且语言表达不完善，医护人员应耐心询问，细致观察，全面检查尽快明确诊断，及时进行相应的处置。

3. 小儿疾病的种类及特点有一定的季节规律性，应根据其规律做好充分的准备工作。

(二) 设置

小儿急诊是抢救患儿生命的第一线，因此急诊部的各室应必备齐全的抢救器械、用具及药物等，确保抢救工作顺利进行。

1. 抢救室　内设病床，配有心电监护仪、人工呼吸机、气管插管用具、吸引装置、供氧设备、洗胃用具、雾化吸入器等必备的设备，以及各种穿刺包、静脉切开包、导尿包等治疗用具。

抢救车一台,备有常用急救药品、物品、记录本及笔,以满足抢救危重症患儿的需要。同时配置应急灯,以便停电时使用。

2. 观察室 内设病床、供氧和吸引装置等一般抢救设备,以及婴儿暖箱。如有条件可配备监护仪器、远红外线辐射床等,并应按病房要求备有各种医疗文件。

3. 治疗室 设有治疗床、药品柜、注射用具,各种治疗、穿刺用物及各种导管等。

4. 小手术室 除有一般手术室的基本设备外,应准备骨折固定、清创缝合小手术、大面积烧伤的初步处理等器械用具及抢救药品。

(三)护理管理

1. 注重急诊抢救工作的五要素 人、医疗技术、仪器设备、药品及时间是急诊抢救的五要素,其中人起主要作用。因此,急诊护士应有高度的责任心,熟练掌握小儿各种急诊抢救的理论与技术,具备敏锐的观察力和判断力,一旦出现紧急情况,应有较强处理问题的能力。此外,先进的仪器设备、种类齐全的药品和争分夺秒的时间,是保证抢救成功不可缺少的重要环节。

2. 建立并执行各科常见急诊的抢救护理常规 定期组织护理人员学习和强化儿科常见疾病的抢救程序、护理要点,建立急救卡片,不断提高抢救效率。

3. 严格执行急诊岗位责任制度 做到既坚守岗位,团结合作,又分工明确,各司其职。密切观察病情变化,随时做好抢救患儿的准备。对抢救药品和设备的使用、保管、补充、维护等应有明确的分工,并建立交接班制度。

4. 加强急诊文件管理 完整的病历材料包括记录患儿就诊时间、一般情况、救治过程等。紧急抢救中遇有口头医嘱,须复述确保无误后执行,并及时补记于病历上,以便日后核对,并为进一步治疗和护理提供依据。

三、小儿病房

(一)设置

1. 病室 一般设有大、小两种病室,大病室容纳 4~6 张床;小病室为 1~2 张床。床与床之间距离为 1 米,床与窗台的距离为 1 米,窗外设有护栏。病室墙壁张贴有小儿喜爱的卡通图案,以减少患儿的恐惧感和陌生感。

2. 重症监护室 收治病情危重、需要观察和抢救的患儿。室内备有各种齐全的抢救设备。重症监护室与医护办公室之间可用玻璃隔断,以方便随时观察患儿。患儿病情平稳后可转入一般病室。

3. 护士站及医生办公室 设在病房中间靠近重症监护室,以便观察和抢救。

4. 治疗室 备有各种治疗所需的设备、器械和药品,以完成各种注射和必要的治疗。如各种穿刺、输液、换药等。

5. 配膳(奶)室 将营养部门备好的患儿食品在配膳室分发。室内配备消毒锅、冰箱、微波炉、配膳桌、碗柜及分发膳食用的餐车,如为营养部门集中配奶,另备有加热奶的用具。

6. 游戏室 供住院患儿游戏、活动时使用。提供可清洁的玩具及图书等,有条件可备有电视机。地面采用地板或塑料材料,桌椅边缘有软材料包裹。

7. 厕所与浴室　各种设置要适合患儿的年龄特点。厕所不可加锁，以防发生意外。浴室宜宽敞，便于护士协助小儿沐浴。

（二）护理管理

1. 环境管理　病房是患儿治疗、生活和活动的场所，应适合小儿的心理和生理特点。应张贴或悬挂小儿喜爱的图画，以动物形象作为病房标记。病室窗帘及患儿被服采用颜色鲜艳、图案活泼的布料制作。新生儿与婴幼儿病室一定要有充足照明，以便观察；小儿病室夜间灯光应较暗，以免影响睡眠。室内温度、湿度依患儿年龄大小而定（表 3-1）。

表 3-1　不同年龄小儿适宜的温、湿度

年龄	室温（℃）	相对湿度（%）
年长儿	18～20	50～60
婴幼儿	20～22	55～65
新生儿	22～24	55～65

2. 生活管理　患儿的饮食不仅要符合疾病治疗的需要，而且要满足其生长发育的要求。食具由医院供给，每次用餐后要进行消毒。医院负责提供式样简单、布料柔软的患儿衣裤，经常洗换，保持清洁。根据患儿的不同疾病与病情决定其活动与休息的时间，尽量保持规律的作息生活。

3. 安全管理　小儿病房安全管理的范围广泛，内容繁杂。无论是设施、设备还是日常护理操作，都要考虑患儿的安全问题。要防止跌伤、碰伤、烫伤以及误饮误服。病房中的消防、照明器材应专人管理，安全出口要保持通畅。

4. 预防医院内感染　应严格执行清洁、消毒、隔离、陪伴和探视制度。病室要定时通风，保持空气新鲜。按时进行空气、地面及床旁桌椅的消毒，操作前后认真洗手。同时应加强健康教育，提高患儿和家长的自我保护意识。

第二节　儿童健康评估的特点

健康评估是围绕患儿目前和过去的健康状态以及相关的心理社会-环境进行有组织的、系统的收集资料的一个过程，其目的是判断和识别患儿的健康问题。但小儿时期是不断生长发育的动态变化时期，无论在心理，还是在生理方面均不成熟，特别容易受环境影响。因此，在评估患儿健康状况时，要掌握小儿身心特点，运用多方面知识，以获得全面、正确的主客观资料，为制订护理计划提供依据。

一、健康史

（一）内容

1. 一般情况　包括姓名或乳名、性别、年龄（其记录要准确：新生儿记录到天数，婴儿记录到月数，1 岁以上记录到几岁几个月）、民族、入院日期，父母的姓名、年龄、职业、文化程度、通信地址、联系电话等。

2. 现病史

（1）主诉：即患儿来院诊治的主要原因、发病经过、症状或体征及其持续的时间。如“恶心、呕吐、腹泻1天”。

（2）现病史：指本次患病情况。包括发病时间、起病过程、主要症状、病情发展、严重程度，以及接受过何种处理等。还有其他系统和全身伴随症状，同时存在的疾病。

3. 既往史　即以往小儿健康状况。包括出生史、喂养史、生长发育史、免疫接种史、既往健康史、过敏史、日常活动等情况。询问时根据不同年龄及不同健康问题各有侧重。

（1）出生史：第几胎第几产，是否足月顺产，母孕期和分娩时情况，出生时体重、身长，出生时有无窒息、产伤、Apgar评分等。对新生儿及小婴儿尤应详细了解。

（2）喂养史：婴幼儿及患营养性疾病和消化系统疾病的患儿要详细询问喂养史。问清母乳还是人工喂养，以何种乳品为主、如何配制，喂哺次数及量，添加辅食及断奶情况，近期进食食品的种类、餐次，食欲、大小便情况等。年长儿应了解有无挑食、偏食、喜吃零食等不良习惯。

（3）生长发育史：了解小儿体格生长指标，如体重、身高、头围增长情况；会抬头、翻身、坐、爬、站、走的时间；前囟闭合及乳牙萌出时间、数目；语言的发展；对新环境的适应性；学龄儿还应了解在校学习情况等。

（4）预防接种史：接种过何种疫苗，接种次数，接种年龄，接种后有何不良反应。

（5）既往健康史：既往患过何种疾病、患病时间及治疗结果，既往住院史，尤其应了解传染病的患病情况。

（6）过敏史：是否有过敏性疾病，有无对药物、食物或某种特殊物质（如动物、植物或纤维）的过敏史。

（7）日常活动：主要活动环境，卫生习惯、休息、睡眠、排泄习惯，是否有特殊行为问题，如吸吮拇指、咬指甲等。

4. 心理社会状况　主要了解患儿性格特征。即是否开朗活泼、好动或喜静、合群或孤僻、独立或依赖；小儿及其家庭对住院的反应，对医院环境是否适应，对治疗护理能否配合，是否信任医护人员。学龄儿应询问在校学习情况及同伴的关系等。同时还应了解患儿父母的年龄、职业、文化程度、健康状况；父母与小儿的互动方式；家庭经济状况，居住环境，有无宗教信仰等。

（二）注意事项

1. 采集病史时，语言应通俗易懂，态度要和蔼可亲，耐心询问，认真倾听以获得准确、完整的资料。避免使用暗示的语气，以免引导家长或患儿主观期望的回答。

2. 鼓励年长儿自己叙述病情，避免患儿因害怕各种诊疗活动或表达能力欠缺，导致信息失真，要注意分辨真伪。

3. 病情危急时，应简明扼要，边抢救边询问主要病史，以免耽误救治，详实的询问可在病情稳定后进行。

二、身体评估

护理体格检查是通过对身体进行全面检查，对患儿的身心及社会方面的功能进行评估，以获得客观资料。

（一）小儿体格检查的原则

1. 环境舒适　光线宜充足，温度适中。根据需要提供玩具，书籍。检查时体位不必强求一律，婴幼儿可由父母抱着检查，怕生的孩子可从背部查起。尽量与亲人在一起，以增加其安全感。

2. 消除恐惧　检查时态度要和蔼，恰当与小儿交谈或逗引，用鼓励或表扬的语言取得小儿的合作与信任，并借此观察小儿的精神状态和对外界的反应、智力情况。年长儿可根据其理解力，以通俗的语言，解释或说明需要检查的部位，询问其感受，使之消除恐惧心理，自觉配合检查。

3. 顺序灵活　小儿体格检查的顺序可根据患儿当时的情况灵活掌握。一般趁小儿安静时先检查心肺听诊、腹部触诊、测量呼吸脉搏，避免受小儿哭闹影响。皮肤、四肢、躯干骨骼、全身淋巴结等容易观察到的部位则随时可查。口腔、咽部和眼结膜、角膜等对小儿刺激大的检查应放在最后。在急诊情况下，首先检查生命体征和与疾病有关的损伤部位。

4. 技术娴熟　检查尽可能迅速敏捷，动作轻柔。检查过程中既要全面细致，又要注意保暖。

5. 保护和尊重小儿　小儿免疫力弱，易感染疾病，应注意防止医院内感染。对学龄儿童和青少年要注意保护其隐私。

（二）体格检查的内容与方法

1. 一般状况　最好在询问家长健康史的过程中，趁小儿不注意时开始观察，以便取得可靠资料。包括小儿发育与营养、精神状态、面部表情、对周围事物反应、皮肤颜色、哭声、语言应答、活动能力、体位、行走姿势等。根据这些观察，初步判断小儿的神志状况、发育营养、病情轻重、亲子关系等。

2. 一般测量　除体温、呼吸、脉搏、血压外，还应测量身长、体重、头围、胸围等生长发育指标。

（1）体温：测量方法视小儿年龄和病情而定。能配合的年长儿可测口温；小婴儿可测量腋温；肛温最准确，但对小儿刺激性大；用半导体体温计在颈动脉测试半分钟即可显示体温，但太灵敏，波动太大。

（2）呼吸、脉搏：应在小儿安静时测量。年幼儿以腹式呼吸为主，故可按小腹起伏计数。呼吸过快不易看清者可用听诊器听呼吸音计数，还可用少量棉花纤维粘贴在鼻孔边缘，观察棉花纤维扇动计数。除观察呼吸频率外，还应注意呼吸节律及深浅度。年幼儿腕部脉搏不易扪及，可扪及颈动脉或股动脉搏动，也可通过心脏听诊测得。各年龄小儿呼吸、脉搏正常值详见第七章第一节、第八章第一节。

（3）血压：根据小儿不同年龄选择不同宽度的袖带，宽度应为上臂长度的2/3。袖带太窄则测得值较实际值为高；过宽测出的血压较实际值为低。年幼儿血压不易测准确，新生儿和小婴儿可用简易潮红法或多普勒超声诊断仪或心电监护仪测定。不同年龄血压正常值可用公式推算：收缩压（mmHg）= 80+（年龄×2），舒张压为收缩压的2/3。

（4）身长、体重、头围、胸围等据病情需要测量　详见第一章第二节。

3. 淋巴结　检查枕后、颈部、耳后、腋窝、腹股沟等处淋巴结大小、数目、质地、活动度及有无压痛等。

4. 皮肤和皮下组织　应在明亮的自然光线下观察皮肤有无苍白、潮红、黄疸、发绀、淤点、皮疹、色素沉着和毛发异常等情况；触摸皮肤温度、湿润度、弹性及皮下组织及脂肪厚度；注意有无脱水、水肿等问题。

5. 头部

（1）头颅：检查头颅大小形状、前囟大小和紧张度、是否隆起或凹陷。小婴儿需观察有无颅骨软化，枕部有无枕秃；新生儿有无产瘤、血肿等。

（2）面部：观察有无特殊面容、眼距大小、双耳大小、形状等。

（3）眼、耳、鼻：观察眼睑有无红肿、下垂和闭合不全；眼球是否突出、斜视；结膜有无充血、脓性分泌物；角膜是否混浊、溃疡；巩膜有无黄疸；观察瞳孔大小、对光反应。检查双耳外形，注意有无外耳道分泌物、局部红肿、提耳时疼痛等。观察鼻形，注意有无鼻翼扇动、鼻塞及鼻分泌物等。

（4）口腔：观察嘴唇有无苍白、发绀、口角糜烂、疱疹；颊黏膜、牙龈、硬腭有无充血、溃疡、黏膜斑、鹅口疮；腮腺开口处有无红肿及分泌物；牙的数目及排列，有无龋齿等。

6. 颈部　注意有无斜颈、短颈等畸形及活动情况；甲状腺有无肿大；颈静脉充盈、搏动等。

7. 胸部

（1）胸廓：检查外形有无异常，特别要注意是否有佝偻病引起的胸廓畸形，两侧是否对称；有无呼吸运动异常、心前区局部隆起等。

（2）肺：望诊呼吸的快慢与深浅，有无节律异常、呼吸困难、“三凹征”等表现；听诊呼吸音是否正常，有无啰音及其部位、性质。听诊时，小儿常不配合，可趁啼哭后出现深吸气时进行。

（3）心：观察心前区有无隆起，心尖搏动是否移位。听诊时注意心率、节律、心音强弱、有无杂音。

8. 腹部　观察腹壁有无静脉曲张，有无脐疝，能否见到蠕动波或肠型；新生儿注意脐部有无出血、分泌物、炎症；触及腹壁紧张程度，有无压痛或肿块。正常婴幼儿肝边缘在右肋缘下1~2 cm处扪及，小婴儿有时可触及脾脏，肝脾均质软，无压痛，6~7岁后不应再触及。

9. 脊柱和四肢　检查有无畸形，四肢活动度是否正常；有无“O”形或“X”形腿、脊柱侧弯、手镯、足镯征等佝偻病体征；有无杵状指（趾）、多指（趾）；肌力是否正常。

10. 会阴、肛门及外生殖器　观察有无畸形、肛裂；男孩有无包皮过长、隐睾、阴囊鞘膜积液、腹股沟疝，女孩阴道有无分泌物等。

11. 神经系统

（1）一般检查：包括神志、精神状态、前囟饱满度、面部表情、反应灵敏度、动作语言发育，有无异常行为，肢体动作能力等。

（2）神经反射：新生儿检查某些特有反射是否存在，如吸吮反射、拥抱反射、握持反射等。有些神经反射有其年龄特点，如新生儿和小婴儿腹壁反射、提睾反射较弱或不能引出，但跟腱反射亢进；2岁以下婴幼儿巴宾斯基征呈阳性属生理现象，但一侧阳性、一侧阴性则具有临床意义。

（3）脑膜刺激征：重点检查颈阻力、克匿格征、布鲁津斯基征。

第三节 住院患儿及其家庭的心理反应与护理

患病住院对小儿来说,是成长过程中遇到的重大事件。医院常被患儿认为是最不安全、最可怕的地方,在这个特殊的环境里,除病痛外,陌生的环境和人都使患儿常感到不安、焦虑和恐惧,更难适应疾病、检查、治疗及护理所带来的痛苦。这种痛苦都会对患儿心理产生影响,而影响的大小、强弱,与患儿的年龄、所患疾病的严重程度及所处的生活环境有密切关系。因此,护理人员要了解每位住院患者的心理反应,明确影响住院患儿的压力来源,有的放矢进行护理,使患儿尽快适应住院生活,以积极的态度,安心和配合治疗。其基本护理目标就是尽量缩短患儿对医院的适应时间,最大限度地减少对其身心的影响。

一、住院患儿的心理反应及护理

(一)住院患儿主要的压力来源

1. 离开亲人及接触陌生人、陌生环境而缺乏安全感 住院需要与家人及伙伴分开,原来熟悉、舒适、稳定、习惯的生活完全被陌生所代替。穿白衣的医护人员、各种治疗仪器、特殊药味等,对患儿来说都是不良刺激,从而出现分离焦虑和不安全感的心理状况。

2. 治疗限制了日常活动 住院给患儿增加了许多以往没有的限制,如静脉输液时必须卧床,抽血前不能进食等,这些都使患儿丧失了住院前的自由。

3. 对疾病的认识有限而产生情绪反应 由于小儿对疾病认识能力有限,因身体不适而产生情绪反应,有可能将疾病与惩罚联想在一起而导致焦虑、恐惧,甚至因不当的幻想而失眠、做噩梦,无法得到充分的休息。

4. 疾病本身及各种治疗所带来的痛苦、创伤和恐惧 疾病往往给患儿带来种种不适,如疼痛、腹泻、发热等,尤其是使用一些侵入性的治疗及检查,如静脉穿刺、腰椎穿刺、骨髓穿刺等都会使患儿感到害怕。治疗及检查愈多,患儿愈不能适应,愈影响住院患儿的心理稳定,出现紧张、焦虑、恐惧等情绪表现。

5. 身体形象改变所造成的情绪影响 因病使患儿身体形象的改变,如药物副作用所造成的脱发、满月脸、水牛背等,易导致自卑情绪的产生,也给患儿带来适应困难。

6. 中断学习 患儿因住院而中断学习,被迫失去该年龄阶段应有的学习知识与技能的机会,如果适应不良将会产生退化行为,可能导致学习迟缓、态度退缩、有挫折感,对自己缺乏自信等人格障碍。

(二)各年龄阶段患儿对住院的反应

分离性焦虑和缺乏安全感是所有患儿对住院普遍的反应。除此以外,由于年龄、所患疾病和病情及住院时间长短的不同,对住院也有不同的心理反应。

1. 婴幼儿期

(1) 6个月以内的患儿,如生理需要获得满足,一般比较平静,较少哭闹。婴儿出生2个月后,开始注视母亲的脸并会微笑,该阶段是婴儿和母亲开始建立信任感的时期,若住院则使此过程中断。同时，婴儿因住院而减少外界有益的刺激，感知觉和运动的发育会受到一定影响；6 个月后婴儿能认识自己的母亲，开始认生，对母亲或抚育者的依恋性日趋增加。故 6 个月 ~1 岁的患儿住院反应较为强烈，主要表现为分离性焦虑，哭闹、寻找父母、避开和拒绝陌生人，亦可有抑郁、退缩等表现。

（2）幼儿对母亲的依恋比婴儿更为强烈，对住院误认为是惩罚，害怕被父母抛弃；受语言表达与理解能力的限制，使他们易被误解和忽视；幼儿自主性开始发展，对住院限制其活动而产生孤独感，并表现出侵略性和攻击性行为等反抗情绪；甚至出现倒退现象，即小儿倒退出现过去发展阶段的行为，如吸吮自己的拇指或咬指甲、尿床、吸吮奶嘴、要抱、不肯离开父母单独玩耍、过度依赖等，这是小儿逃避压力常用的一种行为方式。

2. 学龄前和学龄期

（1）惧怕因疾病或治疗而破坏了身体的完整性，忧虑自己会残疾或死亡。

（2）疑虑被遗弃和受惩罚：学龄前后期小儿开始有道德观念，会将疾病认为自己有错误，应当受到惩罚，因而感到内疚和恐惧。

（3）与学校及同学分离而感到孤独。

（4）害怕耽误了学习，担心会落后，有挫折感。

（5）怕羞而不愿配合体格检查、不愿意回答个人卫生方面的问题。

（6）学龄期患儿，尤其是较大的患儿，自尊心较强、独立性增加，有时尽管心理活动很多，但表现比较隐匿，努力做出若无其事的样子来掩盖内心的恐慌。可有焦虑、抑郁、睡眠障碍、闷闷不乐等情绪表现。

3. 青春期

（1）个性基本形成，心理适应能力较强，但情绪容易波动。

（2）住院后常常不愿意受医护人员过多的干涉。

（三）住院患儿心理护理

住院会给患儿带来许多压力并影响了其正常发育，护理人员应善于观察，重视并细心评估患儿心理反应，根据患儿的认知发展、自我调节能力及对疾病住院的感受有针对性进行护理，以减轻其压力。可选择下列护理措施。

1. 善于体会和观察　特别是对小婴儿要善于从不同的哭声体会患儿所表达的情感和需要，及时满足患儿的生理需要，给予准确的护理。

2. 运用沟通交流技巧建立良好的护患关系　不仅可使患儿充分表达情绪反应，而且可增加患儿的信任感和安全感。

3. 减轻分离性焦虑　除特殊情况，应鼓励其父母陪伴及照顾患儿；尽量固定护士对患儿进行连续的护理；保持患儿住院前的生活习惯，允许患儿留下其喜爱的玩具或物品；协助患儿保持与家庭以外的接触，如住院期间继续学校的课业，利用手机与同学保持联系，以减少分离的影响。

4. 提供适当的感观刺激　对较小的患儿，尽可能多给予抚摸、拥抱等身体接触和各种感观刺激，如音乐、优美的图画等，以满足患儿的情感需求；对较大患儿可鼓励布置其床旁周围的环境，如贴上自己喜欢的图画，吊上折纸、风铃或一些问候的卡片等，但应注意病室的安静、整洁。

5. 适时解释　以患儿能够理解的语言讲解医院的环境、生活安排、疾病治疗的必要性，并了解患儿的需求的特殊方式。进行体格检查及各项操作时，要做好解释，消除恐惧，同时注意保护患儿的隐私，使患儿主动配合治疗。

6. 尊重患儿，减少控制　在日常活动方面多提供患儿可选择的活动内容。尽量减少身体上的约束，必须约束时，应向患儿说明其道理。在执行治疗措施时，给予患儿部分选择权，但要注意提高患儿的自我管理能力。

7. 减少疼痛反应及不适　在侵入性检查和治疗前，除给予一定的解释外，让患儿有适当的机会参与并转移注意力。根据不同年龄特点及个体差异，评估疼痛，采取相应的护理措施。

8. 发挥自主性　病情允许时，鼓励患儿适当进行自我护理和进行个人卫生，以帮助树立自信心，发挥独立能力，引导患儿情绪稳定地、积极地接受治疗。

二、住院患儿家庭的心理反应及家庭支持

（一）家庭对患儿住院的心理反应

1. 否认和质疑　在患儿确诊疾病和住院的初期，家庭处于震惊和慌乱中，如果患儿的疾病较严重，家庭成员尤其是父母对患儿的确诊表示质疑和难以接受。

2. 自责和内疚　患儿父母及家庭成员通常会追寻疾病的原因，当有线索提示父母有任何行为或因素导致患儿患病及病情加重，特别是当患儿病情严重时，父母常会感到自责和内疚。

3. 痛苦和无助　目睹患儿遭受病痛和接受痛苦的诊疗时，尤其是父母会非常痛苦，但却不知所措，产生无助和孤独感。

4. 不平和愤怒　对患儿所患的疾病，其父母常会感到不平和愤怒，并将这种愤怒转向家庭其他成员以及护士发泄，常引起患儿家庭成员与护士之间的冲突与矛盾。

（二）住院患儿的家庭支持

儿科护理应以家庭为中心，护士应重视与患儿家庭沟通，评估每个家庭的需要，有针对性地进行帮助和干预，使家庭成员能够应对危机，维持正常的家庭功能。

1. 向患儿的父母介绍医院的环境、工作人员，讲解疾病的知识，解释患儿的情况、用药目的等，帮助其缓解患儿住院带来的无助感。

2. 鼓励患儿的亲人探视和陪护，也可让父母参与患儿的护理，并指导父母科学照顾患儿；同时安排家庭成员轮换陪护患儿，并提供陪护的各项便利措施，如陪护床、简单的生活设施等，使他们能得到休息。

3. 鼓励和提醒陪护患儿的亲属休息、活动和摄入足够的营养，以保持身体健康，向他们解释保持身体健康才能更好地帮助和支持患儿。

4. 安排充足的时间与患儿的父母及家庭成员沟通，使用开放性的方法向他们提问，倾听他们的感受，以减轻他们内心的压力。

5. 组织住院患儿的父母们座谈，分享患儿住院后的感受和经验，互相鼓励提供支持；告知医院的电话和联系方式，以便他们有疑问时随时可以与医院联系。

第四节 与患儿及其家长的沟通

沟通是儿科护理中的重要技能，由于小儿的年龄、发育水平及心理发展不同的特点，常常影响沟通过程，因此需要儿科护理人员根据其特点，掌握与患儿沟通的技巧，同时还应注意与小儿家长的交流。其目的是通过沟通更有效地完成健康评估；建立良好的护患关系，表达关爱；解决患儿的健康问题，直接疏导患儿情绪上的症结，以提高护理质量。

一、与患儿的沟通

（一）小儿沟通的特点

1. 语言表达能力差 由于语言发育水平所限，不同年龄阶段的小儿表达个人需要的方式不同。婴儿只能用不同音调、不同响度的哭声来表达自己的需要。幼儿吐字不清、用词不准确，难以让人理解。3 岁以上的小儿，可通过语言并借助肢体动作形容或叙述事情，但容易夸大事实、重复、掺杂个人想象，缺乏条理、准确性差等。

2. 分析认识问题能力差 小儿对事物的认识及对问题的理解、判断、分析能力均有一定的局限性。

3. 模仿能力强，且具有很强的可塑性 随着小儿智力发育日趋完善，思维能力进一步发展，他们注意模仿成人的一言一行，从而了解和认识周围环境。因此护理人员在沟通中应注重自己的言谈举止，进行正确、有目的的引导。

（二）与患儿沟通

医护人员与患儿沟通的最根本的原则就是尊重。护士应根据患儿的年龄、心理特点、所处的情景等来组织沟通的内容，选择适当的沟通方式和技巧，以增强沟通的有效性。

1. 语言交谈技巧 语言沟通分为口头沟通与书面沟通，与患儿的语言沟通多采用面对面的口头沟通。通过口头沟通，护士可将有关医院的环境、治疗护理等情况向患儿及家长进行详细解释，患儿也可将自己的生理需要、内心感受及时向护士倾诉。但由于小儿沟通所具有的特点，可不同程度地影响沟通效果，因此在语言沟通时，应从以下方面掌握其技巧。

（1）主动介绍：初次接触患儿及其家长时的主动自我介绍，对进一步沟通具有重要意义。护士主动介绍自己，亲切询问患儿的乳名、年龄、幼儿园或学校名称等患儿熟悉或感兴趣的生活与事件，可缩短彼此间的距离，同时应鼓励患儿做自我介绍或提出疑问，避免将所有问题只向家长询问而形成替代沟通的局面，挫伤患儿主动合作的积极性。

（2）认真倾听和交谈：沟通中护士应双眼凝视，面带微笑，耐心倾听患儿的叙述，表示真诚，不要轻易打断他们的谈话或过早地做出判断，谈话中可以通过点头、微笑等来表示在认真倾听，并热情地与之交谈。交谈前要向患儿问好，交流中适当运用表扬和鼓励的语言，要适时应用重复、意译、澄清或归纳的方法核实患儿的想法，表示对他们的想法已经领会清楚了，从而鼓励他们进一步交谈，要仔细观察分析患儿语言和表情中的思想、观点，有效地帮助患儿认识问题,采取有效地解决办法。交谈完后要感谢患儿,避免批评或威胁性的语言。

(3) 选择合适的语调和声调:亲切的语气声调、稍慢的速度、适当的音量,可引起患儿的注意与反应。在交谈中,护士应根据患儿不同年龄运用不同的语气、声调、音量和语速,不要催促患儿回答,说完某问题应稍加停顿,给予患儿理顺思路的时间,以促进沟通的顺利进行。

(4) 适时鼓励:无论患儿是否配合治疗,均要不时给予赞扬和鼓励,以增强患儿战胜疾病的信心。在检查和治疗中,尽量不用"好不好""行不行""要不要"等模棱两可的语言,对不配合检查或治疗的患儿不用否定方式。

(5) 恰当运用幽默和逗引:适时的使用幽默或逗乐患儿,可以帮助患儿释放情绪上的紧张感,分散患儿因疾病造成痛苦的注意力,也有效地帮助患儿更开放地与护理人员沟通。

(6) 尊重、理解:尊重患儿的情绪和情感变化对建立护患关系十分重要。小儿的情绪变化大,有时喜怒无常,应容许小儿在受伤时哭泣、受挫时表达愤怒。对患儿某些幼稚、夸大的想象,应采取诚恳的态度,可运用触摸、温和的表情和简单的问候,表示接受与理解。对破坏性行为和攻击性行为,要给予正确的引导或通过积极的语言沟通疏导,以帮助患儿学会控制情绪。

2. 非语言沟通技巧　非语言沟通包括声音、外表、面部表情、身体姿势和手势、目光接触、个人空间和触摸等。对于小儿,非语言沟通方式比语言沟通方式更有效。

(1) 亲切和蔼的情感表达:在非语言沟通中,无论采用何种方式,亲切和蔼的情感表达是必不可缺的,它不仅有助于消除患儿紧张情绪,而且可增加交流的主动性。相反表情严肃、烦躁,常常会使小儿恐惧、紧张,甚至啼哭,特别是不会用语言表达的婴儿。因此,护士要保持良好的情绪,除特殊需要,一般不戴口罩,以便患儿经常能见到护士的微笑,缩短护患感情上的距离。对婴幼儿来说,抚摸是更有利于情感交流的途径,护士应利用拥抱、面部接触、抚摸向患儿传递爱的信息,这种无言的行动会引起巨大的心理沟通作用,使患儿得到安全和情感上的满足。

(2) 平等尊重的体态动作:采取蹲姿与患儿眼睛在同一水平线,保持目光接触,并加之适当的应用面部表情以及身体姿势(身体稍向前倾),即是对患儿的尊重和喜爱,也是护士对交谈感兴趣以及愿意听其谈话的表现,从而促进交谈。

3. 游戏沟通技巧　游戏是小儿不可缺少的生活与活动内容之一。通过游戏介导与患儿接触,是促使相互之间逐渐熟悉、消除患儿陌生恐惧、有效沟通的途径。因此,护士在游戏中应尽量使患儿表达情感、发泄恐惧和焦虑情绪,并有机地将健康教育的内容融入到游戏中去。

(1) 了解游戏的作用、功能:为了沟通的需要,护士应对游戏的作用、规则或玩具的功能有所了解,并参与其中以加快同患儿的熟悉过程,使患儿在不知不觉中消除陌生、拘束感,将护士作为朋友对待。

(2) 合理安排游戏:根据不同年龄与心理发展阶段安排合理的、患儿感兴趣的游戏。婴幼儿只能做简单的类似藏猫猫游戏,通过反复与护士保持一定距离的目光接触,使患儿对护士从生疏逐渐变为熟悉;对好奇心很强的学龄前患儿,可与之做具有探索性的纸牌魔术等游戏,引起患儿探索的兴趣,加快沟通过程。当游戏起到应对恐惧和忧虑的作用时就称为治疗性游戏,在治疗性游戏中护士应以患儿容易理解的语言,讲解疾病治疗的必要性,使患儿明白疾病和住院治疗不会对自己的身体构成威胁,从而积极配合治疗。在病情允许时,鼓励患儿适当进行自我护理,以帮助树立自信心。

4. 分析绘画技巧　小儿图画可有各种含义，多与个人熟悉的、体验到的事件有关，可以反映患儿复杂的心理状态。通过绘画可以表达患儿愿望、感受，宣泄情感。护士可通过绘画与患儿进行交流，了解和发现存在或潜在的问题。

（1）整体画面：如画面多处涂擦、重叠，反映出患儿矛盾、焦虑的心理。

（2）个体形象的大小：在患儿心目中重要的、有权威的人物或事将首先出现在画面并占据画面中较大的位置。

（3）患儿在图中的位置：患儿画的包括自己在内的家庭或集体图画中，自己及其他成员所在的位置，表示患儿认为自己所处的地位。

（4）画面出现的先后次序：一般患儿对人或事依其重要性排列次序，先画出来的较之后画的在患儿心目中要重要得多。

（5）被特别强调的部分：用颜色或符号等特别强化的部分，反映患儿特别关注的内容。

注意在分析图画时，切不可机械地套用便简单地得出结论，应结合患儿的背景资料，具体情况全面综合、细致地分析。

二、与患儿家长的沟通

与患儿的沟通及健康评估不仅需要小儿的参与，而且很多需要家长协助完成。通过与家长的沟通，一方面可借助家长获得有关小儿的大部分信息，促进与患儿有的放矢地交流，另一方面可减轻家长因小儿患病所引起的紧张、焦虑不安情绪，使患儿及其家长能够保持稳定情绪，安心接受治疗。与患儿家长的沟通须在真诚理解、平等尊重的前提下，采用以下方法。

（一）方法多样，鼓励交谈

护士应因人、因时、因地、因事，采用不同的语言方式主动与患儿家长交谈。要获得较多有用的信息，可采用开放式交谈，最好以询问普遍性问题开始，如“孩子现在怎么样？”使家长在轻松的气氛下谈各方面内容；要想获得需要的信息，可采用诱导式；与心情忧郁的家长交谈，则采用疏导式。同时注意交谈中既要使其自由表达，又要集中抓住主题，避免谈话的偏离。

（二）恰当的沉默

以温暖、关切的态度表示沉默同样会给家长舒适的感觉。恰当地使用沉默技巧，可以给家长时间考虑其想法和回顾所需要的信息，使其感觉护士是真正用心在倾听，从而建立良好的信任。如果沉默时间过长，则要打破其僵局，改变谈话主题。

（三）移情

移情是非常有益的支持技巧。移情是感受他人内心所想，尽量以对方的眼光看待整个世界。移情不等同于同情，后者只是主观地想象他人所想，从而理解其所思所为。

（四）观察

当患儿家长不能或不愿意用语言交流时，观察可作为信息的主要来源，同时可以表明护理人员对家长真诚的关心。

（五）求同存异

护士与患儿家长由于各自的观念不同，会产生不同看法，特别是家长治愈心切，对医务人员赋予较高的期望值，难免有不满意的地方。因此，对谈话内容或某件事上有异议、观点不一致时，可采用求同存异的方法进行冷处理。只要不妨碍治疗，不违反规章制度，一般采取不与其争论的态度，适时做出必要的解释。

（六）避免阻碍沟通

许多阻碍沟通的因素影响帮助性关系的建立，其原因可能是谈话的偏见或信息的超负荷。因此，在沟通中应注意信息适量，及时澄清谈话。

第五节　小儿用药特点及护理

药物是小儿综合治疗的重要手段。儿童正处于生长发育阶段，各器官功能发育尚不成熟，对药物的毒性作用和副作用较敏感，因此儿童用药要注意药物的选择、给药途径及精确的剂量，做到合理安全。

一、小儿用药特点

（一）小儿血—脑脊液屏障不完善，药物容易通过血-脑脊液屏障到达神经中枢

婴幼儿神经系统发育尚未完善，一些药物易通过血-脑脊液屏障而引起中枢神经系统症状，用药时应特别慎重。婴幼儿对阿片类药物如吗啡、哌替啶（杜冷丁）等药物特别敏感，易引起呼吸中枢抑制，一般不宜使用。

（二）肝肾功能不成熟，解毒功能差，增加了药物不良反应

小儿特别是新生儿和早产儿，肝酶系统发育不成熟，药物代谢较差，药物的半衰期延长，增加了药物及其代谢产物在体内滞留时间和毒性作用，如氯霉素可引起灰婴综合征；磺胺药、维生素 K_3 等可引起高胆红素血症。肾脏功能发育不全，药物排泄缓慢，故在应用庆大霉素、苯巴比妥等药物时，应注意用量。

（三）乳儿受母亲用药的影响

一般情况下，乳母用药后对乳儿的影响不大，但有些药物在乳汁中的含量较大，如苯巴比妥、地西泮、水杨酸盐、阿托品等应慎用。有些药物在乳汁中的浓度较高，如抗癌药、放射性药物、抗甲状腺激素药物等，哺乳期应禁用。

（四）先天遗传因素

对有遗传病史的患儿要考虑到对某些药物的先天性异常反应，家族中有药物过敏史者，要慎用相应的药物。

二、小儿药物选择

(一)抗生素

小儿容易患感染性疾病,故常用抗生素等抗感染药物。患儿使用抗生素应严格掌握适应证和用药的注意事项。如不合理使用链霉素、庆大霉素、妥布霉素等,可能会造成听神经和肾脏的损害;不合理使用喹诺酮类抗生素,可能会影响骨骼发育;大剂量或多种抗生素滥用,可导致肠道菌群失调和消化功能紊乱等。因此应严格把握用药的剂量、疗程,密切观察药物的反应。

(二)退热药

小儿体温高于38.5℃以上时才使用药物降温,有高热惊厥史患儿可在体温上升期及早应用退热药物,多采用对乙酰氨基酚和布洛芬退热,但剂量不宜过大,因退热药可使患儿在降温中大量出汗引起虚脱,故婴儿期多采取物理降温及多饮水等措施,不宜过早、过多地应用退热药物。阿司匹林一般不用于婴儿,以防止发生Reye综合征。

(三)镇静止惊药

患儿高热、烦躁不安、惊厥等情况时可选用镇静止惊药。常用药物有苯巴比妥、水合氯醛、地西泮等。使用时应注意观察患儿呼吸、脉搏、血压的变化,尤其注意防止呼吸抑制的发生。

(四)止泻药

患儿腹泻一般不主张用止泻药,因止泻药虽然可以缓解症状,但可导致肠道内毒素无法排出,加重肠道毒素的吸收。故一般采用饮食调整、口服补液防治脱水和电解质紊乱,或加用活菌制剂如双歧杆菌、乳酸杆菌,调整肠道微生态环境。必要时,遵医嘱使用缓泻药。

(五)镇咳平喘药

镇咳药会抑制咳嗽,当呼吸道分泌多时不利于痰液排出,故一般不用镇咳药。可用化痰药物或雾化吸入法稀释分泌物,配合叩背、体位引流及多饮水,则易于咳出。平喘药如氨茶碱可引起精神兴奋,故要慎用,严格按剂量计算,使用时加强观察精神症状。

(六)糖皮质激素

在诊断未明确时不宜滥用,以免掩盖病情。使用时必须严格掌握适应证,告知患儿及家长严格遵医嘱执行,不可随意停药或减量,避免出现反跳现象。长时间使用可抑制骨骼生长,影响蛋白质、脂肪、水和电解质代谢,引起血压增高和库欣综合征,还可导致肾上腺皮质萎缩,免疫力降低,病灶扩散等。因此应注意保护患儿,避免发生感染。另外,水痘患儿禁用糖皮质激素,防止加重病情。

三、小儿药物剂量计算

（一）按体重计算

是最常见、最基本的计算方法，方便易行，临床广泛应用。其计算公式：每日（次）剂量=体重（kg）×每日（或每次）每千克体重所需药量。

应按患儿实际测得体重值为准。年长儿按体重计算已超过成人剂量则以成人量为限。

（二）按年龄计算法

用于计算不需十分精确的药物，如止咳糖浆，按每次每岁1～2 mL计算，最多每次用10 mL。

（三）按体表面积计算

因体表面积与基础代谢、心搏量等生理活动关系密切，此法更准确，但方法复杂。体表面积的计算公式为：

每日（次）剂量=患儿体表面积（m^2）×每日（次）每平方体表面积所需药量

小儿体表面积可按下列公式计算，也可按“小儿体表面积图或表”求得。

$$<30\ kg\ 小儿体表面积(m^2)=体重(kg)\times 0.035+0.1$$

$$>30\ kg\ 小儿体表面积(m^2)=[体重(kg)-30]\times 0.02+1.05$$

（四）按成人剂量折算法

仅用于未提供小儿剂量的药物，所得剂量一般偏小，故不常用。其方法：小儿剂量=成人剂量×小儿体重（kg）/50。

四、小儿给药方法

小儿给药的方法应以保证用药效果为原则。应根据患儿年龄、病情选择合适的剂型、给药次数及给药途径，排除各种不利因素。

（一）口服法

是最常用的给药途径。婴幼儿通常选用糖浆、水剂或冲剂。如是片剂可碾成粉末加少量糖水；年长儿可用片剂或药丸。其操作要点：

1. 喂药时应将小儿抱起使之成半卧位，头略抬高，垫上手帕。
2. 用小勺将药液从婴儿口角处顺口颊方向慢慢灌入药液，待药液咽下后，才将药匙拿开，以防患儿将药液吐出。可用拇指和食指轻轻捏双颊，使之吞咽。
3. 也可用拇指按压患儿的下颌，使其张口，用小勺喂或用滴管（去掉针头的注射器也可）滴入，一次不能过多，待咽下后再继续喂，以免呛咳将药液吐出。
4. 对较大患儿鼓励和训练其自己吃药。

（二）注射法

包括肌内、皮下、静脉注射等方法，此法比口服法奏效快，多用于重症急症、呕吐者。但对小儿刺激性大，易造成患儿恐惧。

1. 肌内、皮下注射：注射时注意固定好患儿；定准注射部位，避开大神经、血管；年长儿注射时采用“两快一慢”，对不合作、哭闹挣扎的婴幼儿，可采用“三快法”，即进针、注药、拔针均快，以缩短时间，防止发生意外。

2. 静脉注射较易出现不良反应，在设备条件不完备时要慎用。注射时要注意药物浓度、速度、配伍禁忌等。静脉注射后注意局部固定，保持静脉通畅，密切观察，防止药物外渗皮下，注意控制滴速。

（三）外用法

以软膏为多，也采用水剂、粉剂、混悬剂等。根据不同的用药部位，对患儿手进行适当约束，以免患儿抓、摸使药物误入眼、口而发生意外。

（四）其他方法

有雾化吸入、含漱、栓剂、灌肠等。雾化吸入较常用，但需专人护理；灌肠给药小儿采用不多，可用缓释栓剂；含剂、漱剂年幼儿使用不便，年长儿可用。

第六节　儿科护理技术操作

一、约束法

（一）目的

① 限制患儿活动，以利诊疗。② 保护躁动不安患儿以免发生意外。

（二）准备

1. 护士准备　了解患儿病情；做好家长说服、解释工作，以取得合作。

2. 物品准备　① 全身约束：大毛巾或床单；② 手或足约束：约束带；③ 沙袋约束：2.5 kg 沙袋（用便于消毒的橡皮布缝制）、布套。

（三）操作步骤

1. 全身约束法　方法一（图 3-1）。

（1）折叠大毛巾（或床单）达到能盖住患儿由肩至脚跟部的宽度。

（2）将患儿放置大毛巾中间，将大毛巾一边紧裹患儿一侧上肢、躯干和下肢，经胸、腹部至对侧腋窝处，再将大毛巾整齐地压在患儿身下。

（3）大毛巾另一边紧裹患儿另一侧手臂，经胸压于背下，如患儿活动剧烈，可用布带围绕双臂打活结系好。

方法二：

(1) 折叠大毛巾(或床单)使宽度能盖住小儿由肩至脚跟部。

(2) 将患儿置于大毛巾中央,用大毛巾一边紧紧包裹患儿手臂并从腋下经后背到达对侧腋下拉出,再包裹对侧手臂,多余部分压至身下。

(3) 大毛巾另一边包裹患儿,经胸压于背下。

2. 手或足约束法

(1) 置患儿手或足于约束带(图 3-2)甲端中间,将乙、丙两端绕手腕或踝部对折后系好,松紧度以手或足不易脱出且不影响血液循环为宜。

(2) 将丁端系于床缘上。

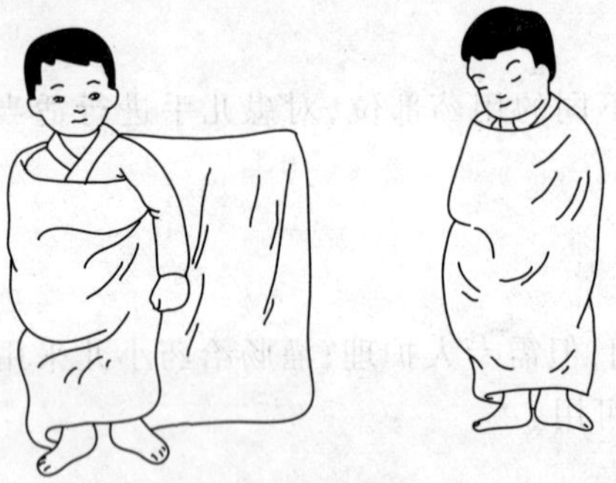

图 3-1 全身约束法之一

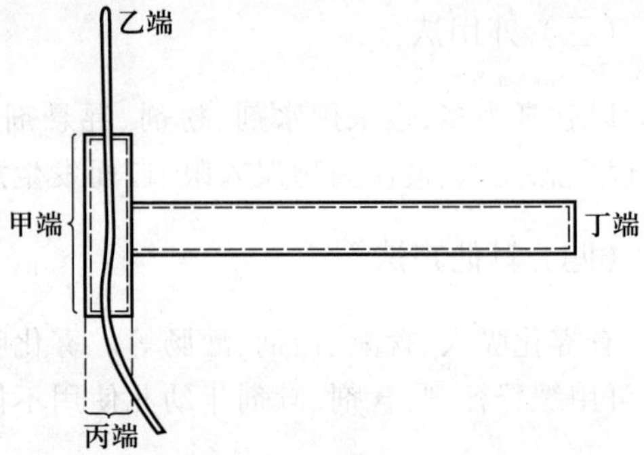

图 3-2 手足约束带

3. 沙袋约束法 根据需约束固定的部位不同,决定沙袋的摆放位置。

(1) 需固定头部防止其转动,用两个沙袋呈“人”字形摆放在头部两侧。

(2) 需保暖防止患儿将被子踢开,可将两个沙袋分别放在患儿两肩旁,压在棉被上。

(3) 需侧卧避免其翻身时,将沙袋放于患儿背后。

(四) 注意事项

1. 结扎或包裹松紧要适宜,避免过紧损伤患儿皮肤,影响血液循环;过松则失去约束意义。

2. 保持患儿姿势舒适,定时给予短时的姿势改变,减少疲劳。

3. 约束期间,随时注意观察约束部位皮肤颜色、温度,掌握血液循环情况。

二、尿布皮炎的护理

尿布皮炎(diaper dermatitis)是由于尿布更换不及时,由氨形成菌在分解粪便和尿液时,产生较多的氨,刺激皮肤引起皮炎。多发生于臀部、外阴、股部,出现红斑、丘疹、丘疱疹或糜烂等损伤。

(一) 病因及发病机制

由于婴幼儿皮肤细嫩,若不及时更换尿不湿,或尿布清洗不当,局部温度过高或使用不透气的塑料布等,均可使尿粪中的氨刺激皮肤发生皮炎。

研究表明，尿布皮炎可能与产氨的细菌分解尿液有关，特别是尿布不干燥清洁，使婴儿臀部浸泡在尿粪中，粪便中的酶包括蛋白酶和脂酶可刺激皮肤，加上粪便中胆盐可增加脂酶的活性，而脂酶又能使蛋白酶的活性增强，促使 pH 升高，有利于尿布皮炎的发生。此外在尿布外盖不透气的橡皮布或塑料布时，导致局部潮湿，或尿布用肥皂和其他消毒剂清洗不干净留有残留物等因素，均能刺激发生炎症反应。

（二）临床表现

多见于1~4个月婴儿。皮损发生于尿布或尿不湿接触的部位，如臀、外生殖器、肛周，甚至有时可累及大腿内侧或下腹部。主要表现为弥漫性水肿性红斑，常呈深红色、发亮，分布对称、边界清楚，若未及时正确处理，可迅速发展为丘疹、丘疱疹、水疱、糜烂渗液。有继发感染可发生脓疱、糜烂、溃疡或组织坏死。

临床根据皮肤受损的程度分为轻度和重度。轻度主要为表皮潮红；重度又分为3度，即：重Ⅰ度表现为局部潮红，伴有皮疹；重Ⅱ度除以上表现外，合并有皮肤溃破、脱皮；重Ⅲ度局部大片糜烂或表皮剥脱，有时可继发细菌或真菌感染。

（三）准备

1. 护士准备　了解患儿病情；尿布皮炎受损程度；护理患儿的方式。

2. 患儿准备　患儿排尿，更换尿布。

3. 物品准备　盛温开水的面盆、清洁尿布或尿不湿、小毛巾、棉签、扑粉、药物（1∶8 000 高锰酸钾溶液、紫草油、氧化锌软膏、鱼肝油软膏等）、红外线灯或鹅颈灯。

（四）操作步骤

1. 备齐用物，按操作顺序将用物放于治疗车上，推至床旁。

2. 轻轻掀开患儿下半身被褥，解开污湿的尿布，若有大便，用温水将臀部冲洗干净，并用小毛巾吸干水分。轻度皮损时，更换尿布后外用润滑剂或扑粉，也可采用暴露疗法，即：使臀部暴露于空气或阳光下 10~20 min（在适宜的气温和室温下进行），以保持皮肤的清洁干燥。

3. 皮肤为中、重度炎症时，可用1∶8 000 高锰酸钾溶液清洗患处，外用5%硫黄扑粉或氧化锌、炉甘石粉、滑石粉、炉甘石剂或0.05%地塞米松霜。

4. 出现有糜烂、溃疡，可选用紫草油或紫草油纱布包敷或氧化锌油外敷。也可用红外线灯或鹅颈灯照射臀部，灯泡 25~40 W，灯泡距离臀部患处 30~40 cm，照射 10~15 min。然后将蘸有油类或药膏的棉签贴于皮肤上轻轻滚动，均匀涂药。用后的棉签放入弯盘内。

5. 更换尿布或皮肤护理后，应扯平患儿的衣服、盖好被褥。整理用物，放归原处。

（五）注意事项

1. 臀部皮肤溃破或糜烂时禁用肥皂水，清洗时用手蘸水冲洗，避免用小毛巾直接擦拭。涂抹油类或药膏时，应用棉签贴于皮肤上轻轻滚动，不可上下涂刷，以免加剧疼痛导致脱皮。

2. 暴露时应注意保暖，避免受凉，一般每日2~3次；照射时应有护士守护，避免烫伤，一般每日2次。

3. 保持臀部清洁干燥，重度皮炎者所用尿布应煮沸、消毒液浸泡或阳光下暴晒后使用。

三、婴儿沐浴法

（一）目的

1. 使婴儿皮肤清洁、舒适。
2. 帮助婴儿活动肌肉和肢体，促进血液循环，增加皮肤的排泄和散热。
3. 观察全身情况，尤其是皮肤情况。

（二）操作前准备

1. 护士　衣帽整洁，修剪指甲，洗手。
2. 环境　关闭门窗，环境温、湿度适宜（室温调节在26~28℃，湿度55%~65%）。
3. 用物　治疗盘内放婴儿专用浴液、婴儿爽身粉、两条浴巾、一块面巾、水温计，另备一条大毛巾、清洁衣裤、一次性尿布、婴儿襁褓，沐浴盆内盛温热水（以2/3满为宜）。

（三）操作步骤

1. 将用物携至沐浴室按顺序摆好，将浴盆置于高度适宜的操作台上，内放2/3温热水（冬季38~39℃，夏季37~38℃），为防止婴儿烫伤，应先放冷水后放热水。

2. 核对床号、姓名。评估：① 婴儿病情、皮肤、脐部情况；② 询问婴儿哺乳时间。向家属解释沐浴的目的，以取得配合。

3. 抱婴儿入沐浴室，脱去衣裤，保留尿布，用大毛巾包裹全身。

4. 擦洗面部：用水温计或手腕试水温，用面巾由内眦向外眦擦拭眼睛，然后按前额、鼻梁、口周顺序擦拭面部。更换面巾部位以同法擦拭另一侧。

5. 清洗头部：抱起婴儿，护士用左手托住婴儿枕部，将婴儿躯干夹于左侧腋下，左手拇指和中指分别将婴儿双耳廓向前折叠以堵住外耳道口，防止水流入耳内。右手涂婴儿专用浴液，洗头、颈、耳后，然后用清水冲洗后用毛巾吸干（图3-3）。

6. 清洗身体：取婴儿专用浴液5~10 mL滴入浴盆中轻轻搅匀，在盆底铺垫一块浴巾，以免婴儿在盆内滑跌。解开大毛巾，撤去尿布，护士左手握住婴儿左肩及腋窝处使其头颈枕于手腕处，右手握住婴儿左腿靠近腹股沟处使其臀部位于手掌上，右前臂托住婴儿双腿，轻放于水中（图3-4）。松开右手，用另一浴巾淋湿婴儿全身，按顺序洗颈下、腋下、臂、手、胸、腹、下肢、会阴。在清洗过程中，护士左手始终将患儿握牢，洗净皮肤皱褶处。

7. 清洗背部：将婴儿翻身，右手从婴儿前方握住婴儿左肩及腋窝处，使其头颈俯于护士右前臂上，左手清洗后颈、背及臀部（图3-5）。

8. 出盆检查：按放入水中的方法迅速抱出婴儿至操作台上，用大毛巾包裹全身并吸干水分，检查全身各部位皮肤情况，同时给皮肤皱摺处如颈部、腋窝、腹股沟处涂爽身粉（图3-6）。

9. 垫上尿布，穿好清洁衣服，必要时修剪指甲，用襁褓包裹好婴儿。

10. 将婴儿送回病房。

11. 分类处理用物，洗手，记录。

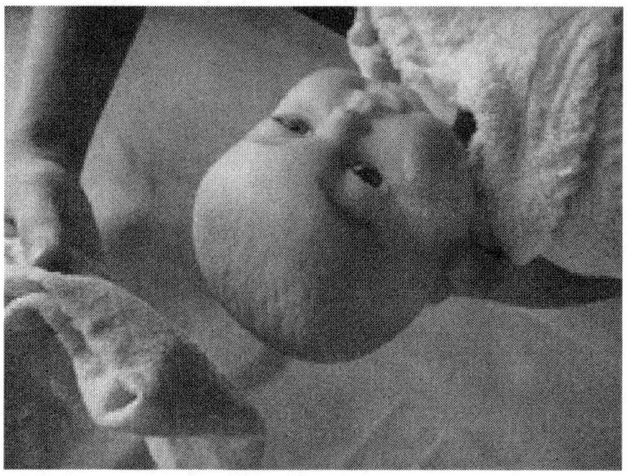

图 3-3 洗头法

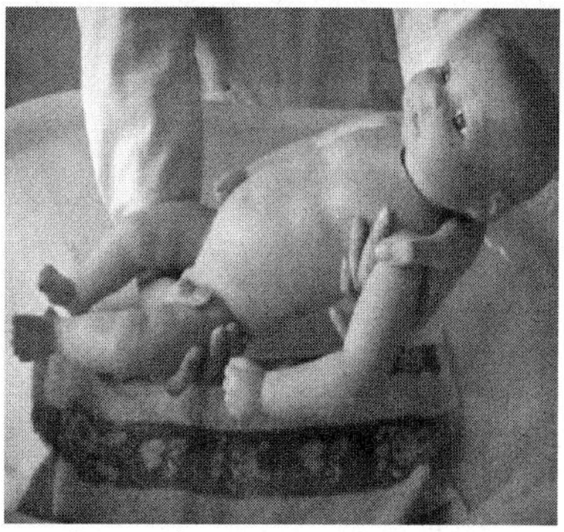

图 3-4 出、入浴盆握持法

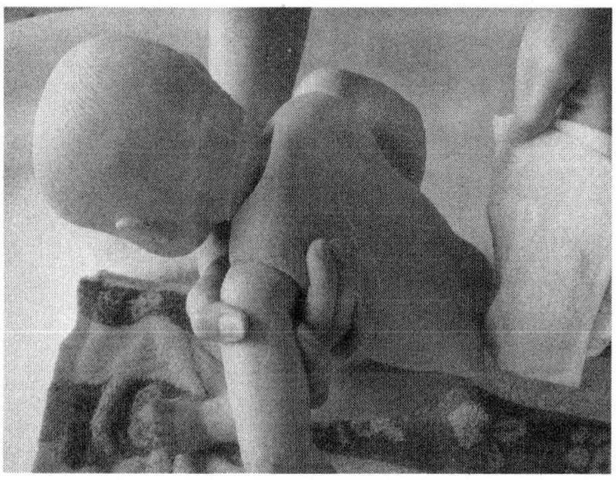

图 3-5 洗背时扶持法

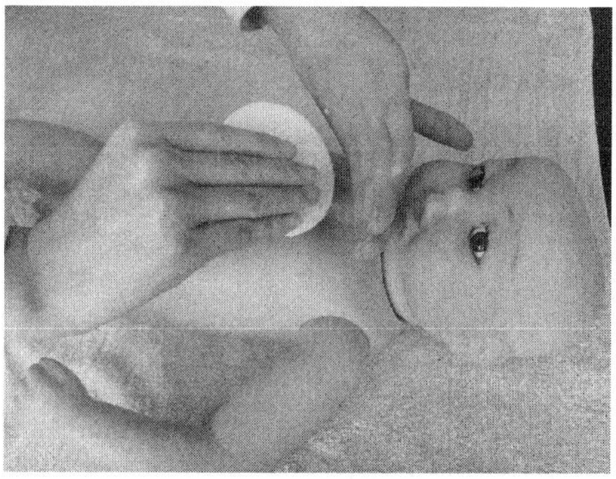

图 3-6 扑粉法

（四）注意事项

1. 动作轻快，减少暴露，注意保暖。

2. 注意保证婴儿安全，防止损伤，沐浴时护士不可离开婴儿。

3. 应在喂乳前或喂乳后 1 小时进行沐浴，以免呕吐。

4. 擦洗面部时禁用肥皂，勿使水或肥皂沫进入耳、眼内，避免爽身粉进入眼内或吸入呼吸道。

5. 口唇干裂可涂甘油，脐部有渗出物可涂 95%酒精，尿布皮炎可用鱼肝油（或氧化锌软膏），头顶部有皮脂结痂时不可用力清洗，可涂液体石蜡浸润，次日轻轻梳去痂皮后再予清洗。

6. 注意观察全身皮肤情况，如发现异常及时报告医生。

四、婴儿抚触

（一）实训目的

1. 促进婴儿血液循环，加速新陈代谢，提高免疫力。

2. 使婴儿情绪稳定,心情愉快,获得深度睡眠,促进婴儿身心发展。

3. 通过对婴儿全身皮肤、感官的刺激,促使婴儿神经系统发育和智力成熟。

4. 增进母婴情感交流互动。

(二)操作前准备

1. 护士　衣帽整洁,修剪指甲,洗手。

2. 环境　保持房间温度在25℃左右,室内安静、清洁,播放舒缓音乐。

3. 用物　远红外线操作台、柔软毛巾被、润肤油、衣物、一次性尿布。

(三)操作步骤

1. 核对床号、姓名;评估婴儿年龄、全身情况;向婴儿家长解释抚触的目的,以取得合作。

2. 调节操作台面温度至36℃左右,将柔软毛巾被平铺于操作台上。

3. 脱去衣服,更换尿布,将婴儿放于操作台上,用大毛巾包裹。

4. 操作者倒少量润肤油于手掌内,轻轻摩擦以温暖双手。

5. 按头面部→胸部→腹部→四肢→手足→背部的顺序进行抚触,每个部位的动作重复3~6次。

(1)头面部抚触:① 两手拇指从前额中央向两侧滑动(图3-7);② 两手拇指从下颌中央向外上方滑动至耳前,使婴儿呈"微笑"状(图3-8);③ 两手掌面从前额发际向上、后滑动,至后下发际,并停止于两耳后乳突处,轻轻按压。

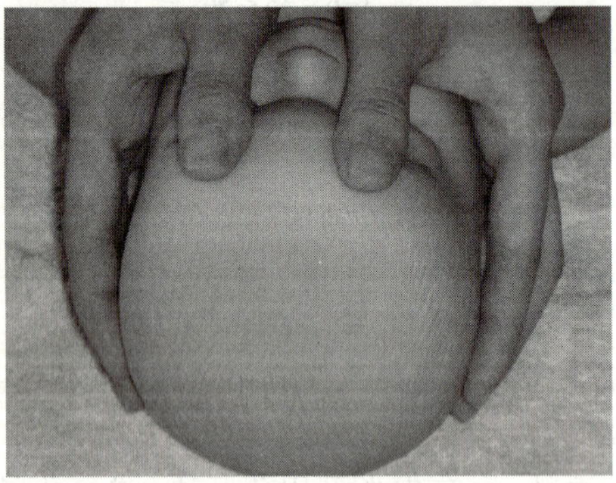

图3-7　头面部抚触

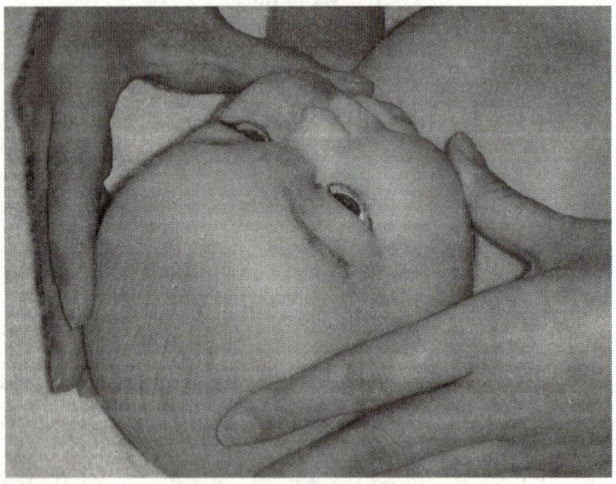

图3-8　头面部抚触

(2)胸部抚触:两手分别从胸部的外下侧向对侧的外上方交叉推进滑动至肩部,在胸部形成一个大的交叉(图3-9)。

(3)腹部抚触:① 双手交替从右下腹开始向上经右上腹、左上腹,然后至左下腹顺时针滑行,在腹部形成下个开口向下的圆形(图3-10);② 右手指腹从左上腹滑向左下腹划一个英文字母"I";右手指腹从右上腹经左上腹滑向左下腹划一个倒写的"L";右手指腹从右下腹经右上腹、左上腹滑向左下腹划一个倒写的"U"。

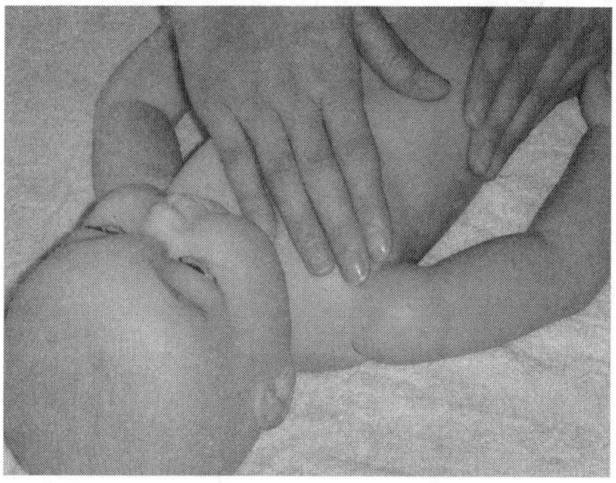

图 3-9　胸部抚触

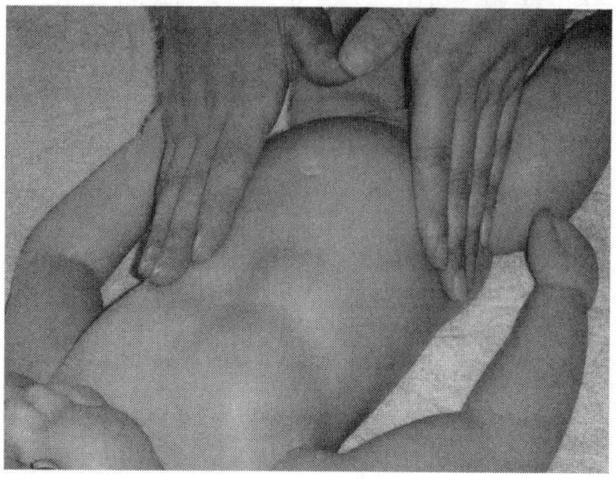

图 3-10　腹部抚触

（4）四肢抚触：双手成半圆形交替握住上肢近端，边挤边滑向远端，并揉捏肌肉及关节；以同样的方法揉捏下肢（图 3-11）。

（5）手足抚触：① 双手拇指指腹依次从掌面根侧滑向指尖，伸展婴儿的手掌；② 然后拇指、食指、中指从指根到指尖揉捏每一个手指，提捏各手指关节（图 3-12）；③ 同样的方法抚触婴儿的小脚（图 3-13）。

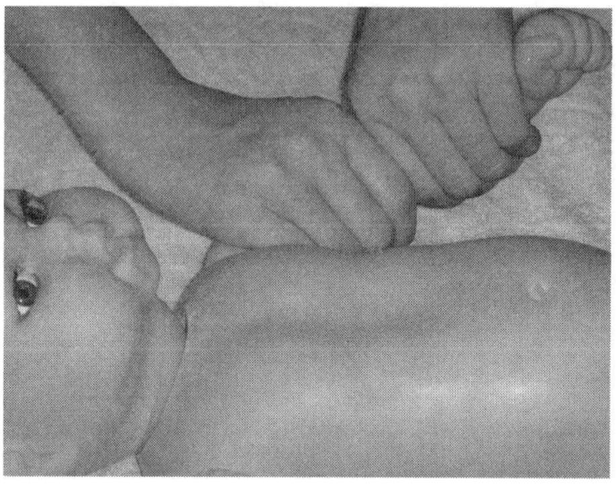

图 3-11　四肢抚触

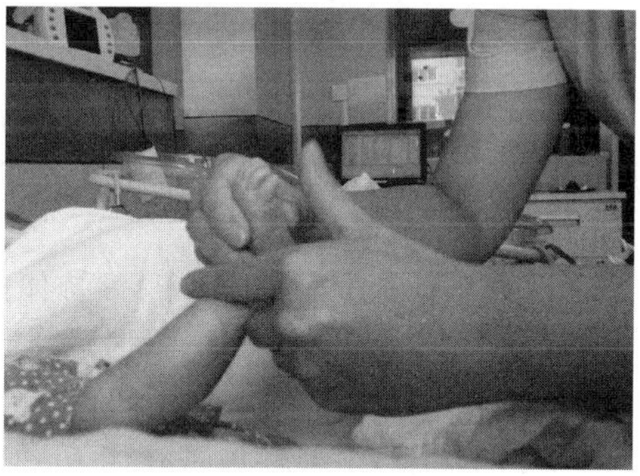

图 3-12　手、足指（趾）抚触

（6）背部抚触：将婴儿呈俯卧位，双手掌分别从脊柱两侧由中央向两侧滑动，从上而下，遍及整个背部。双手交替横放在婴儿背的上方，从上往下交替滑动至臀部（图 3-14）。

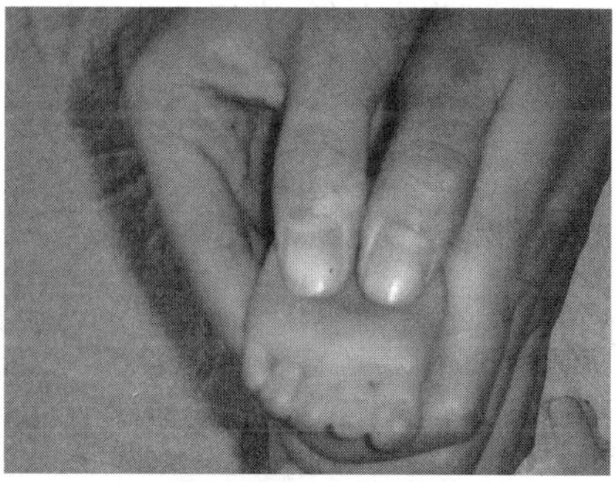

图 3-13　足底抚触

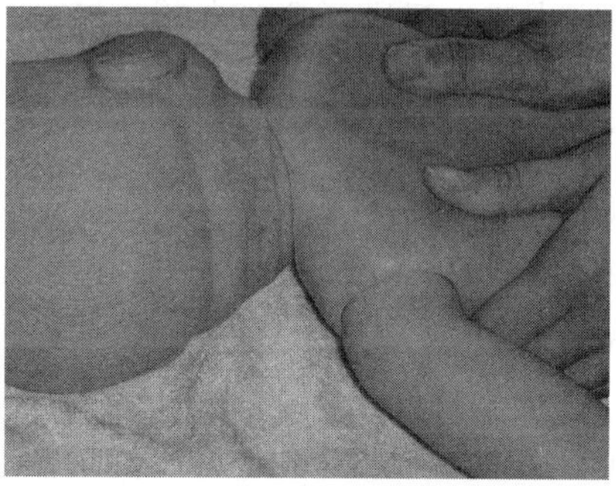

图 3-14　背部抚触

6. 抚触完毕，为婴儿穿衣，送回病房，向家属交代注意事项。

7. 分类处理用物，洗手。

（四）注意事项

1. 注意保暖，防止受凉；抚触手法开始要轻，逐渐增加力量。

2. 在抚触后抱婴儿时防止因婴儿润滑油作用而使婴儿滑脱。

3. 不宜在刚喂乳后或婴儿饥饿的情况下进行抚触，最好在吃奶后 1 小时或沐浴后为宜，以免引起婴儿不适和不安。每次抚触不一定要做整套动作，可以根据婴儿的情况选择进行各部位的抚触，如在喂乳时抚触婴儿的手掌和手指，在更换尿布后抚触婴儿的臀部和背部，在沐浴后抚触全身等。每日抚触 3 次，每次 5～15 min 为宜。

4. 在进行抚触的过程中，应不断地与婴儿进行交流，增强婴儿对操作者行为的理解和配合。

5. 窒息抢救、颅内出血、皮下出血等特殊情况时不宜抚触。

五、常用静脉穿刺术

（一）头皮静脉穿刺术

小儿头皮静脉极为丰富，分支甚多，互相沟通交错成网且表浅易见，易固定，方便小儿肢体活动，也不影响其他诊疗和护理，又便于保暖，故婴幼儿静脉输液多采用头皮静脉。常选用额上静脉、颞浅静脉及耳后静脉等（图 3-15）。

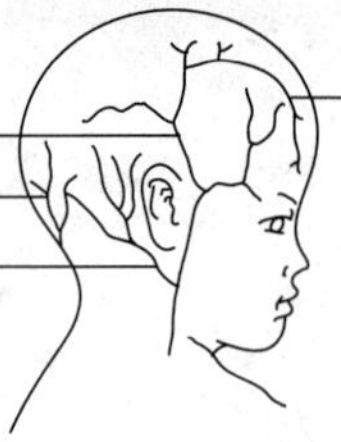

图 3-15　头皮浅静脉示意

1. 目的　① 补充液体、营养，维持体内电解质平衡。② 使药物快速进入体内，及时达到治疗效果。

2. 准备

（1）护士准备：了解患儿病情、年龄、意识状态、对输液的认识程度、心理状态，观察穿刺部位的皮肤及血管状况；根据患儿年龄做好解释工作，洗手、戴口罩。

（2）患儿准备：为婴儿更换尿布，协助幼儿排尿，顺头发方向剃净局部毛发。

（3）物品准备：治疗盘：内置输液装置同成人，加备小儿一次性头皮针 1～2 个、10 mL 注射器 1 副（内盛生理盐水或 10% 葡萄糖）。备皮用具：备皮刀、肥皂、纱布、治疗巾。必要时备约束用品。

3. 操作步骤

（1）在治疗室内核对、检查药液、输液器，按医嘱加入药物，并将输液器针头插入输液瓶塞内，关闭输液管调节器。

（2）携用物置患儿床旁，核对患儿，再次查对药液，将输液瓶挂于输液架上，排尽空气。

（3）患儿仰卧或侧卧，头下垫油布或治疗巾，助手站于患儿足端，固定肢体头部。必要时以全身约束法约束患儿。

（4）操作者立于患儿头部，仔细选择静脉，消毒皮肤后，以左手拇指、示指分别固定绷紧血管两端皮肤，右手持针在距离静脉最清晰点向后移动 0.3 cm 处将针头沿静脉向心方向平行刺入皮肤，然后将针头稍挑起，沿静脉走向徐徐刺入。

（5）当针头刺入静脉时阻力减少，有落空感，同时有回血即可用胶布固定。营养不良、重度脱水、早产儿等体弱或特殊患儿因血管细小或充盈不全无回血者，可先用注射器接头皮针，驱除针内气体后刺入，轻轻抽吸。亦可推入极少量液体，如局部无隆起，推之通畅无阻，即证实穿刺成功。

（6）固定针头，用一短胶布固定针头，再用一长胶布围绕针柄作交叉固定，一条短胶布压于交叉布上固定，然后将硅胶管盘曲于头上适当位置，用最后一条胶布固定。取下注射器，将头皮针与输液管连接。

（7）调节好输液速度，再次查对。

（8）将患儿抱回原处，置舒适体位，必要时头部两旁可放置沙袋以固定，并将患儿双手约束好。

（9）挂上输液卡，整理用物。

4. 注意事项

（1）严格执行无菌操作技术与查对制度，注意药物的配伍禁忌。针头有污染或脱出而需要重新穿刺者，必须更换。

（2）根据患儿病情、年龄、药物性质调节输液速度。

（3）穿刺中密切观察患儿、尤其是病重患儿的面色和一般情况，切不可因集中精力寻找静脉而忽略了病情变化。

（4）加强巡视，经常观察有无输液反应、输液速度、针头是否滑脱、局部有无红肿、瓶内液量多少及各连接处有无漏液等情况。发现问题，及时处理。

（二）颈外静脉穿刺术

1. 目的　适用于婴幼儿或肥胖儿童静脉采血，做诊断性检查，如肝、肾功能检查等。也可用于急救时加压输液输血。

2. 准备

（1）护士准备：了解患儿病情、年龄、意识状态等一般情况，以及穿刺部位的皮肤、血管状况；向患儿家长解释操作的目的；洗手、戴口罩。

（2）患儿准备：更换尿布，需要时全身约束患儿。

（3）物品准备：治疗盘内放置：碘附、无菌巾、注射器、棉签、弯盘。根据检验目的备试管标本瓶、酒精灯、火柴、胶布等。

3. 操作步骤

（1）抱患儿于治疗台上或按全身约束法包裹好患儿，取仰卧位，解开衣领，助手用前臂约束患儿躯干及上肢，固定好头、肩，肩下略垫高，头部转向一侧并下垂于治疗台边沿，露出颈外静脉（图 3-16）。

（2）操作者站在患儿头端，定位穿刺点（下颌角和锁骨上缘中点连线上 1/3 处），作一标记，常规消毒皮肤后，戴无菌手套。

(3) 以左手拇指固定进针处皮肤,示指压迫颈外静脉近心端使其充盈,右手持注射器沿血液回心方向刺入皮肤,当患儿啼哭使颈外静脉怒张时,将针头刺入血管,左手慢慢抽回血,如无血抽出,可将针头缓缓后退,边退边抽,见回血后固定针头,采取所需血量后迅速拔出针头。若为输液或输血时连接一次性输液器或输血器即可。

(4) 用无菌棉签压迫穿刺部位 2~3 min 后用敷贴固定,以防感染。

(5) 将针头取下根据检验目的分别把血液注入相应容器内。

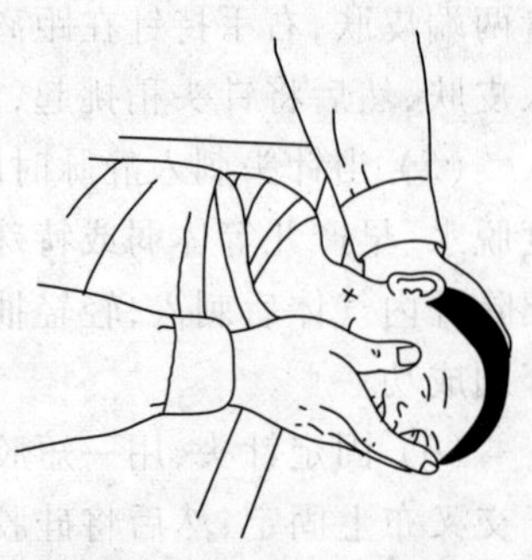

图 3-16 颈外静脉穿刺法

(6) 将患儿抱回病房,整理用物和治疗室。

4. 注意事项

(1) 有严重心肺疾患及病情危重者不宜用此法。有出血倾向者穿刺时应谨慎,拔针后应延长加压时间。

(2) 穿刺中应随时观察患儿面色及呼吸情况,发现异常应立即停止操作。

(3) 患儿头部下垂时间不宜过长,以免影响血液回流。

六、暖箱使用法

新生儿体温调节功能差,尤其是早产儿,体温中枢发育不完善,不能维持体温的稳定,容易随环境温度而变化。低温会造成缺氧、酸中毒、低血糖、寒冷损伤、高胆红素血症以及生长迟缓等一系列不良后果,故保暖对新生儿尤为重要。

暖箱(infant incubator)是以科学的方法通过电热能给患儿创造一个温度、湿度适宜的舒适环境,使患儿体温保持恒定。

(一) 目的

① 提高早产儿的成活率;② 为硬肿症及体温不升的婴儿复温。

(二) 准备

1. 护士准备 了解患儿的胎龄、出生体重、日龄、生命体征,有无并发症等;评估常见的护理问题;操作前洗手。

2. 患儿准备 患儿穿单衣,垫好尿布。

3. 物品准备 婴儿箱(使用前做好清洁消毒工作、检查其性能是否完好,确保安全)、婴儿床垫、枕头、床单、清洁尿布、蒸馏水等。

(三) 操作步骤及护理要点

1. 入箱前的准备

(1) 打开注水槽,将蒸馏水加入暖箱湿化器水槽中至水位线以上,并加蒸馏水于干湿度计水槽中,保持暖箱内相对湿度。

（2）打开电源开关，预热达到所需的温、湿度。暖箱的温、湿度应根据早产儿的体重及出生日龄而定（表 3-2）。若为新生儿硬肿症、体温低于 33℃及受冷时间超过 1 小时者，必须遵循逐渐复温的原则。

表 3-2 不同出生体重早产儿暖箱的温、湿度参数

出生体重（g）	温度（℃）				相对湿度（%）
	35	34	33	32	
1 000	初生 10 天内	>10 天	>3 周	>5 周	55~65
1 500	初生 10 天内	10 天内	>10 天	>4 周	55~65
2 000	初生 10 天内	2 天内	>2 天	>3 周	55~65
>2 500	初生 10 天内	2 天内	2 天内	>2 天	55~65

（3）温度升到所需温度时，红、绿灯交替亮。

（4）患儿穿单衣，换清洁尿布，测量体温后放入暖箱内（图 3-17）。

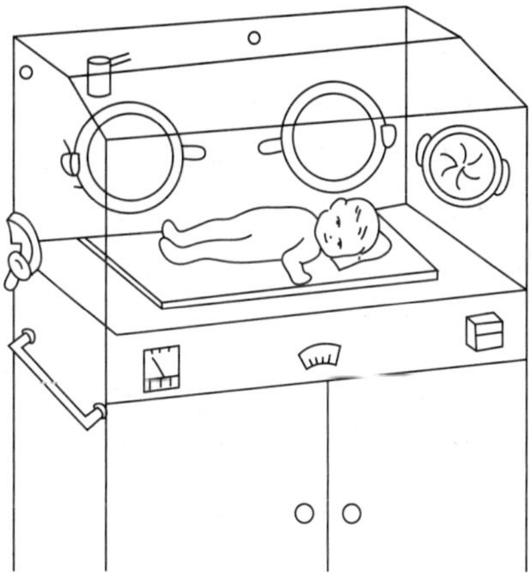

图 3-17 婴儿暖箱

2. 入箱后护理

（1）一切护理操作如喂奶、换尿布、清洁皮肤、观察病情及检查等操作均可从边门及袖孔进行，避免患儿受凉。

（2）定时测量体温，根据体温调节暖箱，并做好记录。在患儿体温升至正常之前应每小时测 1 次体温，升至正常后可每 4 小时测 1 次，维持体温在 36~37℃之间。

（3）每天固定时间加满水槽内水，以维持相对湿度。

（4）每天用消毒液擦拭暖箱内外，并定期作细菌培养，检查清洁消毒效果。

（四）出暖箱条件

1. 体重达 2 000 g 或以上、体温正常者。
2. 在不加热的暖箱内，室温维持在 24~27℃时，患儿能保持正常体温者。
3. 患儿在暖箱中时间超过 1 个月、体重虽不足 2 000 g，但一般情况良好者。

（五）使用暖箱的注意事项

1. 暖箱不宜放置在阳光直射、有对流风及取暖设备附近，以免影响箱内温度的控制。
2. 要掌握暖箱性能，严格执行操作规程，并定期检查有无故障、失灵现象，一旦发现应立即拔出电源进行检修，以保证绝对安全使用。
3. 严禁骤然提高暖箱温度，以免患儿体温突然上升造成不良后果。

4. 工作人员入箱操作、检查、接触患儿前必须洗手,以防感染。

5. 应随时观察使用效果,如发现暖箱报警信号,应及时查找原因,妥善处理。

6. 暖箱除每天消毒外,每周应更换 1 次;机箱下面的空气净化垫应每月清洗 1 次,若已破损则应更换;患儿出箱后应进行终末消毒处理。

七、蓝光疗法

蓝光疗法(phototherapy)又称光照疗法,是一种通过荧光灯照射治疗新生儿的辅助疗法。

(一)目的

通过蓝光荧光灯发出的蓝光,将新生儿血清中的脂溶性未结合胆红素转化成一种水溶性的异构体,随胆汁、尿液排出体外,从而降低血清未结合胆红素浓度,使黄疸减轻或消失。用于新生儿高胆红素血症的辅助治疗。

(二)准备

1. 护士准备 了解患儿诊断、日龄、体重、黄疸的范围和程度、胆红素检查结果、生命体征、精神反应等资料;评估蓝光治疗过程中患儿常见的护理问题;操作前戴墨镜、洗手。

2. 患儿准备 清洁患儿皮肤,禁忌在皮肤上涂粉或油类;剪短指甲,防止抓破皮肤。脱去患儿衣裤,全身裸露,男婴注意保护阴囊,用长条尿布遮盖会阴部。佩戴护眼罩,避免光线损伤视网膜。

3. 物品准备

(1)蓝光箱:一般采用波长 427~475 nm 的蓝色荧光灯最为有效,也可用绿光、日光灯或太阳光照射,光亮度以 160~320 W 为宜。分单面和双面光疗箱。灯管与皮肤距离为 33~50 cm。

(2)遮光眼罩:用不透光的布或纸制成。

(3)其他:长条尿布、胶布、记录单等。

4. 环境准备 蓝光疗法最好在空调病室内进行。冬天注意保暖,夏天则要防止过热。

(三)操作步骤及护理要点

1. 入箱前准备

(1)清洁蓝光箱,特别注意清除灯管及反射管的灰尘。

(2)接通电源,预热并检查灯管的亮度,确定功能良好、无漏电及破损等情况。将湿化器水箱加水至 2/3 满。

(3)调节蓝光箱内温、湿度。一般足月儿箱内温度为 30~32℃,相对湿度 55%~65%。

(4)将准备好的患儿放入已预热的蓝光箱内,记录开始照射的时间(图 3-18)。

2. 光照时的护理

(1)严密观察病情变化:监测血清胆红素变化,以判断疗效。每小时测量 1 次体温,使体温保持在 36~37℃为宜,若体温高于 38.5℃或低于 35℃时,应暂停光疗,经处理体温恢复正常后再继续治疗。同时要注意观察患儿的精神反应、黄疸部位、程度以及变化;皮肤有无发红、干燥、皮疹;有无呼吸暂停、烦躁、嗜睡、脱水、皮炎、呕吐、腹泻、惊厥等;注意吸吮能力、哭声变化。若有异常须及时与医生联系，检查原因，及时给予相应处理。

（2）保证营养和水分供给：光疗过程中患儿不显性失水比正常小儿高 2～3 倍，应定时喂奶、喂水或静脉输液，每日液体入量应定时增加 25%，并监测尿量。

（3）定时更换体位：使用单面光疗箱时一般每 2 小时更换 1 次体位，使患儿皮肤均匀受光，尽量使身体广泛照射，同时可避免骶尾部皮肤长时间受压而引起皮损。

（4）保持箱内温度和相对湿度。

（5）光照时间：分连续照射和间歇照射两种。两者照射效果无差别，但间歇照射可减少副作用，临床上一般选用间歇照射。间歇的方法各异，可以照射 6～12 小时停 2～4 小时；可以照射 8 小时停 16 小时；也可以照射 12 小时停 12 小时。待胆红素<171 μmol/L 时可停止光疗。

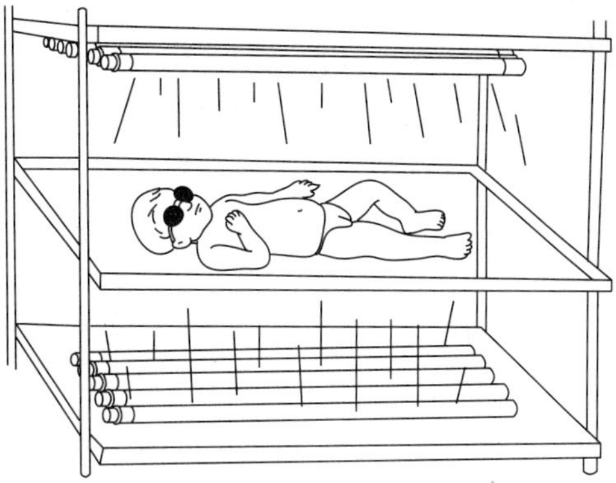

图 3-18 蓝光疗法

3. 光疗后护理

（1）将患儿从箱内抱出，除去眼罩，穿衣，测定体温并记录，送回病房。

（2）记录停止时间和总计时间。

（3）关掉电源，将湿化器水箱内水倒尽，清理并消毒光疗箱。

（4）灯管使用超过 1 000 小时应更换，以免影响疗效。

八、换血疗法

换血疗法（exchange transfusion）是治疗早期新生儿重症高未结合胆红素血症最迅速而有效的方法。也是严重溶血患儿抢救生命的重要措施。

（一）目的

换血疗法的目的有：① 置换游离胆红素，防止胆红素脑病的发生；② 移去血中免疫抗体和致敏红细胞，以终止红细胞的破坏，阻止继续溶血；③ 纠正因溶血引起的贫血及心力衰竭。

（二）准备

1. 护士准备

（1）掌握换血指征：① 母婴有 ABO 血型不合或 Rh 血型不合，产前确诊为溶血病；② 出生时脐血总胆红素>68 μmol/L（4 mg/dL），Hb<120 g/L，伴水肿、肝脾肿大、心力衰竭者；③ 生后 12 小时内胆红素每小时上升>12 μmol/L（0.7 mg/dL），或总胆红素已达到 342 μmol/L（20 mg/dL）者；④ 早产儿或上一胎溶血严重者，尤其伴有缺血、酸中毒等时；⑤ 不论血清胆红素高低，已有胆红素脑病早期表现者。

（2）了解病史、出生日龄、体重、生命体征及一般状况；评估换血过程常见的护理问题；洗手、戴口罩。

2. 患儿准备　换血前 4 小时禁食或抽空胃内容物，进行静脉输液；术前半小时注射苯巴比妥;置患儿于辐射保暖床上仰卧,贴上尿袋。暴露手术部位,将四肢用夹板棉垫绷带固定。换血大多数采用脐静脉,如脐带老化或比较干燥,可用生理盐水浸泡 30 min 软化。安置好心电监护仪或心前区放一只听诊器,用胶布固定好,以便手术中进行监测。

3. 物品准备

(1) 血源选择:Rh 血型不合者,应采用 Rh 血型与母亲相同、ABO 血型与婴儿相同的血液;ABO 血型不合者,可选用 O 型红细胞加 AB 型血浆等份混悬液,亦可选用抗 A 和抗 B 效价不高的 O 型血或患儿同型血。换血量一般为 150~180 mL/kg 体重(约为患儿全血量的 2 倍)。应尽量选用新鲜血,库血不宜超过 3 天。如保存时间过久,部分红细胞破坏,血浆中钾浓度升高,易引起高钾血症。

(2) 用物:医用硅胶管 2 根、无菌换血手术包 1 个、静脉压测量管 1 支、注射器及针头、三通管 2 个、换药碗及弯盘各 2 个、手套 2~3 副,1 000 mL 搪瓷量杯 1 个、心电监护仪 1 台、干燥试管数支、远红外线辐射保温床 1 张、绷带、夹板、尿袋、皮肤消毒用物、换血记录单等。

(3) 药物:生理盐水 3 瓶、10%葡萄糖 1 瓶、肝素 1 支、利多卡因 1 支、10%葡萄糖酸钙 2 支、20%鱼精蛋白 1 支、10%苯巴比妥 1 支、地西泮(安定)1 支,并按需要准备急救药物等。

4. 环境准备　换血宜在手术室或经消毒处理的环境中进行,室内温度保持在 26~28℃。

5. 人员配备　常由 5 名医护人员共同配合完成。手术者负责插管、换血、测量静脉压、操作和指导整个换血过程。助手协助手术者消毒皮肤、准备器械、插管、固定导管、抽血注血、结扎脐带等操作。观察记录者除记录手术中的情况和出入量外,并观察患儿的状态,随时向手术者报告并做急救措施。手术护士负责准备器械、供应敷料和药物、冲洗器械、照料血瓶。巡回护士负责更换血瓶、供应其他药物和器械、接送标本等工作。

(三) 操作步骤

1. 按常规行腹部皮肤消毒:上至平剑突,下至耻骨联合,两侧至腋中线。

2. 铺治疗巾,将硅胶管插入脐静脉,接上三通管,抽血测定胆红素及生化项目、测量静脉压后开始换血。

3. 先以每分钟 10 mL 的速度抽血 10~20 mL,再以同样速度注入等量血液,如此交替进行。每换血 100 mL 后注入 10%葡萄糖酸钙 1 mL (用 10%葡萄糖稀释),以防止因枸橼酸钠抗凝剂引起的低钙血症,注入钙剂时速度要缓慢并注意观察心率,避免引起心动过缓。

4. 每换血 100 mL 测静脉压一次。一般保持静脉压在 0.588~0.78 kPa($6\sim8$ cmH_2O),如 >0.78 kPa,则考虑血量过多,为防止充血性心力衰竭,宜多抽少注,以降低静脉压;如 < 0.78 kPa,说明血容量不足,宜少抽多注,一般出入量差额不超过 60~70 mL。待静脉压恢复正常再等量换血。

5. 每换 100 mL 血应摇动输血瓶一次,防止红细胞降沉。在换血过程中,若推注遇到较大的阻力,可用少量含肝素的生理盐水注入硅胶管,防止凝血。也可更换管上的输血大号针头,使血流通畅。

6. 换血过程中应密切观察全身情况及反应,注意皮肤颜色及生命体征,详细记录每次入量、出量、累计出入量以及心率、呼吸、静脉压和用药等,做好心电监护。

7. 在换血前、术中和结束时均需抽取血标本,测定血清胆红素、红细胞计数、血红蛋白、血钙、血糖，以判断换血效果及病情变化。

8. 拔出换血管后，结扎脐静脉，缝合伤口，覆盖纱布压迫固定，清点术中物品。

(四) 换血后的护理

1. 术后继续蓝光照射治疗。

2. 密切观察病情变化，术后每半小时监测生命体征 1 次，稳定后可改为 2 小时 1 次。注意有无发绀、水肿、嗜睡、肌张力低下等黄疸早期症状；注意有无心功能不全、低血糖、低血钙、休克等并发症。发现异常及时报告医生。

3. 换血后禁食 6 小时，一般情况良好可试喂糖水，若吸吮正常无呕吐，可进行正常喂养。

4. 观察伤口有无渗血，保持局部清洁，防止感染。大小便后及时更换尿布，伤口未拆线前不宜沐浴。

(石敬萍)

思 考 题

1. 患儿，男，生后 8 天，以"新生儿高胆红素血症"收入院。护理查体：精神、食欲尚可，颜面、躯干皮肤呈中度黄染，血清胆红素 257 μmol/L。入院后遵医嘱给予蓝光疗法。请问：

(1) 为什么给患儿采用蓝光疗法？

(2) 蓝光疗法前可否通过盆浴的方法来清洁皮肤？如果可以，你能规范进行盆浴操作吗？

(3) 蓝光疗法中应注意哪些问题？

2. 患儿，女，胎龄 34 周，急产在家中，生后第 2 天出现拒乳，少哭，体温 34℃，双下肢外侧皮肤发硬、水肿，临床诊断为新生儿硬肿症。医嘱置新生儿于暖箱中。请问：

(1) 该患儿暖箱的温度和湿度应调至多少为宜？

(2) 使用中有哪些注意事项？

(3) 如何对患儿进行护理？

3. 患儿，4 岁半，哭闹不止，拒绝治疗。请问：

如果你是儿科护士，你应如何对该患儿进行沟通，以减轻患儿的心理反应，使患儿平静并接受治疗？

第四章　营养与营养紊乱性疾病患儿的护理

学习要点：

1. 掌握：小儿能量与营养素的需要；母乳喂养的优点和护理；辅食添加的原则；蛋白质-能量营养不良患儿的临床表现及护理；维生素D缺乏性佝偻病患儿的临床表现及护理；维生素D缺乏性手足搐搦症的临床表现和护理。

2. 熟悉：混合喂养和人工喂养的方法；辅食添加的目的和顺序；蛋白质-能量营养不良的病因；维生素D的来源、转化和生理功能；维生素D缺乏性佝偻病的病因及治疗要点；维生素D缺乏性手足搐搦症的病因及与甲状旁腺功能的关系。

3. 了解：小儿膳食安排；小儿营养状况的评估；蛋白质-能量营养不良的病理生理、辅助检查及治疗要点；小儿单纯性肥胖；维生素D缺乏性佝偻病的发病机制及辅助检查。

第一节　健康小儿的营养与喂养

小儿生长发育迅速，新陈代谢旺盛，摄入的膳食应当保证有足够的营养，满足体内新组织的增生和旧组织的修复，以进行正常生理活动。避免发生营养紊乱性疾病。因此，供给适合于小儿生理特点的营养种类和数量是促进小儿健康成长的重要环节。

一、能量与营养素的需要

（一）能量的需要

小儿对能量需要包括5个方面：

1. 基础代谢所需　婴儿基础代谢需要的能量是指在安静、清醒、空腹状态下，处于20~25℃环境中人体维持基本生理活动的最低能量。以小儿的单位体重或体表面积计算，基础代谢的需要量较成人高。婴幼儿时期基础代谢占总需能量的50%~60%。婴儿每日每千克体重平均约需230 kJ(55 kcal)，以后随年龄而递减；7岁小儿每日需184 kJ/kg(44 kcal/kg)；12岁时能量的需要接近成人，每日需126 kJ/kg(30 kcal/kg)。

2. 生长发育所需能量　是小儿特有的能量需要，与生长发育速度呈正比，占总需能量的25%~30%。6个月以内的婴儿用于生长发育的能量每日需167~209 kJ/kg(40~50 kcal/kg)，6个月~1岁的婴儿，每日需63~84 kJ/kg(15~20 kcal/kg)，以后逐年减少，至青春期需要量又增多。

3. 食物特殊动力作用　指用于摄入和消化吸收食物时所需的能量，以蛋白质特殊动力作用最高。婴儿此项能量占总需能量的7%~8%,年长儿约占5%。

4. 活动所需　此项所需能量与身体大小、活动强度及持续时间有关。婴儿每日需63~84 kJ/kg(15~20 kcal/kg);12~13岁时需125 kJ/kg(30 kcal/kg)。

5. 排泄损失能量　指每日摄入的供能物质中未被消化吸收而排出体外的部分。此项均占摄入量的10%,腹泻时丢失增加。

以上5个方面能量的总和即为机体所需的总能量。婴儿每日约需460 kJ/kg(110 kcal/kg),以后每增加3岁减少约40 kJ/kg(10 kcal/kg),至15岁时为250 kJ/kg(60 kcal/kg)。

(二) 营养素的需要

1. 蛋白质　是构成人体细胞和组织的基本成分,具有参与调节人体的生理活动、供给能量、输送各种小分子物质、促进生化反应、防御病原体入侵等多项功能。对小儿来说,不仅需要蛋白质补充细胞的损耗,而且要用于构成和增长新的组织,维持正常的生长发育,因此每日对蛋白质需要量相对较多。母乳喂养者,需蛋白质2 g/(kg·d),牛乳喂养者约3.5 g/(kg·d)。混合喂养者约需4 g/(kg·d)。1岁以后逐渐减少,至青春期需要量又增多。成人约需1 g/(kg·d)。蛋白质所供能量约占每日总热量的15%。每克蛋白质在体内实际产能17 kJ(4.1 kcal)。

蛋白质主要来源于动植物食品。乳类和蛋类的蛋白质具有最适合构成人体蛋白的必需氨基酸配比,生理价值最高。小儿不宜长期摄食单一的谷类食物,以免发生蛋白质营养不良。

蛋白质缺乏时,出现腹胀、恶心等消化不良症状,肌肉萎缩,机体的防御机能下降,创伤不易愈合,生长迟缓,智力发育障碍。蛋白质摄入不足,出现低蛋白水肿,严重者可导致死亡。而当蛋白质摄入过多时,可造成消化不良和便秘等。

2. 脂肪　为供给能量的重要营养素,是组织和细胞的构成成分,同时脂肪可提供必需脂肪酸,促进脂溶性维生素的吸收,维持正常体温,保护脏器。脂肪所供热能约占每日总需能量的30%~35%。长期缺乏可发生营养不良、脂溶性维生素缺乏症;但若脂肪性食物过多,则影响食欲,甚至引起消化不良等。婴儿需4 g/(kg·d),成人需1.0~1.5 g/(kg·d)。每克脂肪在体内实际产能38 kJ(9.3 kcal)。

3. 碳水化合物　是食物的重要成分之一,碳水化合物(糖类)是最重要的供能营养素,所供的能量应占总能量的50%~60%。当碳水化合物供应过多时,可转变为脂肪储存于体内,使小儿体重增加,但因蛋白质摄入不足,造成免疫力低下,肌肉发育差,虚胖,有时伴有水肿,健康水平低。当碳水化合物供应不足时,机体动员脂肪分解保证能量供给,可发生营养不良、消瘦、酸中毒等。婴儿所需碳水化合物比成人相对多。1岁以内婴儿需12 g/(kg·d),2岁以上者需10 g/(kg·d),每克碳水化合物在体内实际产能17 kJ(4.1 kcal)。

4. 水　是机体的重要成分,参与体内所有的新陈代谢及体温调节活动,如促进化学反应、促进物质溶解等。体内的新陈代谢和能量的需要量决定水的需要量,因此小儿水的需要量大。婴儿需水约150 mL/(kg·d),以后每增加3岁递减25 mL/(kg·d),至成人需40~45 mL/(kg·d)。

5. 维生素　为非供能物质,对调节体内各种代谢过程和生理活动、维持正常生长发育起着极其重要的作用。维生素可分为脂溶性维生素(A、D、E、K)和水溶性维生素(C和B族)。维生素A促进生长发育和上皮的完整,并是形成视紫质所必需,还能促进免疫功能。B族维生素包括维生素B_1、B_2、B_6、B_{12},维生素PP、叶酸,它们是各种辅酶和酶的成分,参与体内多种物质代谢，对生长发育、生血和神经组织代谢有重要作用。维生素 C 参与人体的羟化和还原过程，对抗体和红细胞的生成均有重要作用，能防治坏血病。维生素 D 调节钙磷代谢，维持血钙、磷浓度，保证骨骼和牙齿正常发育。

6. 矿物质　包括常量元素和微量元素。每日膳食需要量在 100 mg 以上者为常量元素，又称宏量元素，体内除氢、氧、氮、碳四种基本元素外，钙、磷、镁、钠、钾、氯、硫亦为常量元素。铁、铜、锌、碘及氟等均为微量元素，体内含量极少，必须从食物中摄取，但与小儿营养密切相关。如碘与人体的新陈代谢、体格生长和智力发育关系密切，一旦缺乏可引起甲状腺肿。

7. 膳食纤维　食物纤维素无营养功能，但能增加粪便体积，使肠蠕动加速，促进排泄。小儿适宜的摄入量为每日 20~35 g，一般从新鲜蔬菜、水果中获取。

二、小儿喂养

（一）婴儿喂养

婴儿喂养方法有母乳喂养、人工喂养、混合喂养 3 种。

1. 母乳喂养　母乳是婴儿最适宜的天然营养品。

（1）母乳喂养的优点：① 母乳营养丰富，比例合适，易于消化吸收。含乳白蛋白多、酪蛋白少（比例为 4:1），在胃内的乳凝块较小，易于消化吸收；脂肪的含量与牛乳大致相同，但母乳含不饱和脂肪酸及解脂酶较多；乳糖多为乙型乳糖（90%），促进乳酸杆菌生长，可抑制大肠埃希菌繁殖，使婴儿较少发生腹泻；钙磷比例合适，为 2:1，易于吸收；含铁量与牛奶相似，但其吸收率高达 50%，牛奶仅为 10%，母乳喂养很少发生缺铁性贫血；母亲初乳中含锌较高对小儿生长发育极为有利；含较多的消化酶如淀粉酶、脂肪酶等，有助于消化；母乳含较多的优质蛋白、卵磷脂等，有利于脑的发育。② 具有增进免疫的作用。母乳中含多种免疫成分，尤以初乳中含量高，SIgA、巨噬细胞、乳铁蛋白、溶菌酶、乳酸过氧化氢酶、双歧因子等，这在预防肠道或全身感染中均起一定作用。③ 母乳温度适宜、基本无菌、经济、方便、直接喂哺。④ 可增进母子感情，便于观察小儿变化。也有利于母亲产后的恢复。哺乳的母亲发生乳腺癌、卵巢癌的机会少。

（2）母乳成分：母乳成分随泌乳期不同而异，可分为：① 初乳：是指产后最初 4~5 天内分泌的乳汁，富含微量元素和免疫物质。② 过渡乳：是指产后 6~10 天分泌的乳汁，含脂肪最高。③ 成熟乳：为第 11 天~9 个月分泌的乳汁，质较稳定，量见增。④ 晚乳：是指 10 个月以后分泌的乳汁，量减少。

（3）支持与准备：大力宣传母乳喂养。产前乳头准备指导，以增加乳头对刺激的耐受力。乳母营养及个人卫生指导，乳母须摄入充足的营养液体。每天除正常膳食外，还应添加 2 926~4 180 kJ（700~1 000 kcal）的能量和 1~1.5 L 水分，膳食应富含蛋白质、维生素、钙。生活环境舒适、居室空气新鲜，保持适量活动、充足的睡眠、精神愉快，有利于乳汁分泌。此外，应保持室内及个人清洁卫生，避免感染。

（4）哺乳技术指导：目前主张开始哺乳越早越好。正常足月新生儿出生半小时内就应该与母亲进行皮肤接触，让母亲喂奶。这样既可以防止新生儿低血糖又可促进母乳分泌。在最初几日母乳分泌量较少时，要坚持按需要哺喂母乳，最好产后母婴同室，乳量会逐渐增多，不宜加喂牛奶或乳制品。

哺乳前乳母先为婴儿换尿布，清洗双手，并用温开水拭净乳头。哺乳时多采取坐位，抱婴儿于斜坐位怀中，其头、肩置于母亲侧肘弯部，哺乳时应将乳头和大部分乳晕送入婴儿口中。婴儿与乳房含接良好，吮吸才有效，并可以预防乳头皲裂。为了使乳房尽量排空，以刺激乳汁分泌，每次哺乳时应吸空一侧乳房，再吸另一侧，下次哺乳则从未吸空的一侧开始，这样能使每侧乳房轮流吸空。哺乳完毕后将小儿轻轻抱直，头靠母肩，轻拍其背。使吸乳时吞入胃中的空气排除，以防发生溢乳。

(5) 哺乳时间：头 2 个月可按婴儿需要随时哺乳，随要随喂。此后，根据小儿睡眠规律可每 2~3 小时喂 1 次，逐渐延长到 3~4 小时 1 次，夜间逐渐停 1 次，一昼夜共 6~7 次，4~5 个月后可减至 5 次，每次哺乳 15~20 分钟。根据吸吮能力及生活能力的不同，适当延长或缩短每次哺乳时间，以吃饱为准，但每次哺乳应将一侧乳房尽量吸空，否则多量乳汁存留在乳房内，可使母乳中的抑制因子产生抑制泌乳细胞作用，使乳量逐渐减少。

(6) 母乳充足的表现：每次哺乳时能听到吞咽声，喂后婴儿能安静入睡，每天有 1 次多量或多次少量的大便，数次小便，体重按正常速度增加(最初 2 个月每周测体重 1 次，以后逐渐延长至每 2 周、每个月 1 次)，表示奶量正常。

(7) 断奶：婴儿于 4~5 个月起应逐渐添加一些辅食，以增加营养并为断奶做准备，在辅食添加的同时，减少母乳哺喂的次数，一般于 10~12 个月完全断奶，若遇炎热夏季或患病时暂缓。

(8) 母乳喂养的禁忌：母亲患有急、慢性传染病，严重的肝、肾、心脏疾病不宜哺乳。

2. 混合喂养　指母乳与牛乳或其他代乳品混合使用的一种喂养方法，又称部分母乳喂养。分为补授法和代授法两种：

(1) 补授法：母乳不足，每次哺喂母乳后，再添加牛乳或其他代乳品。

(2) 代授法：母乳量充足但不能按时哺喂，用乳品或代乳品代替 1 至数次母乳喂养称代授法。每日母乳喂养次数最好不少于 3 次。

3. 人工喂养　完全采用牛乳、乳制品或其他乳类、代乳品代替母乳喂养婴儿，称人工喂养。人工喂养适用于母亲因各种原因不能喂哺的婴儿，是不得已才采用的方法。牛乳、羊乳、马乳均为代用品，以所含的营养成分与人乳接近程度进行选择。由于种类的差异，兽乳所含的营养素不适合人类的婴儿。故一般人工喂养和婴儿断离母乳时应首选配方奶粉。

(1) 配方奶粉：是以牛乳为基础改造的奶制品，使宏量营养素成分尽量“接近”于人乳，适合于婴儿的消化能力和肾功能，如降低其酪蛋白、无机盐的含量等；添加一些重要的营养素，如乳清蛋白、不饱和脂肪酸、乳糖；强化婴儿生长时所需要的微量营养素如核苷酸、维生素 A、维生素 D、β-胡萝卜素和微量元素铁、锌等。使用时按年龄选用。

合理的奶粉调配在保证婴儿营养摄入中至关重要。一般市售配方奶粉配有统一规格的专用小勺，重量比均为 1∶7，如盛 4.4 g 奶粉的专用小勺，一勺宜加入 30 mL 温开水。

(2) 鲜牛乳：为最常用的代乳品，但牛乳和人乳比较有一定的缺点和不足，牛乳中蛋白质含量高，以酪蛋白为主，占总蛋白的 80%，入胃后凝块较大，不易消化。脂肪含量与人乳相似，但不饱和脂肪酸含量较低。乳糖含量低，以甲型乳糖为主，易造成大肠埃希菌生长。含矿物质多,不利于消化,增加婴儿肾脏负担。缺乏各种免疫因子,且容易被各种细菌污染。钙磷比例为1:1,含磷高,与酪蛋白影响钙吸收。牛乳和人乳主要成分比较(表4-1)。

表4-1 牛乳和人乳主要成分比较(g/L)

	蛋白质	酪蛋白	白蛋白	脂肪	糖
人乳	35	30	5	37	46
牛乳	12	2.4	9.6	38	68

为了纠正牛乳的不足,鲜牛奶喂哺前应经过加工,如煮沸消毒、稀释、加糖(5~8 g/100 mL)、部分酸化、蒸发后再饮用,使其适合于小儿的营养需求与消化能力。

(3) 牛乳制品:① 全脂奶粉:按重量1:8(1份奶粉加8份水)或体积1:4(1匙奶粉加4匙水)加开水冲调成乳汁,其成分与鲜牛奶相似;② 蒸发乳:鲜牛乳经蒸发浓缩至原体积一半,密封,高温消毒保存;③ 酸乳:在鲜牛奶中加乳酸或橘汁制成,易消化。

(4) 羊乳:其成分与牛乳相仿。但羊乳中叶酸和维生素 B_{12} 含量极少,婴儿长期食用可引起营养性巨幼红细胞性贫血。

(5) 代乳品:常用大豆、谷类作原料。3个月以下婴儿食用豆浆、豆粉不易消化。未经多种氨基酸、脂肪、维生素、微量元素强化的谷类代乳品,一般不应代替母乳喂养婴儿。

(6) 乳量计算方法:一般按每日所需总能量和总液量计算。

1) 配方奶粉摄入量估计:一般市售婴儿配方奶粉100 g供能约500 kcal(2 092 kJ),婴儿能量需要量约为110 kcal/(kg·d)[460 kJ/(kg·d)],故需婴儿配方奶粉20 g/(kg·d)可满足需要。按规定调配的配方奶蛋白质与矿物质浓度接近人乳,只要奶量适当,总液量亦可满足需要。

2) 全牛奶摄入量估计:婴儿每日需能量为460 kJ/kg(110 kcal/kg),需水量为150 mL/kg。以牛乳为例,8%糖牛乳(牛乳100 mL,加食糖8 g)100 mL提供能量约420 kJ(100 kcal),故婴儿每日约需8%糖牛乳110 mL/kg,水分不足部分则以温开水分次补充。以7 kg婴儿为例:

100 mL 8%糖牛乳供能　约100 kcal(67+8×4)

婴儿每天需总能量　100×7=770 kcal

每天需8%糖牛奶　770 mL

每天需总液量　150×7=1 050 mL

除牛奶外应加水　1 050-770=280 mL

(7) 人工喂养的护理:计算牛乳、糖、水的供应量,并按实际食量进行调整。奶具每次使用前必须清洁消毒。有效的喂食与进食时的婴儿姿势、奶瓶的位置、进食的环境、喂食者的态度有关。奶嘴大小应合适,乳液的温度以乳汁滴在成人手腕掌侧不感到过热为宜。喂食时,应把婴儿抱起,斜卧于喂食者怀中,奶瓶置斜位,乳液充满奶瓶的前半部,以免空气吸入,喂毕,轻轻竖抱婴儿,拍其背部至嗝气排出后再让婴儿右侧卧位数分钟。评价婴儿进食情况,记录每日进食乳品的种类、摄入量,观察婴儿吸吮、吞咽能力、疲倦程度、体重以及粪便情况等。小儿获得合理喂养的标志是发育良好,二便正常,食奶后安静。

4. 辅助食品添加　无论采取何种方式喂养的婴儿,都应按一定月龄添加辅助食品。应根据小儿生长发育所需及消化吸收功能成熟情况,在婴儿健康、消化功能正常时逐步添加。

（1）辅助食品添加的原则：添加辅食时应遵照循序渐进的原则进行。由少到多，由稀到稠，由细到粗，由一种到多种。天气炎热和婴儿患病时，应暂缓添加新品种。

（2）添加顺序（表 4-2）。

表 4-2 辅食添加顺序

月龄	食物性状	食物种类	餐次	进食技能
0~4 个月	液状	母乳	6~8 次奶	吸吮
4~6 个月	泥状食物	菜泥、水果泥、强化配方米粉、配方奶	6 次奶（停夜奶），辅食逐渐加至 1 次	用勺喂
7~9 个月	末状食物	粥（烂面）、肉末、菜末、配方米粉、鱼泥、豆腐、蛋、水果泥	4 次奶、1 餐粥 1 次水果	用勺喂、学用杯
10~12 个月	碎食、指状食物	软食、碎菜、碎肉、鱼、豆腐、水果	2~3 次奶、2 餐谷物、1 次水果	抓食、断奶瓶、自用勺

（二）幼儿膳食

1. 幼儿进食特点　1 岁后儿童生长逐渐平稳，较婴儿期旺盛的食欲相对略有下降。幼儿神经心理发育迅速，对周围世界充满好奇心，表现出探索性行为，同时也表现出强烈的自我进食欲望。成人如忽略了儿童的要求，仍按小婴儿的方法抚养，儿童可表示不合作与违拗心理；而且儿童注意力易被分散，儿童进食时玩玩具、看电视等做法都会降低对食物的注意力，进食下降。应满足其自我进食欲望，培养独立进食能力。家庭成员进食的行为和对食物的反应可作为小儿的榜样。由于学习与社会的作用，小儿的进食过程形成了以后接受食物的类型。如给小儿食物是在一积极的社会情况下（如奖励，或与愉快的社会行为有关），则小儿对食物的偏爱会增加；强迫进食可使小儿不喜欢有营养的食物。幼儿的进食技能发育状况与婴儿期的训练有关，错过训练吞咽、咀嚼的关键期，长期食物过细，幼儿期会表现不愿吃固体食物，或“含在嘴中不吞”。

2. 幼儿膳食安排　膳食中各种营养素和能量的摄入需满足该年龄阶段儿童的生理需要，蛋白质每日 40 g 左右，其中优质蛋白（动物性蛋白质和豆类蛋白质）应占总蛋白的 1/3~1/2。蛋白质、脂肪和碳水化合物产能之比为 10%~15%：25%~30%：50%~60%。但膳食安排需合理，四餐（奶类 2，主食 2）二点为宜。频繁进食、夜间进食、过多饮水均会影响小儿的食欲。

（三）年长儿的膳食

1. 学龄前儿童膳食　4~7 岁儿童膳食基本接近成人。主食软饭转为普通米饭。面食菜肴同成人。但应避免过于坚硬、油腻、辛辣的食品。

2. 学龄期儿童膳食　食物种类与成人相同。应供给丰富的营养及充足能量，保证生长发育需要。膳食安排应取得孩子的良好配合。

3. 青春发育期少年的膳食　青春发育期是身体突飞猛进的时期，应供给足够的热量和蛋白质。同时注意维生素和钙、铁、碘等微量元素的补充；以满足骨骼生成需要和预防青春期贫血及单纯性甲状腺肿大。

第二节 蛋白质-能量营养不良

蛋白质-能量营养不良(protein-energy malnutrition,PEM)是指因缺乏能量和(或)蛋白质引起的一种慢性营养缺乏症。多见于3岁以下婴幼儿。主要表现体重减轻、皮下脂肪减少或水肿,常伴有各个器官不同程度的功能紊乱。随着国民经济和卫生状况的改善,我国严重的蛋白质-能量营养不良已明显减少,但轻症病例仍较常见。

临床上分为3种类型:能量不足为主的消瘦型;蛋白质不足为主的水肿型;介于两者之间的为消瘦-水肿型。

一、病因与病理生理

(一)病因

1. 饮食喂养不当　喂养不当是导致婴儿营养不良的主要原因。如母乳不足未及时添加适当食物;骤然断奶后未能及时添加辅食或添加的辅食不能为婴儿适应;人工喂养时食物选择不当,如单纯谷类食物喂养或代乳品调配过稀或量过少;年长儿可因不良的饮食习惯如长期偏食、挑食、吃零食过多、早餐过于简单或不吃早餐等引起。

2. 摄入消化吸收障碍　消化系统解剖异常如唇裂、腭裂、幽门肥厚性狭窄等造成食物摄入不足;消化系统功能异常如迁延性腹泻、过敏性肠炎、肠吸收不良综合征等均影响食物的消化吸收。早产儿可因吸吮、吞咽、消化功能差导致摄入不足。

3. 需要量增多　急、慢性传染病(如麻疹、伤寒、肝炎、结核等)恢复期,生长发育快速阶段,双胎早产等均可因需要量增多而造成相对不足。

4. 消耗量过大　糖尿病、发热性疾病、甲状腺功能亢进、恶性肿瘤等均可使蛋白质消耗或丢失增多。

(二)病理生理

轻度营养不良仅引起皮下脂肪减少,重度营养不良则皮下脂肪完全消失,各脏器均萎缩,发生退行性变,从而引起各种病理生理改变。

1. 新陈代谢异常

(1) 蛋白质:因蛋白质摄入不足或丢失过多,患儿体内呈负氮平衡及低蛋白血症,当血清总蛋白浓度<40 g/L,白蛋白浓度<20 g/L时,可出现低蛋白性水肿。

(2) 脂肪:由于患儿体内脂肪大量消耗用于维持能量需要,血酮增高,胆固醇降低,易并发脂溶性维生素缺乏。脂肪代谢主要在肝脏内进行,当体内脂肪消耗过多,超过肝脏的代谢能力时,可导致肝脏脂肪浸润及变性。

(3) 碳水化合物:因供能营养素摄入不足或吸收不良,使糖原贮存减少,易发生低血糖,重者可引起昏迷甚至猝死。

(4) 水盐代谢:因体内组织消耗多于水的消耗,常引起全身总液量相对增多,细胞外液呈低渗性。当呕吐、腹泻时易出现低渗性脱水、代谢性酸中毒、低钾、低钙或低镁血症。

（5）维生素及微量元素缺乏：常伴有各种维生素及微量元素如铁、锌、铜等缺乏，出现相应症状。

（6）体温调节能力：能量摄入不足、皮下脂肪薄散热快、血糖降低以及氧耗量、脉率和周围循环血量减少等，均是造成营养不良患儿体温降低的因素。

2. 各系统功能低下

（1）消化系统：由于胃肠道蠕动减少、消化液及酶分泌不足、活性降低，致使消化吸收功能低下，易发生腹泻、肠道菌群失调等，造成恶性循环。

（2）循环系统：心肌收缩力减弱，心排出量减少，血压偏低，脉搏细弱，易出现心功能不全。

（3）泌尿系统：尿浓缩功能障碍，出现多尿和尿比重偏低，肾脏调节水、盐代谢能力减弱。

（4）神经系统：精神抑郁但有时烦躁不安，表情淡漠，反应迟钝，记忆力减退，条件反射不易建立。

（5）免疫系统：营养缺乏可损害机体细胞免疫和体液免疫功能，常并发各种感染且迁延不愈。

二、临床表现

（一）不同程度营养不良表现

蛋白质-能量营养不良患儿最早出现的症状为体重不增，随后体重下降。皮下脂肪减少以至消失。皮下脂肪消减先自腹部开始，依次为躯干、臀部、四肢，最后为面部，故腹部脂肪层的厚度是判断营养不良程度的重要指标之一。随着病情进展，营养不良程度由轻变重，当体重减轻明显超过40%以上，身高（长）明显低于同龄人，皮下脂肪消失呈皮包骨样，额部出现皱纹貌似老人（图4-1），头发枯黄易折断、脱落，皮肤苍白、干燥无弹性，肌肉萎缩，肌张力低下，出现腹胀或舟状腹。精神萎靡、反应差，或抑制与烦躁交替出现，甚至智力发育迟缓，食欲低下，饥饿性腹泻和（或）便秘交替，体温偏低，脉细无力，基础代谢率降低。水肿型营养不良可因血浆蛋白降低而出现水肿。可伴有重要脏器功能损害如心脏功能下降。婴幼儿蛋白质-能量营养不良的病情分度（表4-3）。

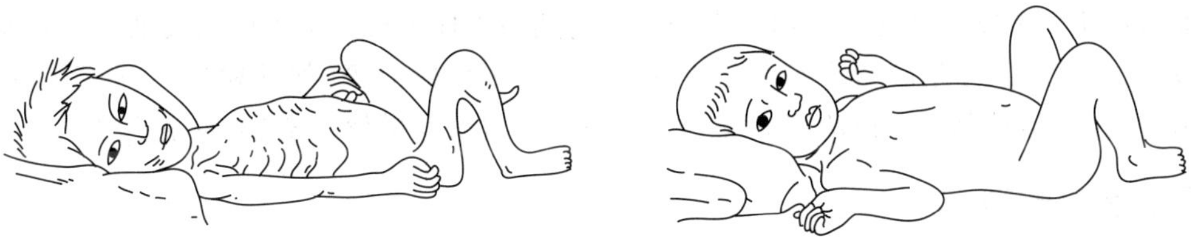

图4-1 重度营养不良患儿治疗前后比较

（二）并发症

常见并发症有：① 营养性贫血：为最常见的并发症，主要与铁、叶酸、维生素 B_{12}、蛋白质等造血原料缺乏有关。② 微量营养素缺乏:可有多种维生素和微量元素缺乏,常见的是维生素 A 和锌缺乏。③ 易患各种感染:由于免疫功能低下导致,如上呼吸道感染、中耳炎、支气管肺炎、鹅口疮、腹泻、尿路感染、结核病等。由于机体反应性差,重症合并感染时,常无明显反应如发热、中性粒细胞升高等。腹泻时,因血容量不足,重者可出现循环衰竭及休克。④ 自发性低血糖:严重患儿还可并发自发性低血糖,常于凌晨突然发生,如不及时救治可致呼吸衰竭死亡。

表 4-3 婴幼儿蛋白质-能量营养不良的分度

分度	体重低于正常平均值(%)	腹壁皮下脂肪厚度(cm)	身长	皮肤颜色及弹性	肌张力	精神
轻度	15~25	0.8~0.4	无影响	正常或稍苍白	基本正常	正常
中度	25~40	<0.4	稍低	苍白、弹性差	松弛	睡眠不安
重度	>40	消失	明显低于正常	多皱纹、弹性消失	肌肉萎缩	烦躁与抑制交替出现,萎靡

(三)营养不良分型和分度

1. 体重低下型(underweigt) 患儿体重低于同年龄、同性别参照人群值的均数减 2 个标准差。体重介于均数减 2 至 3 个标准差之间为中度,低于均数减 3 个标准差为重度。此项指标主要反应小儿过去和(或)现在有慢性和(或)急性营养不良。

2. 生长迟缓型(stunting) 患儿身高(长)低于同年龄、同性别参照人群值的均数减 2 个标准差。身高(长)介于均数减 2 至 3 个标准差之间为中度,低于均数减 3 个标准差为重度。此项指标主要反应过去或长期慢性营养不良。

3. 消瘦型(wasting) 患儿体重低于同性别、同身高(长)参照人群值的均数减 2 个标准差。体重介于均数减 2 至 3 个标准差之间为中度,低于均数减 3 个标准差为重度。此项指标主要反应小儿近期、急性营养不良。

三、辅助检查

血清白蛋白浓度降低为最突出的表现。血清胰岛素样生长因子 1 反应灵敏且受其他因素影响较少,其水平下降是诊断营养不良的较好指标。多种血清酶(如淀粉酶、脂肪酶、转氨酶、碱性磷酸酶等)活性降低。血清胆固醇、血糖、各种电解质及微量元素、维生素皆可下降。

四、治疗原则

尽早发现,早期治疗,采取综合性治疗措施:包括调整饮食,补充营养物质;祛除病因;促进消化和改善代谢功能;治疗并发症等。

五、护理诊断

1. 营养失调:低于机体需要量 与能量、蛋白质摄入不足和(或)需要、消耗过多有关。

2. 有感染的危险 与机体免疫功能低下有关。

3. 潜在并发症 营养性贫血、各种维生素缺乏症、感染、自发性低血糖等。

4. 生长发育迟缓 与营养物质缺乏,不能满足生长发育的需要有关。

5. 知识缺乏 患儿家长缺乏营养知识和育儿知识。

六、护理措施

(一) 饮食管理

营养不良的患儿因长期摄入过少,消化道只适应低营养摄入,过快增加摄入量易出现消化不良、腹泻,应根据营养不良的程度、消化吸收能力和病情逐渐增加,不可急于求成。其饮食调整的原则是:由少到多、由稀到稠、循序渐进,逐渐增加,直到恢复正常。

1. 能量的供给 轻度营养不良患儿,开始每日可供给能量 250~330 kJ/kg(60~80 kcal/kg),以后逐渐递增,当能量供给达每日 585 kJ/kg(140 kcal/kg)时,体重一般可获满意增长,待体重接近正常后,恢复供给小儿正常需要量。中、重度营养不良的患儿,能量从每日 165~230 kJ/kg(45~55 kcal/kg)开始,逐步少量增加;若消化吸收能力较好,可逐渐增加至每日 500~727 kJ/kg(120~170 kcal/kg),并按实际体重计算所需能量。待体重恢复,体重与身高(长)比例接近正常后,恢复供给小儿正常生理需要量。

2. 蛋白质的供给 蛋白质的摄入量从每日 1.5~2.0 g/kg 开始,逐步增加到每日 3.0~4.5 g/kg,如过早给予高蛋白食物,可引起腹胀和肝大。食品除乳制品外,可给予豆浆、蛋类、肝泥、肉末、鱼粉等高蛋白食物,有条件者可给蛋白水解物、氨基酸混合液或要素饮食。

3. 维生素及矿物质 食物中应含有丰富的维生素和矿物质,一般采用每日给予蔬菜及水果的方式,应从少量开始,逐渐增加,以免引起腹泻。

4. 鼓励母乳喂养 无母乳或母乳不足者,给予稀释牛奶,少量多次喂哺,若消化吸收好,逐渐增加牛奶量及浓度,待患儿食欲及消化功能恢复后,再添加适合小儿月龄的高能量、高蛋白食物。

5. 鼻胃管喂养的应用 对于食欲很差、吞咽困难、吸吮力弱者可用鼻胃管喂养。病情严重或不能进食者,遵医嘱选用葡萄糖、氨基酸、脂肪乳剂等静脉输注。低蛋白水肿者可静脉输注白蛋白。重度营养不良患儿可输新鲜血浆或球蛋白。

6. 建立良好的饮食习惯 帮助患儿建立良好的饮食习惯,纠正偏食、挑食、吃零食的不良习惯,小学生早餐要吃饱,午餐应保证足够的能量和蛋白质。

(二) 促进消化,改善食欲

遵医嘱补充消化酶(胃蛋白酶、胰酶等)和 B 族维生素,以助消化。给予蛋白同化类固醇制剂如苯丙酸诺龙肌注,以促进蛋白质的合成和增进食欲。胰岛素每日 1 次皮下注射 2~3 单位(注射前先服用葡萄糖 20~30 g),每 1~2 周为一疗程,可降低血糖,增加饥饿感,提高食欲。给予锌制剂,口服元素锌 0.5~1.0 mg/(kg · d),可提高味觉敏感度、增进食欲。

(三) 预防感染

保持皮肤清洁、干燥,防止皮肤破损,做好口腔护理,保持生活环境舒适卫生,注意保护性隔离,防止交叉性感染。

(四)注意病情观察

密切观察重症营养不良患儿的病情变化,预防并发症。观察有无低血糖、维生素 A 缺乏、酸中毒等临床表现,一旦病情变化应及时报告医生,并做好抢救准备。治疗及护理开始后应每日记录进食及对食物的耐受情况,定期测量小儿体重、身高(长)及皮下脂肪的厚度,以判断治疗效果。

(五)提供舒适的环境,促进生长发育

提供舒适的环境,合理安排生活,减少不良刺激,保证患儿精神愉快和有充足的睡眠;对住院治疗的患儿,鼓励父母陪伴;及时纠正先天畸形,进行适当的户外活动和体格锻炼,促进新陈代谢,利于生长发育。

(六)健康指导

1. 向患儿家长解释导致营养不良的原因,介绍科学育儿的知识,指导母乳喂养、混合喂养、人工喂养的具体方法,纠正小儿的不良饮食习惯。

2. 合理安排生活作息制度,坚持户外活动,保证充足睡眠。

3. 预防感染,做好消毒隔离,按时免疫接种。

4. 先天畸形患儿应及时手术纠正,做好生长发育监测。

第三节 小儿单纯性肥胖症

肥胖症(obesity)是由于长期能量摄入超过消耗,导致体内脂肪过度积聚,体重超过一定范围的营养障碍性疾病。一般以体重超过同年龄、同身高小儿正常标准的 20%,或超过同年龄、同性别健康儿童平均体重加 2 个标准差值称为肥胖。小儿肥胖症在我国呈逐步增多的趋势,目前发病率为 5%~8%。本节只叙述单纯性肥胖。肥胖不仅影响小儿的健康,还成为成人肥胖症、冠心病、高血压、糖尿病、胆石症、痛风等疾病以及猝死的诱因,应引起社会和家庭的重视,及早预防。

一、病因与发病机制

(一)病因

单纯性肥胖症占肥胖症的 95%~97%,不伴有明显的内分泌、代谢性疾病,其发病与下列因素有关:

1. 长期摄入能量过多 如摄入淀粉类、高脂肪食物过多,超过机体代谢需要,剩余能量转化为脂肪,积聚于体内。

2. 活动少 致能量消耗减少,糖转化为体脂蓄积。

3. 遗传因素 目前认为肥胖与多基因遗传有关。肥胖双亲的后代肥胖者高达 70%~

80%，双亲之一是肥胖者，后代肥胖发生率为40%~50%，双亲正常者后代发生肥胖者仅为10%~14%。

4. 社会经济、文化因素的影响 如习惯的饮食构成多为淀粉及高脂食品。

5. 精神因素影响 情绪创伤(如亲属病故，学习成绩落后)，家庭溺爱造成异常心理的小儿也可能出现肥胖。

(二) 病理与发病机制

主要病理改变是脂肪细胞的数目增多、体积增大。若肥胖发病在脂肪细胞数目快速增殖期，即胎儿出生前3个月、出生后第1年和青春期，其病变以脂肪细胞数目增多为主。若肥胖发病在脂肪细胞非快速增殖期，其病变以脂肪细胞体积增大为主。前者比后者治疗更困难，且易复发。

肥胖患者对环境温度变化的应激能力降低，血脂水平增高。男性患者的雄性激素水平可降低，女性患者的雌激素水平可增高。小儿肥胖可能是成人肥胖症、高血压、冠心病、糖尿病的先驱症。

二、临床表现

任何年龄均可发生肥胖，但常见于婴儿、5~6岁和青春期。主要表现食欲好、多食，喜吃淀粉类及油脂类等高能量食物。体格生长发育较正常儿童迅速，骨龄、智力、性发育正常或较早。皮下脂肪增多，但分布均匀，腹部膨隆下垂。胸部脂肪增多，造成假性乳房增大。男孩大腿、会阴部脂肪过多，阴茎可掩藏在脂肪组织中而显示阴茎过小(实际正常)。

由于不喜欢运动，运动时动作笨拙，常有性格孤僻和自卑等心理障碍。这不仅是引起肥胖的原因，也是肥胖持续存在的因素。重度肥胖者胸、腹、臀、大腿皮肤可出现白色或紫色花纹，常有疲劳感，易疲乏，用力时出现气短或腿痛，可有肺通气不良，甚至伴低氧血症，红细胞增多，发绀，严重时心脏增大、心力衰竭等心肺综合征的表现，称肥胖-换气不良综合征。

国内临床上将儿童肥胖症分为3度：以同年龄、同性别健康小儿体重均值为标准，若体重超过均值2个标准($\bar{X}$+2SD)称为肥胖：体重为$\bar{X}$+(2SD~3SD)为轻度肥胖；>3SD~4SD为中度肥胖；>4SD以上为重度肥胖。或以体重高于同年龄、同身高正常小儿标准的20%为肥胖：20%~29%为轻度肥胖；30%~49%为中度肥胖；50%为重度肥胖。

实验室检查血清三酰甘油、胆固醇增高。

三、治疗原则

采取控制饮食(低脂、低糖、高蛋白食谱)，加强运动，消除心理障碍，配合药物治疗的综合措施。饮食疗法和运动疗法是两项最主要的措施，其目的是减少产能性食物的摄入和增加机体对能量的消耗，使体内过剩的脂肪不断减少，从而使体重逐步下降，药物或外科手术治疗一般不宜用于小儿。

四、护理诊断

1. 营养失调：高于机体需要量 与摄入高能量食物过多和(或)运动过少有关。

2. 自我形象紊乱　与体态异常有关。

3. 焦虑　与控制饮食困难有关。

4. 知识缺乏　家长缺乏合理喂养的知识。

五、护理措施

(一) 饮食管理

限制饮食,使患儿每日摄入的能量低于机体消耗总能量,因此饮食管理极为重要。饮食管理的原则如下:

1. 满足基本营养及生长发育的需要。饮食构成为以碳水化合物为主的高蛋白、低脂肪食物。其中蛋白质供给能量占30%~35%,脂肪供给能量占20%~25%,碳水化合物供给能量占40%~45%。青春期生长发育迅速,蛋白质供给能量可增至50%~60%。严重肥胖者,可按理想体重的需能量减少30%或更多。食品应以瘦肉、鱼、禽蛋、豆类及其制品、蔬菜、水果为主。

2. 每餐的进食量应合理。宜选用热量少、体积大的食物,以满足患儿的食欲,不致引起饥饿的痛苦。如绿叶菜、萝卜、豆腐等。进餐次数不宜过少,必要时,两餐之间可供低热量的点心。

3. 体重不宜骤减。最初控制体重增加,以后使体重逐渐下降。当降至该年龄正常值以上10%左右时,不再严格限制饮食。

4. 注意补充维生素及矿物质。

5. 必须取得家长的长期合作,鼓励患儿坚持饮食治疗的信心,以获满意疗效。

(二) 制订运动计划

限制饮食同时增加运动以消耗能量,是减轻肥胖者体重的重要手段之一。但因肥胖小儿运动时气短、运动笨拙而不愿运动,需要护士、家长、患儿合作,共同制订运动计划。开始应选择容易坚持的运动项目,提高运动的兴趣,运动量根据患儿耐受力逐渐增加,剧烈运动可使食欲增加,应避免。

(三) 解除患儿精神负担

鼓励患儿建立信心,坚持自觉接受治疗,并让他们充分参与减肥计划,配合治疗,消除因肥胖带来的自卑心理。

(四) 增加社会交往

创造机会鼓励其参加力所能及的活动,改善社会交际,及时表扬患儿进步,使其由被动地转变为主动地参加到群体的活动或游戏中去,最终达到身心健康发展。

(五) 健康指导

1. 向患儿父母讲明过度肥胖为病态,摒弃越胖越健康的陈旧观念,使其认识到肥胖给成年后带来的危害。

2. 教给父母科学喂养的知识，培养小儿良好的饮食习惯，不偏食高能量的食物。如少食糖类、油炸食物和甜食，多吃蔬菜、水果，根据体重调整饮食。

3. 肥胖小儿减轻体重是个长期的过程，家长要鼓励患儿树立信心，贵在坚持，不能放弃饮食控制，并定期门诊观察。

4. 创造条件和机会增加患儿的活动量，鼓励患儿坚持运动。

第四节　维生素D缺乏性佝偻病

维生素D缺乏性佝偻病(vitamin D deficiency rickets)简称佝偻病，是因体内维生素D缺乏，钙、磷代谢失常，引起临床上以骨骼生长发育障碍为主的一种慢性营养缺乏性疾病，严重者可致骨骼畸形。主要见于2岁以下婴幼儿，是我国儿童保健重点预防的“四病”之一。我国佝偻病患病率北方高于南方，随着社会经济文化水平的提高，儿童保健工作大力开展，其发病率已逐年降低且多数患儿病情较轻。

一、维生素D的代谢

维生素D是一种脂溶性维生素，来源于2个方面：人体皮肤中的7-脱氢胆固醇经日光中紫外线照射转变为胆固化醇，即为内源性维生素D_3，为人体维生素D的主要来源。外源性维生素D从食物中获得，动物性食物如肝、蛋、乳等含维生素D_3；植物性食物中麦角固醇受阳光中紫外线照射后可生成麦角钙醇即维生素D_2。内源性维生素D_3和从食物中摄入的维生素D_3和维生素D_2，均无生物活性。它们进入人体后，在肝脏经25-羟化酶作用转变为25-羟维生素D，然后在肾近曲小管上皮细胞α-线粒体内经1-羟化酶作用进一步羟化为1,25-二羟维生素D，才具有很强的生物活性。

1,25-二羟维生素D的生理功能：① 促进小肠黏膜对钙、磷的吸收。② 促进肾小管对钙、磷的重吸收，减少尿中钙、磷的排泄。③ 一方面促进旧骨质脱钙，使钙盐溶解，增加血中钙、磷的浓度；另一方面促进成骨细胞的功能，使血液内钙、磷沉积于骨骼的生长部分，使骨骼不断生长。

二、病因与发病机制

(一) 病因

1. 围生期维生素D不足　特别是妊娠后期如母亲严重营养不良、肝肾疾病、慢性腹泻以及早产、双胎等，均可使婴儿体内维生素D储存不足。

2. 日光照射不足　居住在寒冷地区的婴幼儿，在冬季不常到户外活动；住处空气中多烟尘或云雾，紫外线在到达地面前被吸收，以及衣服、玻璃等都能影响光照强度，使内源性维生素D生成减少。

3. 摄入不足　天然食物包括乳类(人乳和牛乳及羊乳)含维生素D均不多，不能满足婴幼儿需要；虽然人乳中钙磷比例适宜(2∶1)，有利于钙的吸收，但纯母乳喂养若户外活动少，又不及时补充富含维生素D的食物，就易患佝偻病。

4. 生长速度影响 婴幼儿生长发育快，所需维生素D及钙量较多，早产儿及多胎儿更是如此，且体内钙、磷及维生素D储存不足，需要量更大。

5. 疾病和药物影响 慢性胃肠道疾病及肝胆疾病，影响维生素D的吸收和利用；肝、肾疾病影响维生素D的羟化，都与本病的发生有密切关系。长期服用抗惊厥药物使体内维生素D不足，如苯妥英钠、苯巴比妥，可刺激肝细胞微粒体的氧化酶系统增加活性，使维生素D和25-$(OH)_2D_3$加速分解为活性的代谢产物。糖皮质激素有对抗维生素D对钙的转运作用。

（二）发病机制

维生素D缺乏时，肠内钙、磷吸收减少，以致血钙、血磷降低。血钙下降引起甲状旁腺功能继发性亢进，加速骨质脱钙以维持血钙水平。甲状旁腺分泌增加又使肾排磷增加，排钙减少，结果使血钙维持正常或接近正常，而血磷下降，钙磷乘积降低，使骨样组织钙化过程发生障碍，造成骨细胞增生，在局部形成骨样组织堆积，碱性磷酸酶分泌增多，产生一系列骨骼和生化改变。

三、临床表现

佝偻病好发于3个月~2岁的婴幼儿，最初表现为非特异性神经精神症状。继而出现生长中的骨骼改变、肌肉松弛。临床上将佝偻病可分为初期、激期、恢复期及后遗症期。

（一）活动早期（初期）

大多从3个月左右开始发病。主要表现为神经精神症状如易激惹、烦躁、睡眠不安、多汗、夜惊等。其中以多汗最突出，与室温、季节无关。由于多汗刺激局部，小儿经常摇头枕部摩擦而致秃发，称枕秃（彩图1，彩图2）。

此期常无骨骼病变，X线骨片可正常、或钙化带稍模糊；血清25-$(OH)_2D_3$下降，PTH升高，血钙、血磷降低，碱性磷酸酶正常或稍高。

（二）活动期（激期）

除上述表现外，主要为骨骼系统的改变。生长速度快的骨骼最先出现变化。

1. 骨骼改变

（1）头部：① 颅骨软化：多见于3~6个月的婴儿。以手指按压枕骨或顶骨中央，该处随压力可暂时内陷，随手指放松而弹回，犹如按乒乓球的感觉，又称乒乓头。② 方颅：多见于8~9个月以上的患儿。因两侧额、顶骨骨膜下骨样组织堆积过多而形成（图4-2）。③ 前囟闭合延迟：可迟至2~3岁，或囟门过大。④ 出牙延迟：可迟至1岁出牙或3岁出齐，长出的牙齿缺乏牙釉质，易患龋齿。

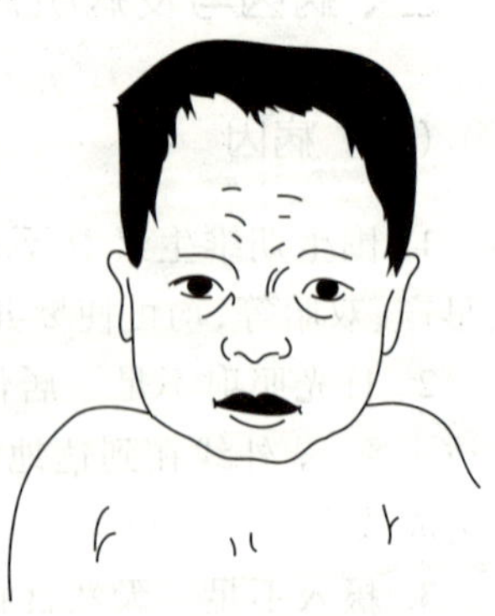
图4-2 方颅

（2）胸部：6个月后各种胸部畸形逐渐明显。① 肋串珠：因肋骨骨骺端向四面膨出，在骨与肋软骨交界处可摸到明显的半球状隆起，以7~10肋最明显。膨大的肋串珠向胸腔内侧隆起压迫肺组织,故易患肺炎。② 肋膈沟(又名赫氏沟):膈肌附着处的肋骨骨质变软,吸气时被膈肌牵拉内陷,而附着处下部因腹大而外翻,形成一条水平方向的沟称肋膈沟。③ 鸡胸或漏斗胸:由于肋骨骺部内陷,致胸骨向外突出,形成鸡胸;若胸骨剑突部向内凹陷,可形成漏斗胸,两者均影响呼吸功能。

(3) 四肢及其他:① 腕踝畸形:多见于6个月以上小儿,表现为前臂、小腿长骨的远端可摸到或看到肥厚的骨骼,形成环状突起,称手镯(图4-3)或脚镯。② 下肢畸形:由于骨质软化及肌肉关节韧带松弛,特别是学站、走时受身体重力影响,以致下肢弯曲呈O形腿(膝内翻)或X形腿(膝外翻)畸形(图4-4、图4-5)。③ 脊柱与骨盆:小儿学坐后可致脊柱后突或侧弯。重症者骨盆前后径变短,形成扁平骨盆,女孩成年后易致难产。

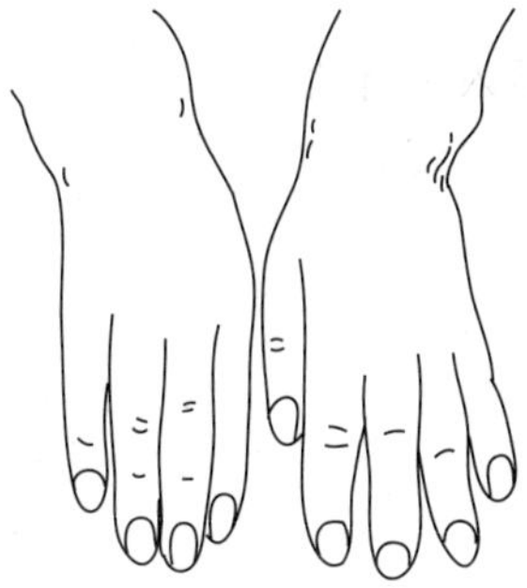

图4-3 手镯

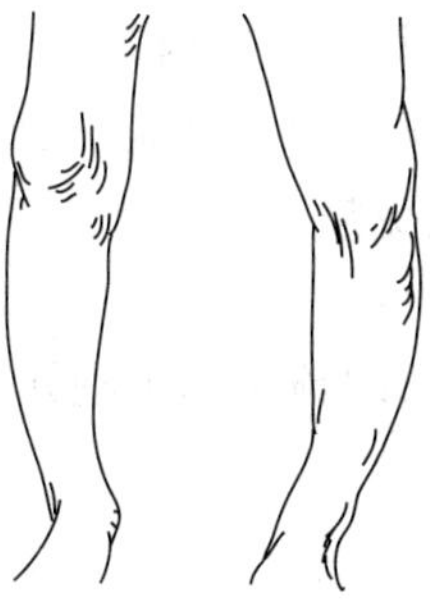

图4-4 O型腿

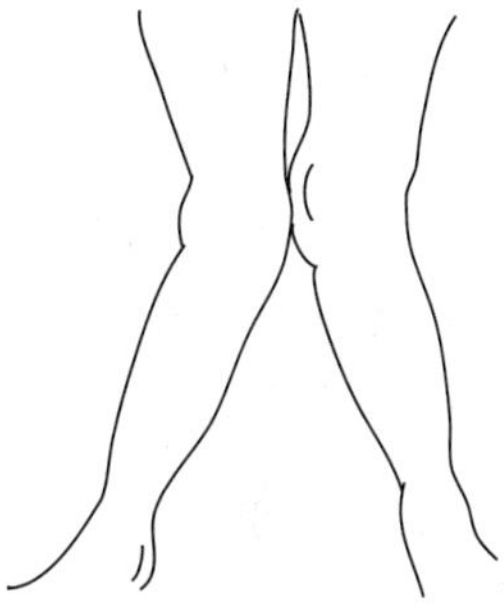

图4-5 X型腿

2. 运动功能发育迟缓 佝偻病血磷降低妨碍肌肉中糖代谢,导致肌肉发育不良,肌张力低下,韧带松弛,可见颈软无力,坐、立、走均较正常为晚。腹肌张力低下,致腹部膨隆如蛙形腹。并易引起脐疝。

3. 神经精神发育迟缓 重症患儿由于脑发育受累,条件反射形成缓慢,患儿表情淡漠,语言发育迟缓。由于免疫功能低下,常伴发感染。

此期血生化检测除血清钙稍低外,其余指标改变更加显著;X射线长骨片显示骨骺端钙化带消失,呈杯口状、毛刷样改变,骨骺软骨带增宽(>2 mm),骨质稀疏,骨皮质变薄,可有骨干弯曲变形或青枝骨折。但骨折可无临床症状。

(三) 恢复期

经治疗后临床症状减轻或接近消失,精神活泼,肌张力恢复。血清钙、磷浓度较快恢复正常,碱性磷酸酶逐渐恢复正常;X射线见长骨端临时钙化带重新出现。

(四) 后遗症期

多见于3岁以后小儿,临床症状消失,血生化及骨骼X射线检查正常,仅留有不同程度的骨骼畸形。

四、治疗原则

治疗目的在于控制活动期,防止畸形和复发。

1. 维生素 D 疗法　轻症者口服维生素 D 制剂。活动早期：5 000~10 000 U/d，持续 1 个月后改预防量；活动期：1 万~2 万 U/d，1 个月后改预防量；恢复期采用预防量。重症或腹泻不能口服者，活动早期：维生素 D20 万~30 万 U 肌内注射，一次即可；活动期：维生素 D20 万~30 万 U 肌内注射，间隔 1 个月，再给 2~3 次。最后一次肌内注射 1 个月后给预防量口服。

2. 钙剂　一般用乳酸钙或葡萄糖酸钙等。钙剂不宜与乳类同服，以免结成凝块，影响吸收。

3. 矫形治疗　婴儿期佝偻病骨骼畸形多数在治疗过程中自行矫正，畸形严重者，到 4 岁后可考虑矫形手术。

五、护理诊断

1. 营养失调：高于机体需要量　与日光照射不足及维生素 D 摄入少有关。
2. 成长发展改变　与维生素 D 缺乏导致骨骼和神经、精神发育迟缓有关。
3. 有感染的危险　与胸廓畸形、免疫功能低下有关。
4. 潜在并发症　维生素 D 中毒。
5. 知识缺乏　家长缺乏对佝偻病的预防和护理知识。

六、护理措施

（一）增加体内维生素 D

1. 增加户外活动时间　小儿出生 2~3 周就可开始每日接受日光照射，每次可从数分钟逐渐延长至 1 小时以上，在不影响保暖的情况下尽量暴露皮肤，夏季气温太高时，应避免阳光直射，可在树荫下进行。冬季应多开窗，使紫外线能到达室内。

2. 提倡母乳喂养　无母乳者哺以维生素 D 强化牛奶或配方奶粉，及时添加辅食。

3. 按医嘱补充维生素 D　维生素 D 用法用量见治疗原则。口服浓缩鱼肝油滴剂时将其直接滴于舌上，以保证用量。

4. 钙剂补充　对 3 个月以下患儿及有手足搐搦症病史者，在使用大剂量维生素 D 前 2~3 日至用药后 2 周需按医嘱加服钙剂，以防发生抽搐。

（二）预防骨骼畸形

尽量减少患儿负重，避免久坐、久站、久行，护理动作要轻柔。鼓励作俯卧、抬头、展胸动作，下肢可做肌肉按摩。

（三）预防感染

保持空气新鲜，预防交叉感染。

（四）预防维生素 D 中毒

1. 严格按医嘱用药。如服用维生素 D 4 000 U/d 以上持续 1~3 个月可致中毒。
2. 向家长宣传维生素 D 过量的危害性及中毒的表现。

3. 密切观察病情，若发现患儿出现厌食、恶心、倦怠、烦躁不安、低热，甚至出现呕吐、腹泻、顽固性便秘、体重下降、血钙>3 mmol/L(12 mg/dL)时，应立即停用维生素D，避免阳光照射，及时通知医生。

（五）健康指导

1. 向家长介绍佝偻病的病因及护理要点，应多晒太阳，对烦躁、睡眠不安、多汗的患儿每日清洁皮肤，勤换内衣和枕套。护理操作时动作要轻柔，不要过久坐、站以防发生骨骼畸形。恢复期可开始活动。

2. 有骨骼畸形者，向患儿家长示范矫正的方法，如：胸部畸形可让小儿作俯卧位抬头展胸运动；下肢畸形作肌肉按摩（“O”形腿按摩外侧肌群：“X”形腿按摩内侧肌群），增强肌张力，促使畸形的矫正。畸形严重者指导手术矫治事宜。

3. 介绍佝偻病的预防方法　从孕期开始应多晒太阳，饮食应含有丰富的维生素D、钙、磷和蛋白质等营养物质。如果在北方冬季孕后期3个月应服维生素D预防量；新生儿期应提倡母乳喂养，生后2周开始服用维生素D；婴儿应按时添加辅食，多晒太阳，平均每日户外活动在1小时以上；每日口服维生素D 400 U，同时给予钙剂。

第五节　维生素D缺乏性手足搐搦症

维生素D缺乏性手足搐搦症，又称佝偻病性低钙惊厥。本病主要是由于维生素D缺乏，血钙低导致神经肌肉兴奋性增高，出现惊厥、喉痉挛或手足搐搦等表现。见于4个月~3岁小儿。冬春季发病较多。

一、病因与发病机制

血清离子钙降低是引起惊厥、喉痉挛、手足搐搦的直接原因。当血总钙浓度<1.75~1.88 mmol/L(7.0~7.5 mg/dL)或血清钙离子浓度降至1.0 mmol/L(4 mg/dL)以下时，即可出现上述症状。血钙降低与下列因素有关：

1. 早期佝偻病小儿易发生佝偻病性手足搐搦症。血钙浓度受维生素D、甲状旁腺素、降钙素三者调节，以保持相对稳定。维生素D缺乏早期肠道吸收钙减少，致使血钙下降，而甲状旁腺反应迟钝不能增加尿磷排泄和促进旧骨溶解使骨钙游离入血，以增高血钙水平。

2. 春季时接触日光急骤增加，或开始用维生素D治疗时，大量钙沉着于骨，而旧骨脱钙和肠道吸收钙相对不足，致血钙暂时下降，促发本病。

3. 合并发热、感染、饥饿时，组织细胞分解释放磷，使血磷增加。离子钙下降，可出现低钙抽搐。

二、临床表现

除有程度不等的活动期佝偻病表现外，还有以下表现。

（一）典型症状

血清钙<1.75 mmol/L时可出现惊厥、喉痉挛和手足搐搦。

三种症状中以无热惊厥为最常见。

1. 惊厥　突然发生四肢抽动,两眼上窜,面肌颤动,神志不清,发作时间可短至数秒钟,或长达数分钟以上,发作时间长者可伴口周发绀。发作停止后,意识恢复,精神萎靡而入睡,醒后活泼如常,发作次数可数日 1 次或 1 日数次,甚至多至 1 日数十次。一般不发热,发作轻时仅有短暂的眼球上窜和面肌抽动,神志清楚。

2. 手足搐搦　见于较大婴儿、幼儿,突发手足痉挛呈弓状,双手呈腕部屈曲状,手指伸直,拇指内收掌心,强直痉挛;足部踝关节伸直,足趾同时向下弯曲。

3. 喉痉挛　小婴儿多见,喉部肌肉及声门突发痉挛,呼吸困难,有时可突然发生窒息,严重者缺氧甚至死亡。

(二) 隐性体征

血清钙多在 1.75~1.88 mmol/L,没有典型发作的症状,但可通过刺激神经肌肉而引出体征。

1. 面神经征(Chvosteksign)　以手指尖或叩诊锤骤击患儿颧弓与口角间的面颊部,引起眼睑和口角抽动为面神经征阳性,新生儿期可呈假阳性。

2. 腓反射(Peroneal reflex)　以叩诊锤骤击膝下外侧腓骨小头上腓神经处,引起足向外侧收缩者即为腓反射阳性。

3. 陶瑟征(Trousseau sign)　以血压计袖带包裹上臂,使血压维持在收缩压与舒张压之间,5 分钟之内该手出现痉挛症状属阳性。

三、治疗原则

(一) 急救处理

1. 氧气吸入　惊厥期应立即吸氧,喉痉挛者须立即将舌头拉出口外,并进行口对口呼吸或加压给氧,必要对作气管插管以保证呼吸道通畅。

2. 迅速控制惊厥或喉痉挛　可用 10%水合氯醛,每次 40~50 mg/kg,保留灌肠;或地西泮每次 0.1~0.3 mg/kg 肌内或静脉注射。

(二) 钙剂治疗

口服钙剂治疗,如口服钙有困难,可给 10%葡萄糖酸钙 5~10 mL 加入 10%或 25%葡萄糖液 10~20 mL,缓慢静脉注射(>10 min)。

(三) 维生素 D 治疗

症状控制后,按维生素 D 缺乏性佝偻病补充维生素 D。

四、护理诊断

1. 有窒息的危险　与喉痉挛有关。
2. 有外伤的危险　与惊厥有关。

3. 知识缺乏 家长缺乏有关惊厥和喉痉挛的护理知识。

五、护理措施

（一）预防窒息

1. 惊厥发作时，就地抢救，松开患儿衣领将患儿的头转向侧位，以免误吸而窒息。

2. 喉痉挛时，应立即将患儿舌体轻轻拉出口外，保证呼吸道通畅，对已出牙的小儿，应在上下门齿间放置牙垫，避免舌咬伤；并立即通知医生，做好气管插管准备。

3. 遵医嘱应用药物控制惊厥或喉痉挛，常用的有苯巴比妥钠肌内注射、10%水合氯醛溶液保留灌肠、地西泮静脉或肌内注射，静脉注射速度≯1 mg/min，以免注射过快抑制呼吸。

4. 同时按医嘱及时补充钙剂，降低神经、肌肉的兴奋性。

（二）预防外伤

1. 抽搐正在发作时应就地抢救，以免外伤或加重抽搐，造成机体缺氧引起脑损伤。

2. 按医嘱给予抗惊厥药物同时尽快给予钙剂缓慢静脉注射。同时监测心率，以免血钙骤升，发生呕吐甚至心搏骤停，避免药液外渗。钙剂不可皮下或肌肉注射以免造成局部坏死；发作停止后按医嘱给10%氯化钙溶液口服，服用3~5天后，改用葡萄糖酸钙或乳酸钙。

3. 病床两侧加床档防止坠床。

（三）健康指导

1. 教会家长惊厥、喉痉挛发作时的处理方法，如使患儿平卧，松开衣领，颈部伸直，头后仰，以保持呼吸道通畅，同时呼叫医护人员。

2. 指导合理喂养，教会家长适量补充维生素D和钙剂，坚持每天带小孩户外活动。

（陈麒星 王洪涛）

思 考 题

9个月婴儿，生后一直牛奶喂养，未添加辅食。近一周来，患儿每天腹泻5~6次，为黄绿色稀水样大便，伴睡眠不安，爱哭闹，出汗多。未出牙，尚不能扶站。体格检查发现：方颅及前囟增大，化验检查提示：血钙2 mmol/L（8 mg/dL）、磷乘积为25，X线检查提示：长骨骨骺软骨明显增宽，干骺端临时钙化带消失，呈毛刷样及杯口状改变，骨质稀疏，骨皮质变薄。试问：

（1）该患儿最可能的医疗诊断是什么？

（2）如何对该患儿进行良好的护理？

（3）如何对患儿家长进行健康指导？

（4）如该患儿住院期间突然发生惊厥，如何帮助医生处理？

第五章　新生儿与新生儿疾病患儿的护理

学习要点:

1. 掌握:足月新生儿、早产儿的定义及护理措施;新生儿窒息、新生儿缺氧缺血性脑病、新生儿颅内出血、新生儿肺透明膜病、新生儿黄疸、新生儿脐炎、新生儿败血症、新生儿硬肿病综合征、新生儿低血糖、新生儿低钙血症的护理措施。

2. 熟悉:足月新生儿和早产儿的解剖生理特点;新生儿窒息、新生儿缺氧缺血性脑病、新生儿颅内出血、新生儿肺透明膜病、新生儿黄疸、新生儿脐炎、新生儿败血症、新生儿硬肿病综合征、新生儿低血糖、新生儿低钙血症的护理评估要点、常见护理诊断;新生儿病理性及生理性黄疸的判断。

3. 了解:新生儿的几种特殊生理状态;新生儿窒息、新生儿缺氧缺血性脑病、新生儿颅内出血的病理生理;新生儿肺透明膜病、新生儿黄疸的治疗要点;新生儿脐炎、新生儿败血症、新生儿硬肿病、新生儿低血糖、新生儿低钙血症的病理生理及治疗要点。

第一节　概　　述

新生儿(neonate, newborn)是指从脐带结扎到生后28天内的婴儿。围生期(perinatal period)是指产前、产时、产后的一个特定时期,我国将围生期定为自妊娠28周(此时胎儿体重约1 000 g)至生后7天。围生期的婴儿称围生儿。由于经历了从宫内迅速生长发育以及从宫内向宫外环境转换阶段,其发病率和死亡率最高,尤其是生后24小时内,因此,应加强和发展胎儿、新生儿的保健及医疗护理工作。可根据胎龄、出生体重、出生体重与胎龄的关系及出生后周龄对新生儿进行分类。

一、根据胎龄分类

胎龄(gestational age, GA)　是指从最后1次正常月经第1天起至分娩时为止,通常以周表示。

1. 足月儿(full term infant)　胎龄满37周至未满42足周(260~293天)的新生儿(彩图3)。
2. 早产儿(preterm infant)　胎龄满28周至未满37足周(196~259天)的活产婴儿(彩图4)。
3. 过期产儿(post-term infant)　胎龄满42周以上(满294天以上)的新生儿(彩图5)。

二、根据出生体重分类

出生体重(birth weight, BW)是指出生1小时内的体重。

1. 正常出生体重(normal birth weight,NBW)儿 体重在 2 500~4 000 g 之间的新生儿(彩图 3)。

2. 低出生体重(low birth weight, LBW)儿 指体重不足 2 500 g 的新生儿,体重不足 1 500 g 称极低出生体重儿(彩图 6),体重不足 1 000 g 称超低出生体重儿又称微小儿(彩图 7)。其中大多是早产儿,也有足月或过期小于胎龄儿。

3. 巨大(macrosomia)儿 体重超过 4 000 g 的新生儿,包括正常和有疾病的巨大儿(彩图 8)。

三、根据出生体重与胎龄关系分类(图 5-1)

1. 小于胎龄(small for gestational age)儿 体重在同胎龄儿平均出生体重的第 10 百分位以下的新生儿,有早产、足月及过期小于胎龄儿。我国将胎龄足月但体重在 2 500 g 以下婴儿称为足月小样儿,是小于胎龄儿中最常见的一种。

2. 适于胎龄(appropriate for gestational age)儿 体重在同胎龄儿平均出生体重的第 10 至第 90 百分位之间的新生儿。

3. 大于胎龄(large for gestational age)儿 体重在同胎龄儿平均出生体重的第 90 百分位以上的新生儿。

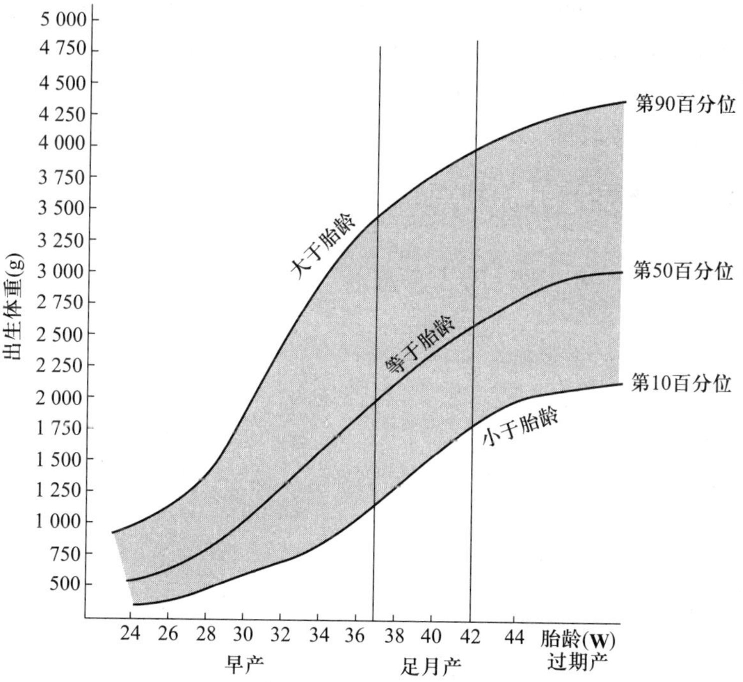

图 5-1 新生儿胎龄与出生体重的百分位曲线

四、根据出生后周龄分类

1. 早期新生儿(early newborn) 是指出生后 1 周以内的新生儿,也属于围生儿。其发病率和死亡率在整个新生儿时期最高,需要加强监护和护理。

2. 晚期新生儿(late newborn) 是指出生后第 2~4 周末的新生儿。虽已逐步适应外界环境，但仍不稳定，护理还是很重要。

五、高危新生儿（high risk infant）

是指已发生或可能发生危重疾病而需要特殊监护的新生儿。常见于以下几种情况：

1. 母亲疾病史　母亲有慢性心肺疾病、糖尿病、各种感染；母亲为 Rh 阴性血型，过去有死胎、死产或性传播病史；吸烟、吸毒或酗酒史等。

2. 异常母孕史　孕母年龄小于 16 岁或大于 40 岁，孕期有阴道流血、妊娠高血压、羊膜早破、胎盘早剥、前置胎盘、先兆子痫、子痫等。

3. 异常分娩史　急产、产程延长、难产、手术产，分娩过程中使用镇静剂或止痛药物史等。

4. 出生时异常的新生儿　窒息、出生时 Apgar 评分小于 7 分、脐带绕颈、多胎儿、早产儿、小于胎龄儿、巨大儿、各种严重的宫内感染和先天性畸形儿等。

第二节　正常足月儿和早产儿的特点及护理

正常足月儿（normal full-term infant）是指出生时胎龄满 37 周至未满 42 足周、出生体重在 2 500~4 000 g 之间、身长超过 47 cm（平均 50 cm），无疾病或畸形的活产婴儿。

早产儿又称未成熟儿（preterm infant; premature infant）是指出生时胎龄满 28 周至未满 37 足周、出生体重不足 2 500 g、身长不足 47 cm 的活产婴儿。

一、正常足月儿与早产儿的特点

（一）外观特点（图 5-2，图 5-3，表 5-1）

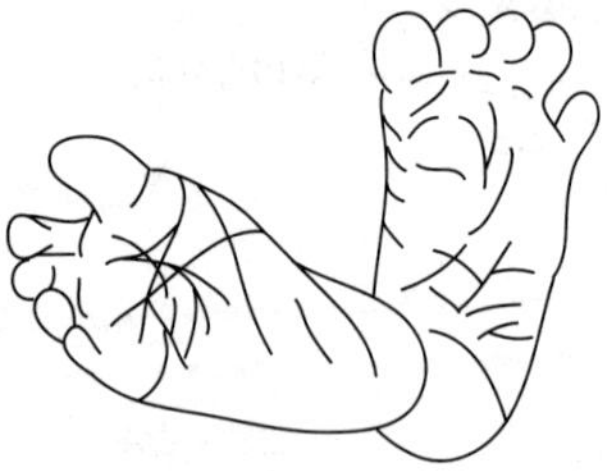

图 5-2　正常足月儿的足底纹

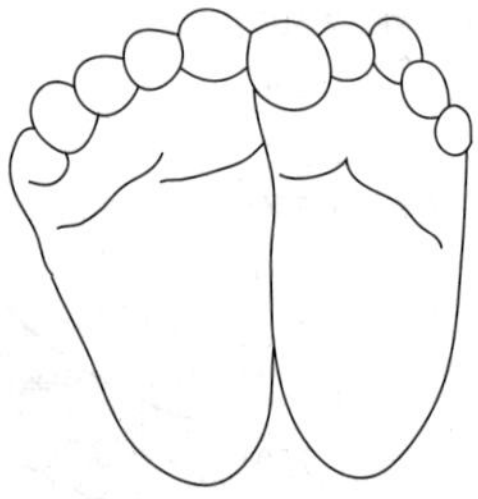

图 5-3　早产儿的足底纹

表 5-1　正常足月儿与早产儿外观特点

项目	正常足月儿	早产儿
哭声	响亮	轻微
四肢肌张力	屈肌张力较高，四肢呈屈曲姿态	屈肌张力低下
皮肤	红润、胎脂多、胎毛少、皮下脂肪丰满	薄、发亮、水肿、胎毛多
头发	较多，分条清楚	少，呈乱绒线头状

续表

项目	正常足月儿	早产儿
耳壳	软骨发育好、直挺、耳舟成形	缺乏软骨、紧贴颞部、耳舟不清楚
乳腺	乳晕清楚、乳头突起,乳房结节>4 mm,平均7 mm	乳晕不清楚,乳房无结节或结节<4 mm
指、甲	达到或超过指端	未达指端
足纹※	足纹较多较深	足纹少
外生殖器	男婴阴囊皱襞多,睾丸已降至阴囊,女婴大阴唇能遮盖小阴唇	男婴阴囊皱襞少,睾丸未降或未全降至阴囊,女婴大阴唇不能遮盖小阴唇

※见图5-2、图5-3。

(二)解剖生理特点

1. 呼吸系统　胎儿在宫内通过胎盘得到氧气和排出二氧化碳,呼吸处于抑制状态,仅有微弱的呼吸运动。分娩后在光、声、寒冷、触觉等刺激下,立即出现第一次吸气紧接着啼哭,让肺泡张开,开始呼吸运动。胎儿肺内充满液体,出生时经产道挤压,1/3肺液由口鼻排出,其余由肺间质内毛细血管和淋巴管吸收,如吸收延迟,则为湿肺。由于新生儿胸腔较小、肋间肌薄弱,主要依靠膈肌的运动而以腹式呼吸为主。由于呼吸中枢发育不完善,呼吸较表浅、节律不规则,频率较快,可达40~45次/min。有围生期窒息的新生儿,易发生新生儿缺氧缺血性脑病(HIE)。

早产儿因呼吸中枢及呼吸器官发育不成熟,呼吸浅快不规则,易出现周期性呼吸及呼吸暂停(apnea)。呼吸暂停是指呼吸停止时间>20 s,伴心率减慢<100次/min,并出现发绀。早产儿因肺泡表面活性物质少(肺泡表面活性物质可使肺泡表面张力降低,不易萎陷,有利于肺泡内保存气体),易发生新生儿肺透明膜病,新生儿出生后不久即出现进行性呼吸困难和呼吸衰竭等症状。有宫内窘迫史的早产儿,易发生吸入性肺炎。

2. 循环系统　胎儿出生后血液循环途径和动力学发生重大的改变:脐带结扎,胎盘-脐血循环终止;肺血管阻力下降,肺血流增加;回流至左心房血量明显增多,体循环压力上升;卵圆孔、动脉导管功能性关闭。有的新生儿在出生后的前几天内心前区可听到生理性杂音,过几天消失,这与动脉导管暂时未闭有关。新生儿的血液分布,多集中在躯干、内脏,而四肢较少,故四肢易发冷,末梢易出现青紫。新生儿心率较快,且波动范围较大,通常为90~160次/min,血压平均为70/50 mmHg。

早产儿心率较快,血压较低,部分可伴有动脉导管开放,关闭常常延迟,可导致心肺负荷加重,引起充血性心力衰竭、肾脏损害及坏死性小肠结肠炎。早产儿毛细血管脆性高,遇异常情况易致出血。

3. 消化系统　新生儿胃呈水平位,贲门括约肌发育较差,幽门括约肌发育较好,易发生呕吐和溢乳。新生儿消化道面积相对较大,肠管壁较薄,通透性高,有利于流质营养物质的吸收,但也易使肠腔内毒素及消化不全产物通过而进入血液循环,引起中毒症状和过敏现象。新生儿除胰淀粉酶分泌不足外,其他各种消化酶的能力均已完善,可满足消化脂肪、蛋白质的需要。新生儿肝葡萄糖醛酸转移酶的活力较低,这是新生儿生理性黄疸的主要原因。新生儿胎便由肠黏膜分泌物、胆汁及咽入的羊水等组成,呈墨绿色,一般出生后12小时内开始排泄胎便,3~4天内排完,若超过24小时无胎便排出,应检查是否存在肛门闭锁或其他消化道畸形。

早产儿吞咽反射弱,易发生呛乳而致乳汁误吸。吸吮力差,易出现哺乳困难。贲门括约肌松弛,胃容量小,易发生胃食管反流。早产儿各种消化酶分泌不足,胆酸分泌少,不易将脂肪乳化,脂肪消化吸收差,消化能力弱,但生长发育快所需的营养素相对较高,因此需要合理喂养,以母乳喂养为宜。早产儿在缺氧缺血和喂养不当时,易发生坏死性小肠结肠炎,要注意乳汁的渗透压不可超过 460 mmol/L。早产儿胎粪形成少,肠蠕动乏力,易出现胎粪延迟排出。早产儿肝功能不成熟,葡萄糖醛酸转移酶不足,因此生理性黄疸程度较重,持续时间长,易发生胆红素脑病。肝糖原贮存少、肝合成蛋白质不足,易发生低血糖和低蛋白血症。肝内维生素 K 依赖凝血因子合成少,易发生出血症。

4. 泌尿系统 新生儿肾小球滤过率低,浓缩功能差,排出同等量的溶质时,所需水分比成人多 2~3 倍,因此对牛乳喂养的新生儿宜多喂开水。新生儿排钠能力低,不能迅速有效地处理体内过多的水和溶质,容易出现水肿或脱水。新生儿肾排磷功能较差,牛乳喂养的新生儿血磷较高,血钙偏低,易发生低血钙。由于新生儿碳酸氢盐的肾阈值低,肾脏对酸、碱调节能力有限,易发生代谢性酸中毒。新生儿一般出生后 24 小时内开始排尿,若超过 48 小时无尿液排出,应检查原因。生后前几天内,尿略混浊,放置后有红褐色沉淀,为尿酸盐结晶,无需处理。

早产儿肾浓缩功能更差,易出现低钠血症,牛乳喂养时,因蛋白质含量和酪蛋白比例均高,易引起晚期代谢性酸中毒,故人工喂养早产儿应采用早产儿配方奶粉。

5. 血液系统 足月新生儿血容量平均为 85 mL/kg(50~100 mL/kg)。新生儿出生时血液中血红蛋白量和红细胞数较高,以后逐渐下降,新生儿血红蛋白中胎儿血红蛋白约占 70%,成人型血红蛋白(HbA)占 30%,以后逐渐为成人型血红蛋白所代替;出生时白细胞数也较高,第 3 天开始下降,分类计数以中性粒细胞为主,4~7 天后以淋巴细胞为主,第 1 周末中性粒细胞和淋巴细胞几乎相等。

早产儿白细胞和血小板稍低于足月儿。由于早产儿红细胞生成素水平低下、先天性铁储备少、血容量迅速增加,"生理性贫血"出现早,且胎龄越小,贫血持续时间越长,程度越重。早产儿维生素 K 贮存不足,凝血因子缺乏,易引起出血,特别是肺出血和颅内出血。

6. 神经系统 新生儿脑相对较大,重 300~400 g,占体重的 10%~20%(成人仅占 2%),脊髓相对较长,其末梢在第 3~4 腰椎下缘,故腰椎穿刺应在第 4~5 腰椎间隙进针。新生儿大脑皮质兴奋性低,睡眠时间长,觉醒时间一昼夜仅为 2~3 小时。新生儿出生时就已具备一些原始的神经反射,如觅食反射、吸吮反射、拥抱反射、握持反射、踏步反射、交叉伸腿反射等,正常情况下,在生后数月这些反射会自然消失,当有神经系统疾病时这些反射可能消失。新生儿时期听觉、视觉、味觉、触觉及温度觉发育良好,而痛觉、嗅觉相对较差。

早产儿神经系统成熟程度与胎龄有关,胎龄愈小,原始反射愈难引出或反射不完整。

7. 体温调节 新生儿体温调节中枢功能不完善,体表面积相对较大,皮下脂肪薄,容易散热,故体温不稳定,容易随环境温度而发生变化。寒冷时无寒战反应而靠棕色脂肪化学产热;生后环境温度显著低于宫内温度,散热增加,如不及时保温,可发生低体温、低氧血症、低血糖、代谢性酸中毒或新生儿硬肿病。环境温度过高、散热不足、水分供给不足、血液浓缩可使体温增高,发生脱水热。新生儿正常体表温度为 36~36.5℃,正常核心(直肠)温度为 36.5~37.5℃。中性温度(neutral temperature)又称适中温度,是指机体维持体温正常所需的代谢率和耗氧量最低时的最适宜的环境温度。中性温度与出生体重和生后日龄有密切关系(表 5-2)。

表 5-2 不同出生体重新生儿的中性温度

出生体重	中性温度(℃)			
(kg)	35	34	33	32
1.0	初生 10 天内	10 天以后	3 周以后	5 周以后
1.5	—	初生 10 天内	10 天以后	4 周以后
2.0	—	初生 2 天内	2 天以后	3 周以后
>2.5	—	—	初生 2 天内	2 天以后

早产儿棕色脂肪少,产热能力差,低体温较多见,且常因寒冷而导致新生儿硬肿病的发生。早产儿汗腺发育差,如环境温度过高体温易升高。

8. 能量和体液代谢　新生儿需要的热量取决于维持基础代谢和生长的能量消耗,新生儿基础热量消耗为 209 kJ/kg(50 kca/kg),每日总热量需 418~502 kJ/kg(100~120 kca/kg)。新生儿需要的体液量因出生体重、胎龄、日龄及临床情况而异,生后第 1 天需水量为 60~100 mL/kg,以后每日增加 30 mL/kg,直至每日 150~180 mL/kg。

9. 免疫系统　新生儿的特异性和非特异性免疫功能均不成熟。皮肤黏膜薄嫩,屏障作用差,易损伤。脐部为开放伤口,细菌易繁殖并进入血液。胎儿可从母体通过胎盘获得免疫球蛋白 IgG,因此对一些传染病如麻疹有免疫力不易感染。IgA、IgM 不能通过胎盘,特别是分泌型 IgA 缺乏,易发生呼吸道和消化道感染。另外,血清补体含量低,白细胞的吞噬作用较弱,T 细胞对特异性外来抗体应答差等,都是新生儿容易患感染的原因。

早产儿免疫系统更不成熟,易发生重度感染。

10. 常见几种特殊生理状态

(1) 上皮珠和脂肪垫:部分新生儿在口腔上腭中线黏膜和齿龈切缘有散在的黄白色的米粒大小颗粒,称上皮珠,俗称“马牙”,系上皮细胞堆积或黏液腺分泌物积留而成,属正常现象,于数周至数月可自行消失,不宜挑刮,以免发生感染。新生儿两侧面颊部各有一个隆起的脂肪垫,俗称“螳螂嘴”,有利于吸吮乳汁,不可挑割,以免发生感染。

(2) 乳房肿大和假月经:男女新生儿在生后 3~5 天均可出现乳房肿大,如蚕豆或鸽蛋大小,多于 2~3 周后消退,不需处理,强行挤压会致感染。部分女婴在生后 5~7 天从阴道流出少量血液,类似月经的出血,持续 1~3 天自止,一般不需处理。上述现象均由于母亲妊娠后期雌激素进入胎儿体内,新生儿出生后来自母体的雌激素的影响突然中断所致。

(3) 生理性体重下降:参阅第一章第二节。

(4) 生理性黄疸:参阅本章第八节。

二、正常足月儿与早产儿的护理

(一) 主要护理诊断

1. 有体温失调的危险　与体温调节中枢功能不完善,产热少、散热多有关。
2. 有窒息的危险　与发生呕吐、溢乳、呛乳有关。
3. 有感染的危险　与免疫功能差及皮肤黏膜屏障功能差有关。

4. 有出血的危险　与凝血因子不足、血管脆性高有关。

5. 营养失调:低于机体需要量　与吸吮、吞咽、消化吸收功能差有关。

6. 自主呼吸障碍　与呼吸中枢和呼吸器官发育不成熟有关。

7. 知识缺乏(家长)　与家长缺乏正确护理新生儿的知识有关。

(二)护理措施

1. 保持呼吸道通畅,保证有效呼吸

(1) 新生儿娩出后开始呼吸前,应迅速清除口、鼻、咽腔内黏液及羊水,保持呼吸道通畅,建立正常呼吸,经常检查呼吸道是否通畅,避免物品遮盖新生儿的口鼻或压迫其胸部,以免引起吸入性肺炎或窒息。保持适当的体位,如仰卧时可在肩下放置软垫,避免颈部前屈或过度后仰,哺乳后应取右侧卧位,头偏向一侧,以防呕吐、溢奶误吸入呼吸道而窒息。

(2) 早产儿易发生缺氧和呼吸暂停,围生期窒息新生儿并发新生儿缺氧缺血性脑病,应维持良好的通气功能,当发生青紫、呼吸困难等缺氧症状时给予吸氧,但吸氧浓度不宜过高,吸氧时间不能过长,一般主张间断低流量供氧,维持动脉血氧分压(PaO_2)6.7~9.3 kPa(50~70 mmHg)或经皮血氧饱和度90%~95%为宜,一旦缺氧症状得以改善应立即停用,切忌给早产儿常规吸氧,以防吸入高浓度氧或吸氧时间过长导致早产儿视网膜病(retinopathy of prematurity,ROP)。当呼吸暂停发作时可采用拍打足底、托背、抚摩胸部等物理刺激方法使之恢复呼吸,还可放置水囊床垫,利用水震动减少呼吸暂停的发生,无效时可静脉给予氨茶碱静脉注入,负荷量为4~6 mg/kg,12小时后给予维持量2~4 mg/(kg·d),分2~4次给药,必要时予以机械正压通气。继发性呼吸暂停应病因治疗。

2. 提供适宜环境,维持体温稳定

(1) 新生儿出生后必须立即擦干全身,用温暖的毛毯包裹,以减少散热,置新生儿于中性温度环境,一般正常足月儿在穿衣及包裹棉被的情况下,室温应保持在22~24℃,室内相对湿度在55%~65%为宜,适中的环境温度能使新生儿维持理想的体温在35.5~36.5℃,且一天内新生儿体温差不超过1℃,以维持体温稳定。

(2) 有条件的早产儿、尤其是出生体重<2 000 g或低体重者,应尽早放置于远红外辐射保暖床或婴儿暖箱中,并根据体重、日龄选择于中性温度环境,暖箱中的湿化装置容易滋生"水生菌",故应每日换水,并加1∶10 000硝酸银2 mL。无条件者可采取其他保暖方式,如热水袋(应避免烫伤),体重大于2 000 g在暖箱外保暖者,应给予头部戴帽保暖,以降低耗氧量和散热量。护理操作时不要过分暴露,加强保暖,各项护理操作应集中进行,尽量缩短操作时间;接触早产儿的仪器、物品、护理人员的手等均应预热。护理人员的手必须温暖;更衣、换尿布前应先预热衣物;吸入的氧气必须加温;输入的液体也应加热至35℃;须解包时,应在远红外线辐射床保暖下实施。

3. 积极预防感染和出血

(1) 新生儿抵抗力低,要求严格无菌操作规程和消毒隔离制度。新生儿室内应定期全面扫除和消毒,采取湿式清洁法,每日用紫外线照射30 min。工作人员穿戴清洁的工作衣、帽、口罩、鞋,无感染性疾病和传染病。护理每个婴儿前后必须洗手,避免交叉感染。做好新生儿眼、鼻、口腔及外耳道、皮肤和脐部的清洁护理。刚出生的新生儿可用消毒植物油拭去皮肤皱褶处过多胎脂,体温稳定后即可洗澡,每日1次,以保持皮肤清洁和促进血液循环,亦可发现皮肤异常情况。每次大便后用温水清洗臀部，以防臀红。脐部残端应保持清洁干燥，脐带脱落后若有黏液或少量渗血，可用碘附涂抹、明胶海绵覆盖包扎；如有肉芽组织可用硝酸银烧灼。

（2）因早产儿的免疫力较足月儿更低，预防感染的措施应更为严格。早产儿室内空气最好净化，严格执行消毒隔离制度，严格控制参观或示教人数。强调皮肤、脐带护理的重要性。其余措施同足月儿的护理。由于早产儿缺乏维生素 K 依赖性凝血因子，出生后应立即肌内注射维生素 K_1 1~3 mg，每日 1 次，连用 3 天。尽早开奶，以促进肠道内菌群形成，有利于合成维生素 K。

4. 保障营养和科学喂养

（1）新生儿生后应立即注射维生素 K_1 5 mg；4 天后加维生素 C 50~100 mg/d；10 天后加维生素 A 500~1 000 U/d 和维生素 D 400~1 000 U/d；4 周后添加铁剂，元素铁 2 mg/(kg · d)，同时用维生素 E 25U 和叶酸 2.5 mg，每周 2 次。正常足月儿出生后 30 min 左右即可抱至母亲处开始吸吮，鼓励按需哺乳；无法母乳喂养者可先试喂 10%葡萄糖液 1~2 mL/kg，若无不良反应，可给予配方奶（详阅第四章第一节）。

（2）早产儿易发生低血糖，应提早喂养。通常开始先试喂糖水 1~2 mL，若无异常则开奶，最好母乳喂养，无法母乳喂养者可使用适合早产儿的配方乳，从 1∶1（牛奶∶水）稀释乳逐渐增至 2∶1、3∶1、4∶1，也可选择脱脂奶等。每次喂乳量及间隔时间应根据早产儿的出生体重、日龄及耐受力而定（表 5-3），以不发生胃潴留和呕吐为度。对于吸吮能力差者，可用滴管或小勺喂奶，不会吞咽的早产儿给予胃管喂养或肠道外营养。每日应测体重 1 次（每次测量前将磅秤调至零点，确保测得体重的准确性），以判断早产儿营养状况。早产儿出生后 4 天添加维生素 C；2 周后给予维生素 D 400~1 000 U/d、维生素 A 500~1 000 U/d；4 周后补充维生素 E、叶酸及铁剂。

表 5-3 不同出生体重早产儿喂奶量和间隔时间

出生体重（g）	开始乳量（mL）	每天隔次增加乳量（mL）	哺乳间隔时间（h）
<1 000	1~2	1	1
1 000~1 499	3~4	2	2
1 500~1 999	5~10	5~10	3
2 000~2 499	10~15	10~15	3

5. 预防接种　通常在生后 3 天接种卡介苗；生后 1 天、1 个月和 6 个月各注射乙肝疫苗一次，20~30 μg/次。

6. 密切观察病情　每日应密切观察新生儿的反应、吃奶、哭声、呼吸、体温、面色、皮肤及大小便等情况，异常者应及时处理。

早产儿极易发生异常变化，更需密切监护，并作详细记录、及时汇报。除监测生命体征外，还应注意观察面色、反应、反射、皮肤、脐部、进食及大小便等情况。

7. 健康教育

（1）提倡母婴同室和母乳喂养，宣教育儿保健知识，采取示范或录像的方式，介绍保暖、喂养、换尿布，穿衣、沐浴、皮肤护理、日常观察内容和方法，以及预防接种等知识，鼓励家长参与护理，增进母子感情。建议在有条件的医院进行先天性甲状腺功能减退症、苯丙酮尿症等先天性代谢缺陷病的筛查，以便早期发现早期治疗。

（2）向家长说明早产儿的出院标准，即：① 体重达到 2 000 g 以上；② 在一般室温中体温稳定；③ 能自己吸吮乳汁；④ 在不吸氧的情况下无呼吸暂停。向父母传授早产儿保暖、喂养、预防感染和观察病情的相关知识。建议家长护理早产儿前后必须洗手，减少他人探望，患感染性疾病者避免接触早产儿。告知家长早产儿出院后应定期到儿童保健机构随诊，按时预防接种，定期进行健康检查，评估早产儿的发育情况。

第三节 新生儿窒息

新生儿窒息(asphyxia of newborn)，是指婴儿出生后无自主呼吸或呼吸抑制而导致低氧血症、高碳酸血症和代谢性酸中毒，窒息引起的缺氧和脑血流减少或暂停可导致胎儿和新生儿脑损伤，甚至发生缺氧缺血性脑病和颅内出血等严重并发症，是引起新生儿死亡和儿童致残的重要原因之一。

一、病因及发病机制

（一）病因

新生儿窒息的发生与宫内环境和分娩过程密切相关，凡引起胎儿或新生儿血氧浓度降低的任何因素都可导致胎儿宫内窘迫或新生儿出生时窒息。

1. 胎儿因素　先天畸形、早产儿、羊水和胎粪吸入者、宫内感染所致神经系统受损。

2. 孕母因素　孕母患糖尿病、严重贫血和心、肾疾病等全身性疾病；孕母患妊娠高血压综合征、前置胎盘、胎盘早剥、胎盘老化等产科疾病；孕母吸毒、吸烟或被动吸烟；多胎妊娠、高龄妊娠。

3. 分娩因素　因脐带打结、受压、脱垂、绕颈等造成脐带血流中断；难产、手术产如高位产钳、胎头吸引等；产程中麻醉剂、镇痛剂、催产剂应用不当。

（二）发病机制

上述原因使母体与胎儿之间血液循环和气体交换障碍，血氧浓度降低，导致胎儿宫内窘迫或新生儿出生时窒息。窒息早期，因低氧血症和酸中毒导致血液重新分布，肺、肾、胃肠道、肌肉和皮肤等器官血管收缩，血流减少，脑、心、肾上腺等重要器官的血液供应得到保障。若严重窒息，缺氧持续存在时，发生严重代谢性酸中毒，引起全身各重要器官缺氧缺血改变，导致呼吸衰竭、循环障碍、脑损伤、肾损害、坏死性小肠结肠炎、低血糖等生化和血液改变。还可引起肛门括约肌松弛，胎粪排出，污染羊水，若胎儿因缺氧出现真性呼吸，可吸入被胎粪污染的羊水。

二、临床表现

（一）胎儿宫内缺氧

早期呈兴奋状态，表现为胎动增加，胎心率加快（≥160 次/min）；晚期呈抑制状态，表现为胎动减少，甚至消失，心律不规则或胎心率减慢（<100 次/min）或停搏。肛门括约肌松弛，胎粪排出，羊水被胎粪污染呈黄绿色或深绿色。

（二）新生儿出生时窒息

新生儿窒息的诊断和分度可参见 Apgar 评分的具体标准（表 5-4）。评分分别于出生后

1 min、5 min 和 10 min 进行,如婴儿需要复苏,15、20 min 仍需评分。以往把新生儿出生后 1 min评分作为窒息诊断和分度的标准,即 8~10 分为正常,4~7 分为轻度窒息(发绀窒息),0~3分为重度窒息(苍白窒息),把新生儿出生后 5 min 和 10 min 评分作为判断复苏效果和预后的依据,但近年来,国内外许多学者认为,单独的 Apgar 评分不应作为评估低氧或产时窒息以及神经系统预后的唯一指标,尤其是早产儿或存在其他严重疾病时。因此,美国儿科学会(AAP)和妇产科学会(ACOG)1996 年共同制定了以下新生儿窒息诊断依据:① 脐动脉血显示严重代谢性或混合性酸中毒,pH<7;② Apgar 评分 0~3 分,并且持续时间>5 min;③ 有神经系统表现,如惊厥、昏迷或肌张力低;④ 多脏器受损。

表 5-4 新生儿 Apgar 评分标准

体征	评分标准			生后评分	
	0	1	2	1 min	5 min
皮肤颜色(A)	青紫或苍白	身体红,四肢发绀	全身红		
心率(次/分)(P)	无	<100	>100		
弹足底或插鼻管反应(G)	无反应	有些动作,如皱眉	哭,喷嚏		
肌张力(A)	松弛	四肢略屈曲	四肢活动		
呼吸(R)	无	慢,不规则	正常,哭声响		

(三)多脏器受损症状

1. 中枢神经系统　缺氧缺血性脑病(HIE)、颅内出血。

2. 呼吸系统　羊水或胎粪吸入综合征(最常见)、肺出血以及急性肺损伤或急性呼吸窘迫综合征等。

3. 心血管系统　持续性肺动脉高压、缺氧缺血性心肌损害,后者表现为各种心律失常、心力衰竭、心源性休克。

4. 消化系统　应激性溃疡、坏死性小肠结肠炎、黄疸加重或时间延长等。

5. 泌尿系统　肾功能不全、衰竭及肾静脉血栓形成等。

6. 血液系统　DIC(常在生后数小时或数天内出现),血小板减少(骨髓缺血性损伤可致骨髓抑制,5~7 天后可逐渐恢复),因肝脏葡萄糖醛酸转移酶的活性降低而使黄疸加重,病理性黄疸(高胆红素血症)。

7. 代谢方面　低血糖或高血糖、低血钙及低钠血症、高血钾、高胆红素血症、酸中毒,电解质平衡紊乱等。

8. 免疫系统　感染。

三、辅助检查

(一)血气分析

对宫内缺氧胎儿,可通过羊膜镜了解羊水胎粪污染程度或胎头露出宫口时取头皮血行血气分析,以评估宫内缺氧程度。

1. 血 pH≤7.25,提示胎儿或新生儿有严重缺氧、酸中毒。

2. PaO_2<6.65 kPa、$PaCO_2$>6.65 kPa、SaO_2<0.85,提示胎儿或新生儿有呼吸衰竭。

(二) 血生化检查

有血清钾、钠、钙、镁及血糖降低。

(三) 头颅 B 超或 CT

显示脑水肿或颅内出血。

四、治疗原则

1. 早期预测　估计胎儿娩出后有窒息危险时,应做好抢救和复苏的准备工作,包括技术、设备、用品、人员安排等。

2. ABCDE 复苏方案　对新生儿窒息者应争分夺秒采用国际公认的 ABCDE 程序进行复苏。A(airway)通畅气道;B(breathing)建立呼吸;C(circulation)维持循环;D(drugs)药物治疗;E(evaluation)及时评估。其中 A 是根本,B 是关键,评估贯穿于整个复苏过程中。呼吸、心率和皮肤颜色是窒息复苏评估的三大指标,并遵循:评估→决策→措施程序,如此循环往复,直到完成复苏。

五、护理诊断

1. 自主呼吸障碍　与缺氧致低氧血症和高碳酸血症有关。
2. 体温过低　与缺氧、环境温度低下有关。
3. 潜在并发症　缺氧缺血性脑病和颅内出血。
4. 恐惧(家长)　与病情危重及预后不良有关。

六、护理措施

(一) 立即按 ABCDE 程序进行复苏

1. A(airway)通畅气道(是根本)　婴儿娩出后立即置于远红外辐射保暖台上注意保暖,用温热毛巾擦干头部及全身以减少散热,保持体温;摆好体位,肩部垫高 2~3 cm,置新生儿头轻微伸仰位。迅速用吸管吸净鼻腔、口腔、咽喉腔中的黏液和分泌物,使呼吸道通畅,时间不超过 10 s。

2. B(breathing)建立呼吸(最关键)　用手拍打或手指弹足底和摩擦刺激背部皮肤 2 次,以引起啼哭,诱发自主呼吸,以上步骤应在生后 30 s 内完成。经刺激后若出现正常呼吸,心率>100 次/L,给予保暖观察护理。若新生儿仍呼吸暂停或抽泣样呼吸和心率<100 次/min,或持续性中心性发绀,应立即进行气囊面罩正压人工呼吸或气管插管正压通气,面罩应密闭遮盖口鼻,应用 100% 的氧进行正压通气,最初的几次正压人工呼吸需要 30~40 cmH_2O($1\ cmH_2O$=0.098 kPa),以后维持在 20 cmH_2O;通气频率 40~60 次/min,氧气流量为 5 L/min,通气有效则可见胸廓起伏,至心率增加接近正常、听诊呼吸音正常为宜。

3. C(circulation)维持循环　若无心率或气管插管正压通气 30 s 后心率持续<60 次/min者,应同时进行胸外心脏按压。一般采用拇指法,操作者双手环抱胸部,两拇指并排或重叠于患儿胸骨体下 1/3 处,其余手指并拢围绕胸廓托在后背,两拇指与其余手指同时相对挤压,按压频率为 90 次/min(每按压 3 次,正压通气 1 次),手指压与放的时间比为 1∶1.5,按压深度为胸廓前后径的 1/3。按压有效则可摸到颈动脉、股动脉搏动。

4. D(drugs)药物治疗　建立有效的静脉通路,保证药物应用。若经胸外心脏按压仍心率<60 次/min 时,可给予 1∶10 000 肾上腺素 0.1~0.3 mL/kg,脐静脉导管内注入或气管导管内注入,剂量为 0.3~1 mL/kg,5 min 后可重复一次,以加强心肌收缩,加速传导,提高心肌兴奋性,加速心率。有血容量不足表现时,可用生理盐水,剂量为每次 10 mL/kg,于10 min 以上静脉缓慢输注,扩容以维持血压。有严重酸中毒时,可用 5%碳酸氢钠 3~5 mL/kg 加等量 5%葡萄糖溶液后缓慢静脉推注(>5~10 min),可加速乳酸从体内排出,纠正酸中毒。有休克症状者可遵医嘱给予多巴胺每分钟 5~20 μg/kg,从小剂量开始,逐渐增量,最大量不超过 20 μg/kg。产前孕母有应用麻醉药、镇静药(吗啡)史,新生儿出生时呼吸抑制,可用盐酸纳洛酮每次 0.1 mg/kg,静脉或气管内注入,间隔 0.5~1 小时可重复 1~2 次,可消除呼吸抑制,增加呼吸频率。

5. E(evaluation)及时评估　复苏过程中要随时评估患儿的自主呼吸、心跳情况,根据病情决定采用何种措施。加强监护,患儿应取侧卧位,床边备吸引器等物品,监测患儿神志、肌张力、体温、呼吸、心率、血气分析、血压、出入量、面色、肤色、血清电解质。观察脑、心、肺、肝、肠、肾受损情况、用药反应,认真填写护理记录单。

(二)复苏后的护理

1. 保暖　应贯穿于整个复苏过程。将患儿置于远红外辐射保暖床上,病情稳定后置于保暖箱中保暖或热水袋保暖,维持患儿肛温 36.5~37℃。

2. 预防感染　严格执行无菌操作技术,勤洗手,加强环境卫生,必要时应用抗生素预防感染。

3. 加强监护　患儿取侧卧位,床旁备吸引器等物品,观察神志、肌张力、体温、床温、呼吸、心率、血氧饱和度、血压、尿量和窒息所致的各系统症状,注意喂养,合理给氧,避免感染,观察用药反应,认真填写护理记录。

(三)健康教育

1. 孕妇要定期作产前检查,及时处理异常情况。高危孕产妇可转运至复苏条件较好的医院分娩,分娩过程中,妇产科、儿科等医护人员应密切配合,减少新生儿窒息的发生。

2. 安慰家长,耐心细致地解答病情,介绍有关的医学基础知识,减轻家长的恐惧心理,得到家长的最佳配合。

第四节　新生儿缺氧缺血性脑病

新生儿缺氧缺血性脑病(hypoxic-ischemic encephalopathy,HIE)是指各种围生期窒息引起的部分或完全缺氧、脑血流量减少或暂停而导致胎儿或新生儿脑损伤。临床以意识障碍、肌张力及原始反射异常为特征，严重的 HIE 可有脑性瘫痪、认知障碍、癫痫等后遗症。HIE 是引起新生儿急性死亡和慢性神经系统损伤的主要原因之一。

一、病因及发病机制

（一）病因

1. 缺氧　缺氧是发病的核心，围生期窒息是最主要原因，还有反复呼吸暂停、严重呼吸系统疾病。

2. 缺血　出生后重度心力衰竭、严重失血或贫血也可引起脑损伤。

（二）发病机制（图 5-4）。

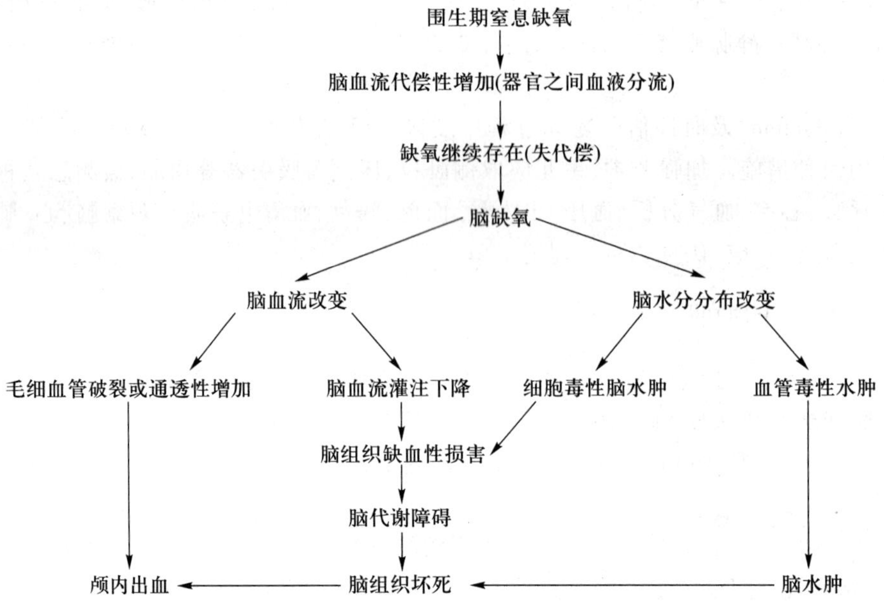

图 5-4　新生儿缺氧缺血性脑病的发病机制

二、临床表现

胎儿和新生儿的中枢神经系统受损，临床以意识障碍、肌张力及原始反射异常为特征，严重的 HIE 可有脑性瘫痪、认知障碍、癫痫等后遗症。临床表现可分为轻度、中度、重度（表 5-5）。

三、辅助检查

1. 头颅 B 超或 CT 扫描　B 超对基底神经节、脑室及其周围出血具有较高的敏感性，但对皮层损伤不敏感。CT 扫描有助于了解颅内出血范围和类型，但对于 HIE 的诊断仅作为参考，尤其是后颅凹病变。

表 5-5 新生儿缺氧缺血性脑病的临床分度

项目	轻度	中度	重度
意识	过度兴奋	嗜睡、反应迟钝	昏迷
拥抱反射	稍活跃	减弱	消失
吸吮反射	正常	减弱	消失
肌张力	正常	减低	消失
惊厥	无	常有	多见，频繁发作
呼吸衰竭	无	有，较轻	常有，较重
瞳孔改变	正常	缩小，对光反射迟钝	扩大，对光反射消失
前囟张力	正常	正常或稍饱满	隆起、紧张
病程及预后	症状在 72 小时内消失，预后良好	症状在 14 天内消失，可能有后遗症	症状可持续数周，病死率高，存活者多有后遗症

2. 磁共振成像（MRI） 对脑灰质、白质的分辨率异常清晰，且轴位、矢状位及冠状位三维成像，能清晰显示 B 超或 CT 不能检测出的部位（如大脑皮质矢状旁区，丘脑、基底节梗死等），对脑损伤的判断有较强的敏感性。弥散加权磁共振（DWI）对显示脑梗死则具有较高的敏感性和特异性。

3. 氢质子磁共振波谱（^{1}HMRS） 可在活体上直接检测脑内代谢产物的变化，有助于早产儿和足月儿脑损伤的早期诊断。

4. 脑电图 可显示低电压、暴发抑制等改变，有助于临床确定脑损伤严重程度、判断预后，有助于对惊厥的诊断。

5. 血生化检查 血清肌酸磷酸激酶脑型同功酶（CPK-BB）正常值<10 U/L，脑组织损伤时升高，其测定有助于确定脑组织损伤的严重度和判断预后。神经元特异性烯醇化酶（NSE）正常值<6 μg/L，神经元受损时血浆中此酶活性升高。

四、治疗原则

1. 支持疗法 维持良好通气功能是支持疗法的中心，保持 PaO_2>7.98～10.64 kPa（60～80 mmHg）、$PaCO_2$<5.32 kPa（40 mmHg）和 pH 在正常范围。维持脑和全身良好的血液灌注是支持疗法的关键措施，避免脑灌注过低或过高。维持血糖在正常高值（4.16～5.55 mmol/L，75～100 mg/dL），以提供神经细胞代谢所需能源。保暖和监护。纠正低血压，可选用多巴胺，应从小剂量开始逐渐加大用量。控制输液量于生理需要量为宜。

2. 控制惊厥 见护理措施。

3. 治疗脑水肿 见护理措施。

五、护理诊断

1. 潜在并发症 颅内高压、呼吸衰竭。

2. 有废用综合征的危险　与缺氧缺血导致的后遗症有关。

3. 恐惧(家长)　与病情危重及预后不良有关。

六、护理目标

1. 患儿意识清醒,生命体征稳定,肌张力正常、各种反射存在,前囟平坦。

2. 脑损伤程度降到最低限度,减少后遗症的发生。

3. 家长了解疾病的相关知识,消除恐惧心理,能进行早期康复干预。

七、护理措施

(一) 严密观察病情变化

密切监护患儿的神志、呼吸、心率、血压、血气等,观察前囟张力、瞳孔大小、肌张力和抽搐等。

(二) 供氧

可酌情予以不同方式的氧疗,严重者可用机械通气、NO 吸入,但应避免 PaO_2 过高或 $PaCO_2$ 过低。

(三) 药物治疗

1. 控制惊厥　首选苯巴比妥钠,负荷量为 20 mg/kg,于 15~30 分钟静脉滴入,若惊厥不能控制,1 小时后加用 10 mg/kg,12~24 小时后给维持量 3~5 mg/(kg·d)。顽固性抽搐者加用地西泮,每次 0.1~0.3 mg/kg 静脉滴入。

2. 治疗脑水肿　有颅内高压症状时,首选利尿剂呋塞米,每次 0.5~1 mg/kg,静脉注射,颅内高压明显时应用 20%甘露醇,首剂 0.5~0.75 g/kg,以后可用 0.25~0.5 g/kg,每 4~6 小时 1 次,静脉推注,连用 3~5 天。

(四) 早期康复干预

对有功能障碍的患儿,应尽早进行动作训练和感知刺激,以利于促进脑功能的恢复。

(五) 健康教育

1. 向患儿家长耐心细致解答本病的发生、临床表现、护理措施及预后,以取得理解与配合。其预后与病情严重程度、抢救是否正确及时关系密切。凡自主呼吸出现过迟、频繁惊厥不能控制、神经症状持续 1 周仍未减轻或消失、脑电图异常、血清 CKP-BB 持续增高者预后不良。

2. 对有神经系统后遗症者,应指导家长掌握康复护理方法,并坚持定期随访。

第五节　新生儿颅内出血

新生儿颅内出血(intracranial hemorrhage of the newborn)是围生期新生儿最常见的主要因

窒息和产伤引起的一种脑损伤，临床上以中枢神经系统兴奋或抑制和呼吸改变为特征。早产儿和低出生体重儿发病率较高，预后较差，是新生儿死亡的重要原因之一，幸存者常有神经系统后遗症。

一、病因及发病机制

（一）病因

1. 围生期窒息　早产儿多见，如宫内窘迫、反复呼吸暂停。

2. 产伤　足月儿多见，如胎头过大、头盆不称、胎位异常、急产、高位产钳助产或胎头吸引器助产等。

3. 其他　快速输注高渗液体，机械通气不当，头皮穿刺、气管插管及使用面罩正压供氧时操作不当都可引起医源性颅内出血；母亲有原发性血小板减少性紫癜史，或孕期使用过抗惊厥药如苯妥因钠及苯巴比妥、抗结核药如利福平者，也可引起胎儿或新生儿颅内出血。另外，新生儿肝功能不成熟，凝血因子合成不足，亦可导致颅内出血。

（二）发病机制

1. 围生期窒息所致缺氧及酸中毒可直接损伤毛细血管，使其通透性增加或破裂出血；同时还可因损伤脑血管自主调节功能，形成压力被动性脑血流，当体循环压力升高时，脑血流量增加，造成毛细血管破裂，相反在血压降低时，脑血流量减少而致缺血性改变，造成出血。

2. 早产儿的脑室管膜下留存有胚胎生发层基质，该组织是一个未成熟的毛细血管网，其血管壁仅有一层内皮细胞，缺乏胶原组织支撑，毛细血管脆弱，当动脉压突然升高时即可导致血管破裂出血，故缺氧所致颅内出血以早产儿多见。

3. 产伤可使头部挤压变形导致大脑镰、小脑天幕撕裂引起硬脑膜下出血；脑表面静脉撕裂常伴有蛛网膜下腔出血。

二、临床表现

临床表现与出血部位及出血量有关。一般在出生后1~2天内出现症状。主要表现为反复的呼吸暂停、昏迷，顽固性惊厥，肌强直或松软，脑干功能受累，持续性颅内压升高。

（一）常见表现

通常是先兴奋后抑制。

1. 神经系统兴奋症状　如激惹、过度兴奋、肢体过多抖动、脑性尖叫、呻吟、呼吸增快、心动过速、腱反射亢进、颈强直、惊厥或角弓反张。

2. 神经系统抑制症状　如反应低下、嗜睡、昏迷、吸吮能力减弱，肌张力减弱或消失，呼吸减慢，呼吸不规则或暂停，各种反射减弱或消失。

3. 眼部症状　双眼凝视、斜视、眼球上转困难、眼震颤等，瞳孔对光反射迟钝或消失、双侧瞳孔大小不等或散大。

4. 颅内高压　呕吐、前囟紧张或隆起、骨缝裂开。

5. 其他 黄疸、贫血、体温不稳。

（二）各类型颅内出血的特点

1. 脑室周围-脑室内出血(periventricular- intraventricular hemorrhage) 本型常见于早产儿。根据头颅 CT 图像可分为四级：Ⅰ级，脑室管膜下出血；Ⅱ级，脑室内出血，无脑室扩大；Ⅲ级，脑室出血伴脑室扩大；Ⅳ级，脑室内出血伴脑室实质出血。多在生后 72 小时内出现症状。小量出血可无症状，预后较好；大量出血时，患儿很快出现昏迷，呼吸衰竭而死亡。

2. 硬脑膜下出血(subdural hemorrhage) 多为产伤造成大血管破裂所引起的急性出血。常在生后数分钟或数小时出现不安、尖叫、双眼凝视或斜视、惊厥及对侧偏瘫等。大量出血时颅内压突然增高压迫脑干，很快发生呼吸停止而死亡。此型常见于足月的巨大儿、头大、胎位异常、产钳等助产者。

3. 原发性蛛网膜下腔出血(subarachnoid hemorrhage) 多数于生后 2 天出现症状。症状轻重与出血量的多少有关，少量出血一般无症状，或仅有易激惹、肌张力低下；出血量多时出现反复惊厥；大量出血时可在短期内死亡。因出血灶不易压迫脑组织且容易吸收，故大多数预后良好。

4. 小脑出血(intracerebellar hemorrhage) 多发生于体重不足 1 500 g 或胎龄不足 32 周的早产儿，大多数有频繁呼吸暂停，心动过缓，这是由于出血压迫脑干呼吸中枢。病情常急剧恶化，严重患儿需及时手术清除积血才能存活。

（三）后遗症

常有脑性瘫痪、癫痫、智能低下、视力或听力障碍、脑积水等。

三、辅助检查

1. 影像学检查 B 超对诊断早产儿脑室及脑室周围出血较敏感，对蛛网膜下腔出血伴有脑室出血或扩张的诊断有帮助。CT 和 MRI 几乎对所有类型的脑出血均可做出诊断，特别是 MRI 同时可以不用造影剂进行颅内血管显像，明确有无血管畸形，但其扫描时间长，价格较贵，不适于快速诊断。

2. 脑脊液检查 有助于蛛网膜下腔出血和脑室内出血的诊断，但结果正常亦不可排除本病，且病情严重时不宜进行此项操作，以免加重出血。急性期脑脊液常呈均匀血性，镜检有皱缩红细胞，糖定量降低且与血糖的比值<0.6，5~10 天最明显，同时乳酸含量低，蛋白含量明显升高。1 周后脑脊液常为黄色，一般可持续 4 周左右。

四、治疗原则

1. 减少刺激，保持患儿安静。
2. 注意保暖，维持体温稳定。
3. 观察病情，维持正常呼吸。
4. 纠正贫血，补充凝血因子 选用维生素 K_1、酚磺乙胺、卡巴克洛等。
5. 降低颅内压，预防脑积水 颅高压症状出现时，首选地塞米松静脉滴注以降低颅内压，若药物治疗无效并有脑积水发生时，应及时行腰椎穿刺放出脑脊液，仍无效可行脑室穿刺引流或行脑积水分流术。

6. 控制惊厥，恢复脑功能　首选苯巴比妥，应用脑代谢激活剂。

五、护理诊断

1. 潜在并发症　颅内高压症。
2. 低效性呼吸型态　与呼吸中枢受抑制有关。
3. 有窒息的危险　与惊厥、昏迷有关。
4. 营养失调：低于机体需要量　与昏迷、各种反射减弱不能维持有效吸吮有关。
5. 体温调节无效　与感染、体温调节中枢受损有关。

六、护理措施

（一）保持患儿安静，密切观察病情变化

1. 绝对静卧，头肩部抬高 15°~30°，尽量减少对患儿的移动和刺激，所有的护理操作集中进行，动作应做到轻、稳、准，静脉穿刺最好用留置针保留，减少反复穿刺，以防出血加重。凡需头侧位时，整个身体也应取同向侧位，使头保持在正中位，以免颈动脉受压，按医嘱及时、正确使用降低颅内压的药物。

2. 严密观察神志、瞳孔、呼吸、脉搏、体温、肌张力及前囟等变化；定期测量头围大小；若有脑疝征兆，应及时报告医生，并做好抢救准备。

（二）保持呼吸道通畅，维持正常呼吸

1. 及时清理呼吸道分泌物，根据缺氧程度来决定给氧的方式和浓度，以维持 PaO_2 在 7.98~10.64 kPa（60~80 mmHg）。

2. 呼吸暂停过于频繁者应采用人工呼吸机，并根据病情需要使用呼吸兴奋剂。

（三）保证热量供给，保持体温稳定

1. 病重者应推迟喂乳时间，禁食期间静脉补液，液量控制在 60~80 mL/（kg · d）为宜，输液速度要慢，24 小时均匀输入，以免加重出血。病情稳定后，先喂糖水，然后再喂乳，喂奶时仍不应抱起。吸吮力差者用滴管或鼻饲。

2. 体温过低时用远红外床、暖箱或热水袋保暖；体温过高时给予适当物理降温。

（四）纠正贫血，补充凝血因子

选用维生素 K_1 静脉注射，每日 1 次，连用 3~5 天；巴曲酶静脉注射连用 3 天。

（五）降低颅内压，预防脑积水

颅高压症状出现时，首选地塞米松，每次 0.5~1.0 mg/kg，每日 2 次，静脉滴注以降低颅内压。

（六）控制惊厥，恢复脑功能

首选苯巴比妥，负荷量 20 mg/kg，于 15～30 分钟静脉滴入；肝功能不良者改用苯妥英钠；顽固性抽搐者加用地西泮静脉滴注或加用水合氯醛灌肠。出血停止后，应用脑代谢激活剂，可予以胞二磷胆碱 0.1 g/次，加入 5%～10%葡萄糖溶液中静脉滴注，每日 1 次，10～14 天为 1 疗程；或用脑活素 2 mL，稀释后静脉滴注。恢复期可给吡拉西坦，每日 0.2 g，连服 3 个月。

（七）健康教育

随时与家长取得联系，向他们解答病情的严重程度、治疗效果及可能出现的后遗症，并给予安慰，减轻其恐惧心理。强调出院后应继续服用促进脑细胞代谢的药物，以恢复脑细胞功能。如有后遗症者，鼓励和指导家长做好患儿肢体功能及智能开发训练。

第六节　新生儿硬肿病

新生儿硬肿病简称新生儿冷伤，主要由于受寒冷和（或）多种疾病所致，以低体温和皮肤硬肿为主要表现，重症可并发多器官衰竭。以早产儿、低出生体重儿多见，高发于寒冷季节或重症感染时，常于生后 1 周内发病。

一、病因及发病机制

（一）病因

主要与环境寒冷和保温不足有关，还与早产儿低体温、窒息缺氧、严重感染、心力衰竭、休克、严重的颅脑疾病等有关。

（二）发病机制

1. 寒冷和保温不足　新生儿尤其是早产儿的体温调节中枢不健全，环境温度低时，其增加产热和减少散热的调节功能差，使体温降低。体表皮肤面积相对较大，皮下脂肪少，皮肤薄，血管丰富，易散热。新生儿在寒冷的情况下散热增加，导致低体温。由于缺乏寒战反应，寒冷时主要靠棕色脂肪代偿产热，但其代偿能力有限，早产儿的棕色脂肪少，产热贮备力不够，遇感染和缺氧时棕色脂肪产热不足，故更易发生低体温。新生儿皮下脂肪（白色脂肪）中，饱和脂肪酸含量高（为成人 3 倍），由于其熔点高，寒冷低温时极易发生皮下脂肪凝固（硬化）。

2. 某些疾病　缺氧、严重感染、心力衰竭、休克等使能源物质消耗增加、热能摄入不足，缺氧又使能源物质的氧化产能发生障碍，故产热能力不足，即使在正常散热的条件下，也可出现低体温和皮肤硬肿。

3. 多器官损害　新生儿红细胞较多，当皮下脂肪凝固时，血流缓慢，易发生淤滞，造成组织缺氧，毛细血管损害，使其渗透性增加导致水肿。硬肿症时由于低体温、皮肤硬肿可引起微循环障碍，极易发生皮下脂肪凝固；低体温持续存在和（或）皮肤硬肿面积扩大，导致皮肤毛细血管通透性增加，出现水肿。缺氧和代谢性酸中毒加重；血流缓慢及血流量减少，使组织灌注不足和缺氧，可引起肾衰竭、弥散性血管内凝血（DIC）和肺出血等多器官衰竭。

二、临床表现

1. 一般表现　反应低下，哭声低弱，吸吮困难，严重者不哭、不吃、不动等。

2. 低体温　指体温<35℃。轻症为 30～35℃；重症<30℃，可出现四肢甚或全身冰凉。感染或夏季发病者可不出现低体温。

3. 皮肤硬肿　皮肤硬、肿、亮、凉、暗红色，紧贴皮下组织，不能移动，按之如硬橡皮样，呈暗红色或青紫色。硬肿常呈对称性，其发生的顺序依次为：小腿→大腿外侧→整个下肢→臀部→面颊→上肢→躯干致全身。严重硬肿使肢体僵硬，不能活动；胸部受累可致呼吸困难。硬肿的面积可按头颈部 20%、双上肢 18%、前胸及腹部 14%、背部及腰骶部 14%、臀部 8%、双下肢 26%进行计算。

4. 多器官功能损伤　心率减慢，严重时出现休克、心力衰竭、DIC、急性肾衰竭等多脏器功能受损。临终前常有肺出血，从口鼻流出血性分泌物，肺部可闻及湿啰音。

5. 病情分度　根据体温、硬肿范围及器官功能损伤程度，分为轻、中、重 3 度（表 5-6）。

表 5-6　新生儿硬肿病病情分度

分度	硬肿范围（%）	肛温（℃）	腋-肛温差	器官功能改变
轻度	<20	≥35	正值	无或功能轻度低下
中度	25～50	<35	0 或负值	功能明显损害
重度	>50	<30	负值	DIC、肺出血、休克

三、辅助检查

1. 血液检查　常有低血糖、血小板减少；伴 DIC 时凝血酶原时间延长；肾衰竭时血肌酐、尿素氮增高。代谢性酸中毒时血 pH 下降。

2. 心电图检查　提示心肌损害。

3. X 线检查　胸片可有水肿、淤血及出血的改变。

四、治疗原则

1. 正确复温　是硬肿病患儿治疗的关键，在体内产热不足的情况下，通过提高环境温度，以恢复和保持正常体温。有条件者可将患儿置于箱温比肛温高 1～2℃的暖箱中进行外加温。每小时提高箱温 0.5～1℃（≯34℃），在 12～24 小时内恢复正常体温。然后根据患儿体温调整暖箱温度。无条件者可采用热水袋、热炕、电热毯和母亲怀抱等复温措施，但要注意防烫伤和闷捂窒息。

2. 积极支持治疗　对保证营养、维持正常体温十分重要。应根据病情选择口服或肠道外营养。

3. 纠正多器官功能紊乱　及时处理循环衰竭、肾衰竭、DIC 及肺出血。

4. 控制感染　根据血培养和药敏结果应用抗生素。

五、护理诊断

1. 体温过低　与新生儿体温调节中枢发育不全、寒冷、早产、缺氧及感染有关。

2. 营养失调:低于机体需要量　与吸吮无力,热能摄入不足有关。

3. 皮肤完整性受损　与皮肤和皮下组织硬化、水肿、局部血液循环障碍有关。

4. 潜在并发症　感染、DIC、肺出血。

5. 知识缺乏　与家长缺乏正确保暖、合理喂养及护理知识有关。

六、护理措施

(一)逐渐复温

首先监测体温并做好记录,然后按不同体温进行复温。

1. 凡肛温为 30~34℃且腋温-肛温差为正值的患儿,具体方法为:足月儿通常用温暖的襁褓包裹,置于 24~26℃室温环境中,并予以热水袋保暖,体温可在较短的时间内恢复正常;而早产儿则应置于已预热为 30℃的暖箱内,每小时测 1 次体温,根据体温情况调整箱温,但≯34℃,一般经过 6~12 小时体温即可恢复正常。

2. 凡肛温<30℃且腋温-肛温差为负值的患儿,应置于高于患儿肛温 1~2℃的暖箱内,每小时提高箱温 0.5~1℃,≯34℃,使患儿体温在 12~24 小时恢复正常。待肛温恢复 35℃时,维持暖箱温度于适中温度。

3. 也可采用恒温水浴、辐射保暖床等方法进行复温。在复温过程中用低体温计测肛温,每 2 小时 1 次,体温正常 6 小时后改为每 4 小时 1 次,同时测腋温,计算腋温-肛温差,以便估计病情的进展和程度。

复温过程中要密切观察箱温、体温、呼吸、脉搏、血压、尿量及血气等。

(二)保证能量供给

给予热量开始时应达 210 kJ/(kg·d)[50 kcal/(kg·d)],随体温上升、消化功能好转增至 419~502 kJ/(kg·d)[100~120 kcal/(kg·d)]。有吸吮能力者应尽早喂哺,吸吮无力者可用滴管、鼻饲或静脉输液。有明显心、肾功能损害时要注意控制输液量和速度,一般输液总量 60~80 mL/(kg·d),低体温时输注葡萄糖的速度为 6~8 mg/(kg·min)。重者可输血和血浆。

(三)加强皮肤护理,预防感染

做好消毒隔离,严格遵守操作规程;经常变换体位,防止坠积性肺炎,保持皮肤的完整性;按医嘱使用抗生素,密切观察药物副作用。

(四)观察病情,纠正脏器功能紊乱

1. 密切观察病情变化　注意患儿硬肿程度及范围、体温、脉搏、呼吸、血压、尿量及有无出血情况,并作详细记录。当突然出现面色青灰,呼吸增快,肺部细湿啰音时,应考虑肺出血,要立即通知医生,并准备好抢救药物及器械协助救治。

2. 积极配合医生防治并发症 有微循环障碍、休克者，应及时扩容、纠酸。① 扩容：先用 2∶1液 15~20 mL/kg（明显酸中毒者用 1.4%碳酸氢钠等量代替）在 1 小时内静脉滴入。② 纠酸：给 5%碳酸氢钠每次 3~5 mL/kg，或以血气值计算。③ 心率缓慢者，可用血管活性药物，首选多巴胺 5~10 μg/（kg · min）静脉滴入。④ 有出血倾向或已有出血者，给予维生素 K_1、酚磺乙胺、三七注射液；当出现肺出血时应及时配合医生行气管插管、正压通气。⑤ 及时处理肾功能障碍，尿少或无尿可给呋塞米，每次 1~2 mg/kg，严格限制液量。经化验确定为 DIC 及高凝状态者，立即应用肝素，首剂 0.5~1 mg/kg，6 小时后按 0.25~0.5 mg/kg 给予。

（五）健康教育

1. 向家长介绍预防本病的相关知识，指导患儿家长加强母乳喂养，保证充足热量。保持适宜的环境温度，合适的保暖措施；新生儿室内环境温度≮24℃，用温暖棉被包裹时应厚薄适当，使用热水袋时应保持水温在 40~60℃，或采取母怀取暖等保暖方法。

2. 向社区或家庭宣教孕期保健的重要性，避免早产、窒息及感染的发生。

第七节 新生儿败血症

新生儿败血症（neonatal septicemia）是指病原体入新生儿血液循环并在血液中生长繁殖、产生毒素并发生全身炎症反应综合征。是新生儿期常见的严重感染性疾病，以早产儿、极低出生体重儿多见，其发病率和病死率较高。新生儿败血症常见的病原体以细菌为主，但也可由真菌、病毒或少见的原虫引起。本节仅介绍由不同细菌所致的新生儿细菌性败血症（neonatal bacterial sepsis），临床以全身中毒症状、多系统受累，如黄疸、肝（脾）肿大、DIC、休克、中毒性肠麻痹及多器官发生迁延感染灶为特征。

一、病因及发病机制

（一）病原菌

致病菌种类较多，随不同国家和地区而异，我国以金黄色葡萄球菌最多见，其次为大肠埃希菌等。近年来，由于现代医疗技术广泛使用、极低出生体重儿存活率提高、血管导管、气管插管的普遍使用，使一些条件致病菌（表皮葡萄球菌、肺炎克雷伯杆菌、铜绿假单胞菌、肠球菌、枸橼酸杆菌、不动杆菌、变形杆菌等）、厌氧菌（类杆菌群、产气荚膜梭菌）及耐药菌株感染有增多的趋势。

（二）感染途径

致病菌可在产前、产时和产后感染新生儿，其中以产后感染最常见。

1. 产前感染 可因孕妇患有严重的感染（如败血症、菌血症），细菌通过胎盘进入胎儿或进行羊膜囊穿刺、经宫颈取绒毛标本和宫内输血等操作消毒不严造成胎儿感染。

2. 产时感染 由于胎膜早破、产程延长，阴道细菌上行导致胎盘、胎膜及脐带炎症。产时经皮取脐带血标本，或经阴道采胎儿头皮血，或助产过程消毒不严及损伤等都可造成细菌侵入血液。

3. 产后感染　存在于周围环境中的细菌,可经皮肤黏膜受损处、脐部、呼吸道及消化道等部位侵入机体,尤以脐部最多见。另外,也可通过被污染的吸痰器、雾化器和暖箱内的水,使新生儿感染,或各种导管、插管损伤黏膜后造成的医源性感染。

(三)易感因素

病原菌进入血液是否引起败血症,除受病原菌种类和毒力影响外,还与新生儿自身免疫特点有关。

1. 非特异性免疫　① 屏障功能差:皮肤角质层薄,黏膜柔嫩,易破损而丧失保护作用;脐部残端为开放性伤口,有利于细菌入侵;胃酸低,杀菌力弱;肠道黏膜通透性大,细菌及毒素容易通过此途径进入血循环。② 经典及旁路途径的补体激活力差,补体含量低,因此对某些病原菌的调理作用减低。③ 中性粒细胞储备量少,黏附性和趋化作用明显低于成人,以致吸附、吞噬并杀灭病原菌的能力差。

2. 特异性免疫　① 母体内 IgG 虽然可以通过胎盘,但因其含量与胎龄成正比,故年龄越小,IgG 水平越低。② 母亲血液中的 IgM 不能通过胎盘传给胎儿,而 IgM 是抗革兰阴性杆菌的主要抗体,故新生儿易发生革兰阴性杆菌感染。③ IgA 不能通过胎盘,所以新生儿血中 IgA 和分泌型 IgA 均不足,容易患呼吸道及消化道感染。④ 新生儿血中 T、B 淋巴细胞和自然杀伤细胞数量与成人相似,但免疫应答力弱,直接吞噬及杀伤病原体的功能明显低下。

二、临床表现

(一)根据发病时间分早发型和晚发型

1. 早发型　出生后 7 天内起病,为产前或产时感染,由母亲垂直传播引起,病原菌以大肠埃希菌等 G^-杆菌为主,常呈暴发性多器官受累,病死率高。

2. 晚发型　出生后 7 天后起病,为产时或产后感染,由水平传播引起,病原菌以葡萄球菌、机会致病菌为主,常有脐炎、肺炎或脑膜炎等局灶性感染,病死率较早发型低。

(二)本病临床表现无特征性

1. 早期一般表现为精神萎靡、反应低下,不吃、不哭、不动,体温不稳,早产儿常体温不升,体重不增或下降。

2. 常伴有黄疸消退延迟或退而复现或突然加重,严重患儿有胆红素脑病的表现。肝脾肿大出现较晚,可有皮肤淤血、淤斑、DIC 等出血倾向。出现中毒性肠麻痹、呼吸衰竭、循环衰竭等。易并发化脓性脑膜炎、化脓性关节炎、骨髓炎、肺炎及深部脓肿等。

三、辅助检查

(一)病原学检查

1. 细菌培养

(1) 血培养:阳性,但阴性不能排除本病。应在使用抗生素之前作。

（2）脑脊液：直接涂片查细菌和培养。

（3）皮肤感染灶、脐部、胃液（生后 12 小时内）、咽拭子及外耳道分泌物培养，阳性可证实细菌感染定位，但不能确立败血症的诊断。

2. 病原菌抗原检测

（1）采用对流免疫电泳（CIE）、酶联免疫吸附试验（ELISA）、乳胶颗粒凝集试验（LA）等方法用于血、脑脊液和尿中致病菌抗原检测。

（2）应用基因诊断方法：细菌质粒 DNA 分析技术、限制性内切酶分析（REA）、聚合酶链反应（PCR）等方法鉴别病原菌的生物型和血清型，有利于寻找感染源。

（二）外周血象

1. 血常规　白细胞总数 $<5\times10^9/L$ 或 $>20\times10^9/L$，中性粒细胞中杆状核细胞所占比例 ≥0.20、出现中毒颗粒或空泡，血小板计数 $<100\times10^9/L$ 有诊断价值。

2. 血沉　用血细胞容量计进行微量血沉测定 >15 mm/h。

（三）急相蛋白

急相蛋白包括 C 反应蛋白（CRP）、触珠蛋白（Hp）、α_1-酸性糖蛋白（α_1-AG）、α_1-抗胰蛋白酶（α_1-AT）等在急性感染早期即可增加，特别是 CRP 反应最灵敏，在炎症发生 6~8 小时后即升高，8~60 小时达高峰，可高达正常值的 100~1 000 倍，感染控制后可迅速下降。

四、治疗原则

1. 抗菌治疗　应遵循早期、联合、足量、静脉、全程（10~14 天或更长）的原则。在病原菌未明确前，一般选择抗 G^+ 球菌和 G^- 杆菌药物联合应用，病原菌明确后可根据药敏试验选择药物。

2. 对症、支持疗法　保暖、降温、纠正酸中毒、维持水及电解质平衡、保证热量，必要时静脉滴注全血或新鲜血浆（每次 10 mL/kg）及粒细胞（1×10^9/kg），早产儿可静脉注射免疫球蛋白（500 mg/kg，每日 1 次，共 3~5 次）。

3. 清除感染病灶　及时、彻底地处理局部病灶。

五、护理诊断

1. 体温调节无效　与感染有关。

2. 营养失调：低于机体需要量　与消耗过多、摄入不足有关。

3. 皮肤完整性受损　与皮肤感染病灶有关。

4. 潜在并发症　化脓性脑膜炎、DIC 等。

六、护理措施

（一）维持体温正常

1. 控制感染　首先应保证有效的抗生素进入体内，常用药有青霉素类、头孢菌素类及氨基糖苷类。用药过程中要注意观察疗效及毒副作用,若治疗效果不佳或毒副作用严重时,应及时与医生联系,以便适当调整抗生素。

2. 调节体温　对发热患儿可通过调节室温、散开包被、多喂开水,必要时温水浴降温;对体温偏低或不升的患儿,应及时予以保暖措施。

3. 观察体温　当体温波动较大时,每 1~2 小时测体温 1 次,体温平稳后每 4 小时测体温 1 次,病情稳定后每天测体温 2 次,并做好记录。

(二)保证充足营养

改善营养十分重要,有助于增强抗病能力。应坚持母乳喂养,少量多次,耐心喂养,不能进食时可行鼻饲或静脉补充能量和水,必要时输注新鲜血、血浆等。体重可作为评估疗效和营养状况的指标,应每日测量体重 1 次。

(三)清除感染病灶

对脐炎、脓疱疮等病灶加强护理,促进皮肤早日愈合,防止感染蔓延扩散。脐部感染用 3%过氧化氢清洗,再用 2%碘酊涂抹直至愈合;若有肉芽形成,可用 5%~10%硝酸银溶液点灼。皮肤小脓疱可用无菌针头刺破(刺破前后用 75%乙醇消毒);口腔溃疡时用 4%硼酸水清洗,并多喂开水。

(四)密切观察病情变化

1. 症状体征的观察　精神反应是否好转,食欲是否改善,体温是否正常,黄疸及皮肤出血点是否消退等。

2. 并发症的观察　观察有无化脓性脑膜炎的表现,如面色青灰,屏气,脑性尖叫,前囟隆起,双眼凝视,眼睑、面肌小抽动等;观察有无感染性休克或 DIC 的症状,如面色青灰、皮肤发花、四肢厥冷、脉搏细弱、血压下降、出血倾向加重;同时还应注意中毒性肠麻痹、肺炎、骨髓炎等并发症发生。若有发生应立即与医生取得联系,及时处理。

(五)健康教育

1. 指导家长加强婴儿护理,保持清洁卫生,若发现小儿脐部、皮肤、呼吸道、消化道等部位感染,应及时彻底治疗。

2. 建议母亲选择母乳喂养,使婴儿能从母乳中获得各种免疫物质,以增强抵御感染的能力。

3. 向家长解释使用抗生素治疗需较长疗程才能有效的控制感染,否则会导致严重并发症,预后不良。

第八节　新生儿黄疸

新生儿黄疸(neonatal jaundice)又称新生儿高胆红素血症,是因新生儿时期胆红素在体内积聚而引起皮肤、巩膜或其他器官黄染的现象。若新生儿血中胆红素浓度超过 5~7 mg/dL,即可出现肉眼可见的黄疸,部分高未结合胆红素血症患儿可发生胆红素脑病(核黄疸),严重者病死率高,存活者多留有不同程度的神经系统后遗症。

一、胆红素的正常代谢

胆红素的正常代谢见图 5-5。

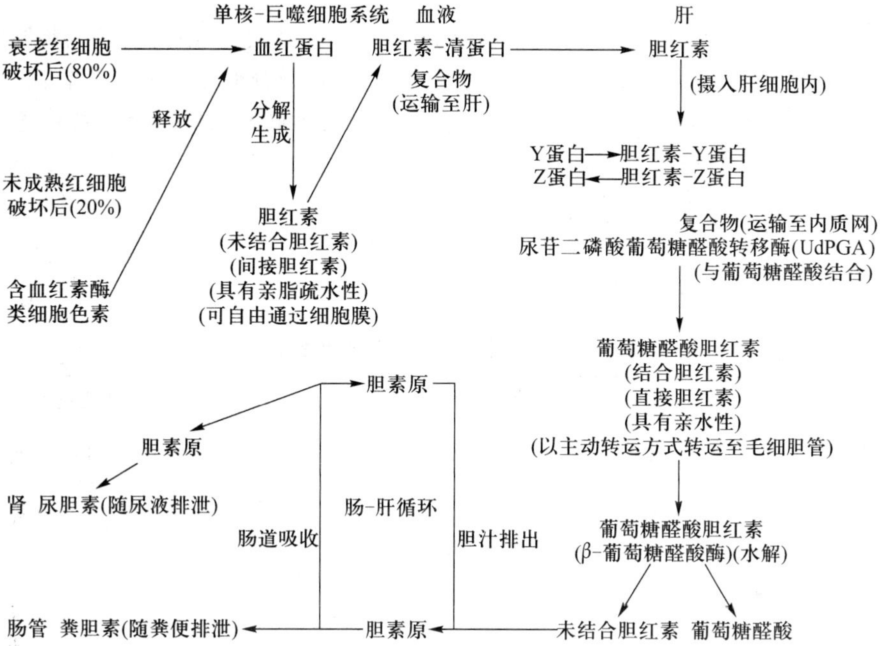

图 5-5 胆红素的正常代谢

二、新生儿胆红素代谢特点

1. 胆红素生成过多 新生儿胆红素是血红素的分解产物,约 80%来源于血红蛋白,由衰老的红细胞破坏后释放出的血红蛋白分解而成,约 20%来源于肝脏和其他组织中的血红素及骨髓中红细胞前体分解产生。由此产生的胆红素具有亲脂疏水性质,可自由通过细胞膜,称为未结合胆红素(间接胆红素)。新生儿每日生成的胆红素约为 8.8 mg/kg,超过成人(3.8 mg/kg)的 2 倍。其主要原因是:胎儿血氧分压低,红细胞数量代偿性增加,出生后血氧分压升高,红细胞大量破坏;新生儿红细胞寿命比成人短(早产儿低于 70 天,足月儿约为 80 天,成人约为 120 天),且血红蛋白分解速度是成人的 2 倍;新生儿肝脏和其他组织中的血红素及骨髓中红细胞前体较多。

2. 血浆白蛋白联结胆红素的能力差 单核-吞噬细胞系统的未结合胆红素进入血液循环,与血浆中白蛋白联结后,运输到肝脏,由肝细胞膜上胆红素受体摄取进入肝细胞内,与 Y、Z 蛋白结合后运至内质网,在胆红素尿苷二磷酸葡萄糖醛酸转移酶作用下,生成葡萄糖醛酸胆红素。结合胆红素可溶于水,但不能透过细胞膜及血-脑脊液屏障,故不引起细胞和脑组织损伤。早产儿胎龄愈小,白蛋白含量愈低,其联结的胆红素量愈少。刚出生的新生儿常有不同程度的酸中毒,也可减少胆红素与白蛋白联结。

3. 肝细胞处理胆红素的能力差　新生儿肝细胞内摄取胆红素的Y、Z蛋白含量低,生后5~10天才达成人水平,所以肝细胞对胆红素摄取能力差;新生儿肝细胞内尿苷二磷酸葡萄糖醛酸基转移酶(UDPGT)含量低,且活力不足(仅为正常的0%~30%),不能有效地将非结合胆红素与葡萄糖醛酸结合转成结合胆红素;出生时,新生儿肝细胞结合胆红素排泄到肠道的能力暂时低下,可出现暂时性肝内胆汁淤积。

4. 肠肝循环增加　初生新生儿由于肠道内尚未建立正常菌群,不能使进入肠腔内的结合胆红素转化为尿胆原和粪胆原。另外,新生儿肠道内β-葡萄糖醛酸苷酶活性较高,使结合胆红素水解成葡萄糖醛酸和未结合胆红素,未结合胆红素又被肠壁重吸收经门静脉进入血液到达肝脏,从而使胆红素的肠肝循环增多。

三、新生儿黄疸的分类及特点

新生儿黄疸的分类及特点见表5-7。

表5-7　新生儿黄疸的分类及特点

特点	生理性黄疸	病理性黄疸
黄疸出现时间	较晚,出生后2~3天出现	早,出生后24小时内出现
黄疸程度	较轻	重
黄疸进展速度	较慢	快
黄疸持续时间	较短,足月儿:10~14天消退 早产儿:3~4周消退	长,足月儿:>2周 早产儿:>4周
一般情况	良好(体温、体重、食欲、大小便)	差
预后	良好,自限性,不需治疗	差,非自限性,需要治疗

四、病理性黄疸的病因及发病机制

病理性黄疸的病因及发病机制见图5-6。

五、不同病因新生儿黄疸的鉴别

不同病因新生儿黄疸的鉴别见表5-8。

胆红素脑病是指游离胆红素通过血-脑脊液屏障引起脑组织的病理性损害,又称核黄疸。一般发生在出生后2~7天,早产儿多见,临床分4期:① 警告期:表现为嗜睡、反应低下、吸吮无力、拥抱反射减弱、肌张力减低等,约持续12~24小时。② 痉挛期:出现双眼凝视、肌张力增高、前囟隆起、脑性尖叫、呕吐、惊厥、角弓反张、呼吸困难或暂停、发热,约持续12~48小时,1/2~2/3患儿因呼吸衰竭或DIC而死亡。③ 恢复期:吃奶及反应好转,抽搐次数减少,角弓反张逐渐消失,肌张力逐渐恢复,约持续2周。④ 后遗症期:常遗留手足徐动症、眼球运动障碍、听力下降、牙釉质发育不良、智能落后、抽搐、抬头无力、流涎等后遗症。

- 感染性黄疸
  - 1. 新生儿肝炎:肝炎病毒→肝细胞损害→对未结合胆红素摄取、结合障碍
    - 肝功能损害→对结合胆红素转化、排泄障碍
  - 2. 新生儿败血症:细菌毒素→
    - 加速红细胞破坏→未结合胆红素生成过多
    - 抑制尿苷二磷酸葡萄糖醛酸转移酶活性→未结合胆红素结合受限
    - 肝细胞损害→对结合胆红素转化、排泄障碍
- 非感染性黄疸
  - 1. 新生儿溶血病(溶血性黄疸):母婴ABO或Rh血型不合→特异性抗原抗体反应→红细胞破坏↑→未结合胆红素生成过多
  - 2. 先天性胆道闭锁(梗阻性黄疸):胆道先天畸形→结合胆红素排泄障碍
  - 3. 母乳性黄疸:母乳内β-葡萄糖醛酸酶活性高→结合胆红素水解↑→肠肝循环↑→未结合胆红素重吸收↑(母乳内缺乏小肠重吸收未结合胆红素的抑制物)
  - 4. 遗传性疾病:红细胞葡糖-6-磷酸脱氢酶(G-6-PD)缺陷病
  - 5. 药物性黄疸:如维生素K_3、维生素K_4、新生霉素等引起者

图 5-6 病理性黄疸的病因及发病机理

表 5-8 不同病因新生儿黄疸的鉴别

黄疸原因	黄疸特点	临床表现	辅助检查
生理性黄疸	生后 2~3 天出现,轻、中度黄疸	一般情况良好	未结合胆红素增高为主
新生儿肝炎	生后 2~3 周出现黄疸,并逐渐加重,持续时间较长	厌食,体重不增,大便色浅或呈白陶土色,尿色深黄,肝大	结合胆红素增高为主; 肝功能异常,重者胆酶分离(黄疸迅速加深而血清谷丙转氨酶反而下降);尿中胆红素阳性,尿胆原减少
新生儿败血症	生后 1 周出现黄疸,生理性黄疸退而复现或进行性加重	有全身中毒症状:不哭、不动、不吃、体重不增、体温不稳定;有时可见感染灶:皮肤蜂窝织炎、脓肿;可发生并发症:化脓性脑膜炎、肺炎、骨髓炎、肝脓肿、肺脓肿;可发生后遗症:智力障碍、听力下降、眼球运动障碍	早期未结合胆红素增高为主,晚期结合胆红素增高为主;血培养可阳性; 外周血检查:杆状核细胞与中性粒细胞总数比值≥0.2 提示有感染存在
新生儿溶血病	Rh 溶血病患儿生后 24 小时内出现黄疸,进行性加重;ABO 溶血病患儿生后 2~3 天出现黄疸	可有进行性严重贫血甚至贫血性心力衰竭、全身水肿、肝脾大、重者可发生胆红素脑病(核黄疸)、呼吸衰竭、DIC、肺出血甚至死亡	未结合胆红素增高为主; 红细胞和血红蛋白下降;有核红细胞和网织红细胞升高,提示有溶血存在。改良直接抗人球蛋白试验阳性、抗体释放试验阳性为新生儿溶血病的确诊实验。游离抗体试验阳性
先天性胆道闭锁	生后 1~3 周出现黄疸并进行性加重	肝进行性增大甚至胆汁淤积性肝硬化,皮肤呈黄绿色,大便色浅或呈白陶土色,尿色深黄、尿布黄染	结合胆红素增高为主; 尿中胆红素阳性,尿胆原减少或缺如。血清碱性磷酸酶明显增高
母乳性黄疸	常在母乳喂养后 4~5 天出现黄疸,4~12 周后消退	一般情况良好	未结合胆红素增高

六、治疗原则

1. 积极寻找病因,并予以治疗。

2. 实施光照疗法以降低体内胆红素浓度;实施换血疗法以换出部分血中游离抗体和致敏红细胞,减轻溶血;换出血中大量胆红素,预防胆红素脑病;纠正贫血,改善携氧,防止心力衰竭。

3. 提早喂养,诱导肠道建立正常菌群,保持大便通畅,减少肠肝循环。

4. 输白蛋白或血浆,增加未结合胆红素与白蛋白的联结,减少胆红素脑病的发生;应用肝酶诱导剂,可增加 UDPGT 的生成和肝脏摄取未结合胆红素的能力,以减轻新生儿黄疸。

5. 其他　注意保暖,控制感染,纠正酸中毒和缺氧,防止低血糖,保护肝细胞功能等。

七、护理诊断

1. 黄疸　与血清胆红素浓度增高有关。

2. 潜在并发症　胆红素脑病。

3. 知识缺乏　患儿家长缺乏黄疸病因、并发症和预后等知识。

八、护理措施

(一)预防胆红素脑病

1. 实施光照疗法及换血疗法　参阅第三章。

2. 输白蛋白　白蛋白 1 g/kg 或血浆每次 10~20 mL/kg。

3. 遵医嘱给予肝酶诱导剂　常用苯巴比妥 5 mg/(kg·d),分 2~3 次口服,共 4~5 天,或尼可刹米 100 mg/(kg·d),分 2~3 次口服,共 4~5 天。

4. 纠正代谢性酸中毒　应用 5%碳酸氢钠提高血 pH,有利于未结合胆红素与白蛋白的联结,减少胆红素脑病的发生。

5. 协助医生预防缺氧、感染及低血糖,减少胆红素脑病的发生。

(二)观察病情

1. 黄疸进展及程度的判断　观察皮肤、巩膜、尿液的颜色变化,并根据皮肤黄疸的部位,大致评估血清胆红素的浓度(表 5-9)。

2. 观察有无胆红素脑病早期表现　如嗜睡、拒奶、肌张力减低等。

(三)健康教育

1. 向家长介绍病情、治疗效果和预后,以取得家长的配合。

2. 对可能留有后遗症的患儿,应指导家长早期进行功能锻炼。

3. 对既往有原因不明的死胎、流产、严重水肿或黄疸患儿的家庭,应指导母亲进行产前检查,若确诊为新生儿溶血病,做好产前咨询及孕妇预防性用药。Rh 阴性妇女在流产或分娩 Rh 阳性胎儿后,应尽早注射相应的抗 Rh 免疫球蛋白,以中和进入母血的 Rh 抗原。目前临床常用的预防方法是对 RhD 阴性妇女在流产或分娩 RhD 阳性胎儿后,72 小时内肌内注射抗 D 球蛋白 300 μg 以免被致敏,下次妊娠 29 周时再注射 300 μg。

表 5-9 黄疸分布与血清胆红素浓度的关系

黄疸出现部位	血清未结合胆红素平均值 μmol/L(mg/dL)	血清未结合胆红素最高值 μmol/L(mg/dL)
头颈部	100(6)	135(8)
躯干上半部	152(9)	208(12)
躯干下半部及大腿	202(12)	282(16)
手臂及膝关节以下	256(15)	312(18)
手及脚	>256(15)	

第九节 新生儿脐炎

新生儿脐炎是由于断脐时或出生后处理脐带不当导致细菌感染脐部所致的局部炎症,重者可出现败血症等严重并发症。

一、病因

常见的病原菌有金黄色葡萄球菌、大肠埃希菌及溶血性链球菌等。

二、临床表现

脐带根部发红,或脱落后伤口不愈合,脐窝湿润。以后脐周皮肤红肿,脐窝出现浆液脓性分泌物,带臭味,脐周皮肤红肿加重时可以形成局部脓肿。新生儿免疫力低下,感染容易扩散形成败血症,此时全身中毒症状明显,出现发热、拒乳、反应差、烦躁不安等。慢性脐炎时局部形成脐部肉芽肿,为一小樱红色肿物突出,常常流黏性分泌物,经久不愈。

三、辅助检查

脐部分泌物培养对于临床诊断具有重要意义。在脐部护理及使用抗生素之前采集脐部分泌物做培养和药敏试验,同时采集血培养标本。

四、治疗原则

做好脐部护理,必要时全身使用抗生素。

五、护理诊断

1. 皮肤完整性受损　与脐部感染病灶有关。
2. 潜在并发症　有并发败血症、腹膜炎的可能。

3. 知识缺乏 与患儿家长缺乏脐部护理知识有关。

六、护理措施

(一) 脐部护理

1. 轻症者用3%过氧化氢溶液或75%乙醇溶液清洗,或者涂抹抗生素软膏。进行婴儿脐部护理时,应先洗手,并注意婴儿腹部保暖。

2. 脓液较多,或并发腹膜炎及败血症者,应给予足量广谱抗生素。

3. 肉芽肿形成者可用10%硝酸银溶液烧灼后,敷以油膏,每日更换敷料,直到愈合为止。如肉芽肿较大,可作手术切除。

(二) 观察病情

1. 监测体温。

2. 观察脐部红肿、脓性分泌物好转与进展情况。

3. 如出现体温异常、少吃、少哭、少动等可能为败血症;腹胀、腹肌紧张、腹部触痛可能为腹膜炎。

(三) 健康指导

脐部残端未脱落或虽已脱落但脐部仍潮湿或仍有轻度红肿、渗液则应做好脐部护理。脐部护理前操作者洗净双手,脐部护理用的棉签、纱布必须无菌,家长须掌握常规的消毒方法,仅消毒表面是不够的,必须从脐根部由内向外环形彻底清洗消毒。要注意保持脐部清洁、干燥,洗澡时避免水浸湿脐部。勤换尿布,尿布不能盖过脐部,以防尿液污染脐部。

第十节 新生儿低血糖

新生儿低血糖症是新生儿的血糖低于所需要的血糖浓度。常发生于早产儿、足月小样儿、糖尿病母亲的婴儿,在新生儿缺氧窒息、硬肿症、感染败血症中多见。严重的低血糖持续或反复发作可引起中枢神经的损害。新生儿低血糖可以是一个独立的疾病,一般认为全血血糖<2.2 mmol/L(40 mg/dL)可诊断为新生儿低血糖症。

一、病因

1. 暂时性低血糖 主要由于葡萄糖储存不足或者葡萄糖消耗增加所致。① 早产儿和小于胎龄儿:肝糖原储存主要发生在妊娠的最后3个月,胎龄越小,糖原储存越少,糖异生中的酶活力较低;② 围生期的应激反应:低氧、酸中毒时儿茶酚胺分泌增多,刺激肝糖原分解增加,加之无氧酵解使葡萄糖利用增多;③ 其他:如低体温,败血症,先天性心脏病等导致热卡摄入不足,葡萄糖利用增加;④ 糖尿病母亲的婴儿:由于宫内血糖过高,导致暂时高胰岛素血症,而出生后母亲血糖供给突然中断引起低血糖;⑤ Rh溶血病:红细胞破坏致谷胱甘肽释放,刺激胰岛素浓度增加。

2. 持续性低血糖　多见于内分泌缺陷及遗传代谢性疾病。

二、临床表现

大多数低血糖者缺乏典型的临床症状,低血糖患儿依据低血糖的程度不同临床表现也不同。同一低血糖水平临床表现的差异也较大。少数有症状者临床上可表现为反应低下、多汗、苍白、喂养困难、嗜睡、呼吸暂停、青紫、哭声异常、颤抖、震颤、甚至惊厥等。

三、辅助检查

纸片法测血糖,确诊有待静脉测定血糖。怀疑胰岛素瘤可做腹部 CT。持续低血糖应选测血胰岛素、胰高糖素、T_4、TSH、生长激素、皮质醇、血、尿氨基酸及有机酸等。

四、治疗原则

不管有无症状,低血糖者均应及时治疗。无症状低血糖可给予进食葡萄糖,如无效改为静脉输注葡萄糖。有症状患儿都应静脉输注葡萄糖。对持续或反复低血糖者除静脉输注葡萄糖外,结合病情给予氢化可的松静脉点滴或强的松口服,胰高血糖素肌内注射等。

预防比治疗更重要,高危儿应定期监测血糖。不能经胃肠道喂养者应给予 10% 葡萄糖静滴,足月适于胎龄儿按 3~5 mg/(kg·min),早产适于胎龄儿按 4~6 mg/(kg·min),早产小于胎龄儿按 6~8 mg/(kg·min)速率输注。

五、护理诊断

1. 营养失调:低于机体需要量　与摄入不足有关。
2. 潜在并发症　低血糖造成脑功能障碍或呼吸暂停等。

六、护理措施

(一) 能量供应

提倡尽早喂养,吸吮母乳。无母乳者可给予 10% 葡萄糖静滴;早产儿或窒息儿尽快建立静脉通路,保证葡萄糖输入。定期监测血糖,及时调整输注量和速度。

(二) 观察病情

观察有无震颤、多汗等,如发现呼吸暂停及时处理。

第十一节　新生儿低钙血症

新生儿出生后来自母亲的钙来源突然终止,血钙水平开始下降。血液中总钙的正常浓度是 2.5 mmol/L(10 mg/dL),当血总钙量低于 1.75~2 mmol/L(7.0~8.0 mg/dL)或游离钙低于 0.9 mmol/L(3.5 mg/dL)时称低钙血症,是新生儿惊厥的重要原因之一。

一、病因

钙的平衡主要依靠甲状旁腺素和降钙素的调节,如调节功能不成熟或异常,或胎儿贮钙不足或出生后磷摄入量过多都可引起低钙血症。

1. 暂时性甲状旁腺功能抑制　早期低钙血症发生在出生后 2 天内,多由于暂时性甲状旁腺功能抑制所致。因在妊娠晚期母血中的钙经胎盘主动输入胎儿的量增加,抑制了甲状旁腺功能。低出生体重儿、窒息和患呼吸窘迫综合征的新生儿甲状旁腺功能比足月正常新生儿更差,钙的贮备量少。

2. 牛乳喂养　晚期低钙血症发生在出生 3 天以后,高峰在第 1 周末,多见于牛乳喂养的新生儿,因磷摄入量过多,钙磷比例失调,使钙吸收障碍,使血钙降低。

3. 少数先天性甲状旁腺功能不全引起的低钙血症　发病可早可晚,症状持续较久,达 3 周以上,但大部分患儿随年龄的增长甲状旁腺功能的发育仍可赶上正常婴儿,故属暂时性。

4. 偶见孕母患甲状旁腺功能亢进　母亲甲状旁腺功能亢进,母亲血钙增高,抑制了胎儿甲状旁腺功能,新生儿出生后出现持久性低钙血症。

二、临床表现

多发生于生后 5~10 天,症状轻重不一。主要是神经、肌肉的兴奋性增高,出现烦躁、惊跳、手足抽搦、震颤、惊厥等。新生儿抽搐发作时常伴有不同程度的呼吸改变、心率增快和发绀;或因胃肠平滑肌痉挛引起严重呕吐、便血等胃肠症状;最严重的症状是喉痉挛和呼吸暂停。

早产儿在出生后较早即出现血钙降低,其降低程度一般与胎龄成反比,但常缺乏体征,这与早产儿血浆蛋白低下、常伴有酸中毒、血清游离钙与总钙比值相对较高等因素有关。发作间期一般情况良好,但肌张力稍高,腱反射增强,踝阵挛可呈阳性。生后早期发病者血钙低,血磷正常或升高,可伴低血糖;晚期发病者血钙低,血磷高。

三、辅助检查

1. 血清总钙<1.75 mmol/L(7 mg/dL),血清游离钙<0.9 mmol/L(3.5 mg/dL),血清磷>2.6 mmol/L(8 mg/dL)。

2. 心电图 QT 间期延长:早产儿>0.2 s,足月儿>0.19 s。

四、治疗要点

静脉或者口服补充钙剂,出现惊厥时先给予止惊再补充钙剂。

五、护理诊断

1. 有窒息的危险　与缺钙引起喉痉挛有关。

2. 知识缺乏　家长缺乏必要的育儿知识。

六、护理措施

（一）补充钙剂

1. 10%葡萄糖酸钙静注或静滴时用等量葡萄糖溶液稀释，推注要缓慢，推注速度<1 mL/min，如心率<80 次/min，应停用。静脉用药整个过程应确保输液通畅，以免药物外溢而造成局部组织坏死。发生药液外溢时，应立即拔针停止注射，局部用 25%～50%硫酸镁湿敷。

2. 口服补钙时，应在两次喂奶间给药，禁忌与牛奶搅拌入一起，影响钙吸收。

（二）病情观察

备好吸引器、氧气、气管插管、气管切开等急救购物，一旦发生喉痉挛等紧急情况，便于争分夺秒组织抢救。

（三）健康教育

1. 孕母应每日定时户外活动，增加营养，特别是妊娠后期发现腓肠肌痉挛时，应查血钙，补充钙剂。

2. 鼓励母乳喂养，早开奶。要多晒太阳，在不允许母乳喂养的情况下，应给予配方奶喂养，保证钙的摄入。普通牛奶喂养的婴儿，要加服钙剂和维生素 D。

（王洪涛　金秀珍　李晓兰）

思 考 题

1. 足月女婴，高位产钳助产，出生体重 3 kg，娩出时 Apgar 评分 4 分。问题：

（1）最可能的诊断是什么？试述复苏护理程序。

（2）该患儿抢救 10 分钟后 Apgar 9 分，生后 2 小时出现凝视、哭声单调，继而全身抽搐，肌张力偏高、前囟饱满，后出现嗜睡、反复的呼吸暂停、昏迷、肌张力减弱。试问：① 目前最可能的诊断是什么？② 全面快速确诊的检查方法是什么？③ 目前主要的护理措施有哪些？

2. 男性早产儿，出生 4 天，因哭声低微、拒乳 2 天入院。查体：体温不升，全身凉，小腿外侧皮肤呈紫红色，发硬。问题：

（1）最可能的诊断是什么？常见病因有哪些？

（2）患儿存在哪些护理问题？最关键的护理措施是什么？

3. 王小毛，男，生后 12 小时发现皮肤黄染，系第 1 胎，足月顺产，不发热，无抽搐，吃奶尚可，排胎便 1 次，尿色深。查体：T 37℃，R 35 次/min，心率 120 次/min，足月新生儿貌，哭声洪亮，全身皮肤及黏膜中度黄染，未见皮疹及出血点，巩膜明显黄染，口唇不红，咽部正常，心肺正常，腹平软，肝右肋下 1.0 cm，脾未及，脐部干燥，脊柱四肢无畸形。问题：

（1）是生理性黄疸还是病理性黄疸？最可能的病因是什么？如何观察病情？

（2）生后第 3 日出现双眼凝视、肌张力增高、哭声高调、呕吐、惊厥、呼吸困难。查血总胆红素 18 mg/dL，直接胆红素 1.0 mg/dL。考虑该患儿出现了什么问题，该如何护理？

第六章　消化系统疾病患儿的护理

学习要点：

1. 掌握：口炎、腹泻病的临床表现和护理措施；脱水程度、性质的判断；常用混合溶液的组成、张力、简便配制及应用；液体疗法的护理。

2. 熟悉：小儿消化系统解剖生理特点；口炎、腹泻病的病因、治疗要点和护理诊断；代谢性酸中毒、低钾血症、低钙低镁血症的病因、临床表现、治疗原则；非电解质溶液、电解质溶液、口服补液盐的组成及应用；液体疗法的原则和方法。

3. 了解：腹泻病的发病机制及辅助检查；小儿体液平衡的特点。

4. 应用：能对腹泻的患儿进行整体护理。

第一节　小儿消化系统解剖生理特点

一、口腔

足月新生儿生后即具有较好的吸吮和吞咽功能，双颊脂肪垫发育良好，早产儿则较差。新生儿及婴幼儿口腔黏膜薄嫩，血管丰富，唾液腺发育不够完善，口腔黏膜干燥，因此容易损伤和局部感染。3个月以下婴儿因唾液中淀粉酶含量不足，故不宜喂淀粉类食物。3~4个月婴儿唾液分泌开始增加，5~6个月时明显增多，但因不能及时吞咽所分泌的唾液，常可发生生理性流涎。

二、食管

新生儿食道长8~10 cm，1岁时12 cm，5岁时16 cm，学龄儿童20~25 cm，成人25~30 cm。新生儿和婴儿的食管呈漏斗状，黏膜薄嫩、腺体缺乏、弹力组织和肌层不发达，食管下端贲门括约肌发育不成熟，控制能力差，常发生胃食管反流，一般在9个月时症状消失。故婴儿吮奶时常吞咽过多空气而易发生溢奶。

三、胃

婴儿胃呈水平位，当开始行走后渐变为垂直位、贲门和胃底部肌张力低，幽门括约肌发育较好，故易发生幽门痉挛而出现呕吐。胃容量在新生儿为30~60 mL，1~3个月90~150 mL，1岁250~300 mL，5岁700~850 mL，成人约为2 000 mL。哺乳后不久幽门即开放，胃内容逐渐流入十二指肠，故实际哺乳量常超过上述胃容量。胃排空时间因食物种类不同而异，水1.5~2小时，母乳2~3小时，牛乳3~4小时。早产儿胃排空慢，易发生胃潴留。虽然胃黏膜有丰富的血管，但腺体和杯状细胞较少，盐酸和各种酶的分泌均比成人少且酶活力低，消化功能差。

四、肠

小儿肠道相对比成人长，血管丰富，小肠绒毛发育较好，分泌及吸收面积较大，有利于消化吸收；但肠黏膜肌层发育差，肠系膜柔软而长，固定差，易发生肠套叠和肠扭转。肠壁薄，通透性高，屏障功能差，故肠内毒素、消化不全产物和过敏原易通过肠黏膜吸收进入体内，引起全身感染和变态反应性疾病。早产儿肠蠕动协调能力差，易发生粪便滞留、胎粪延迟排出，甚至发生功能性肠梗阻；肠乳糖酶活性低，易发生乳糖吸收不良。

五、肝

年龄越小，肝相对越大。正常新生儿及婴幼儿肝在右肋缘和剑突下可触及，6~7 岁后则不能触及。婴儿肝血管丰富，肝细胞再生能力强，不易发生肝硬化；但肝功能不成熟，解毒能力差，故在感染、缺氧、中毒等情况下易发生肝大和变性。婴儿期胆汁分泌较少，故对脂肪的消化、吸收功能较差。

六、胰腺

出生时胰液分泌量少，3~4 个月时增多，但 6 个月以内胰淀粉酶活性较低，1 岁后才接近成人，故生后 3~4 个月以前不宜过早喂淀粉类食物。新生儿及婴幼儿胰脂肪酶和胰蛋白酶的活性均较低，故对脂肪和蛋白质的消化和吸收较差，易发生消化不良。

七、肠道细菌

胎儿肠道内无细菌，出生后数小时细菌很快从口、鼻、肛门侵入肠道，一般情况下胃内几乎无菌，十二指肠和上部小肠也较少，以结肠和直肠细菌最多。肠道菌群受食物成分影响，母乳喂养者以双歧杆菌为主；人工喂养和混合喂养者大肠埃希菌、嗜酸杆菌、双歧杆菌及肠球菌所占比例几乎相等。正常肠道菌群对侵入肠道的致病菌有一定的拮抗作用。婴幼儿肠道正常菌群脆弱，易受许多内外因素的影响而致菌群失调，导致消化道功能紊乱。

八、健康小儿粪便

1. 胎粪　新生儿生后 12 小时内开始排便，最初排出的大便称胎粪，为深墨绿色、黏稠、无臭味，由胎儿肠道脱落的上皮细胞、消化液及吞下的羊水组成，总量为 100~200 g，若喂乳充分，2~3 天后渐过渡为正常粪便。如生后 24 小时内无胎粪排出，应注意检查有无肛门闭锁等消化道畸形。

2. 母乳喂养儿粪便　呈黄色或金黄色，多为均匀糊状，偶有细小乳凝块，不臭，呈酸性反应（pH 4.7~5.1），每日排便 2~4 次。一般在添加辅食后次数即减少。

3. 人工喂养儿粪便　牛、羊乳喂养儿粪便为淡黄色，较干稠，有臭味，呈中性或碱性反应（pH 6~8），每日 1~2 次，易发生便秘。

4. 混合喂养儿粪便　与人工喂养者相似，但质地较软、颜色较黄。无论人乳或牛、羊乳喂养，添加辅食后，粪便性状逐渐接近成人。

第二节　口　　炎

口炎(stomatitis)是指口腔黏膜的炎症，若病变仅局限于局部如舌、齿龈、口角亦可称为舌炎、齿龈炎或口角炎。全年可发病，多见于婴幼儿。

一、病因

本病多由病毒、细菌、真菌等引起，可单独发生亦可继发于全身疾病如急性感染、腹泻、营养不良、久病体弱和维生素B、维生素C缺乏等疾病。食具消毒不严、不注意口腔卫生或各种疾病导致机体抵抗力下降等因素均可导致口炎的发生。目前细菌感染引起的口炎已经很少见，但病毒及真菌感染引起的口炎仍较常见，因此本节着重介绍鹅口疮(thrush, oral candidiasis)和疱疹性口炎(herpetic stomatitis)。

鹅口疮(又名雪口病)的病原体为白念珠菌，多见于新生儿、营养不良、腹泻、长期应用广谱抗生素或激素的患儿，新生儿多由产道感染，或因哺乳时奶头不洁及使用污染的奶具而感染。疱疹性口炎的病原体为单纯疱疹病毒，多见于1~3岁小儿，传染性强，常在集体托幼机构引起小流行。

二、临床表现

1. 鹅口疮　口腔黏膜表面覆盖白色乳凝块样小点或小片状物，可逐渐融合成大片，不易拭去，若强行擦拭剥离后，局部黏膜潮红、粗糙、可有溢血。患处不痛、不流涎，一般不影响吃奶，无全身症状。以颊黏膜最多见，其次是舌、齿龈及上颚，重症则整个口腔均被白色斑膜覆盖，甚至可蔓延至咽、喉、食管、气管、肺、肠道等，出现呕吐、吞咽困难、声音嘶哑或呼吸困难，可危及生命。

2. 疱疹性口炎　起病时发热，体温可达38~40℃，齿龈红肿，触之易出血，1~2天后，齿龈、口唇、舌和颊黏膜等部位出现单个或成簇的小疱疹，直径2~3 cm，迅速破溃后形成浅表溃疡，表面有黄白色膜样渗出物覆盖，绕以红晕。多个溃疡可融合成不规则的大溃疡，有时累及上颚及咽部。由于疼痛剧烈，患儿可表现拒食、流涎、烦躁，颌下淋巴结常肿大。病程1~2周。

本病须与疱疹性咽峡炎鉴别，后者由柯萨奇病毒引起，多发生于夏秋季。疱疹主要在咽部和软腭，有时可见于舌，但不累及齿龈和颊黏膜。

三、治疗原则

鹅口疮患儿可用2%碳酸氢钠溶液于哺乳前后清洁口腔，局部涂10万~20万U/mL制菌霉素鱼肝油混悬溶液，每日2~3次。疱疹性口炎患儿可用3%过氧化氢溶液清洗溃疡面，局部涂锡类散、冰硼散或疱疹净等，为预防继发感染可涂2.5%~5%金霉素鱼肝油。积极治疗全身性疾病，对症和支持疗法。

四、护理诊断

1. 口腔黏膜受损　与口腔感染有关。
2. 体温过高　与感染有关。
3. 急性疼痛　与口腔黏膜糜烂、溃疡有关。
4. 营养失调　低于机体需要量　与疼痛引起拒食有关。
5. 知识缺乏　与家长缺乏本病的预防及护理知识有关。

五、护理措施

（一）口腔护理

2%碳酸氢钠溶液或3%过氧化氢溶液清洁口腔后涂药，较大小儿可用含漱剂。鼓励患儿多饮水，进食后漱口，以保持口腔黏膜湿润和清洁。对流涎者，要保持口周皮肤干燥、清洁，避免引起皮肤湿疹及糜烂。

（二）正确涂药

涂药前应先将纱布或干棉球放在颊黏膜腮腺管口处或舌系带两侧，以隔断唾液，防止药物被冲掉；然后用干棉球将病变部位表面吸干后再涂药；涂药后嘱患儿闭口 10 min 再取出纱布或棉球，并嘱患儿不可立即漱口、饮水或进食。护理时动作要轻、快、准，以免引起患儿口腔疼痛而对护理产生恐惧。

（三）饮食护理

供给高热量、高蛋白、富含维生素的温凉流质或半流质食物，食物宜甜不宜咸，避免摄入酸、辣或粗、硬食物。对因口腔黏膜糜烂、溃疡引起疼痛影响进食者，可在进食前局部涂 2% 利多卡因；对不能进食者，可静脉补充或给予肠道外营养，以确保能量与液体的供给。

（四）发热护理

监测体温，体温超过 38.5℃时，给予松解衣服、置冷水袋、冰袋等物理降温，必要时给予药物降温。

（五）健康指导

教育孩子养成良好的卫生习惯，纠正吮指、不刷牙等不良习惯；年长儿应教导其进食后漱口，避免用力或粗暴擦伤口腔黏膜。指导家长食具专用，患儿使用过的食具应煮沸消毒或高压灭菌消毒。宣传均衡营养对提高机体抵抗力的重要性，避免偏食、挑食，培养良好的饮食习惯。

第三节　小儿腹泻

小儿腹泻(infantile diarrhea)，或称腹泻病，是由多种病原、多种因素引起的以大便次数增多和大便性状改变为特点的一组临床综合征，严重者可引起脱水、电解质及酸碱平衡紊乱。发病年龄以6个月~2岁多见，其中1岁以内者约占半数。一年四季均可发病，但夏秋季发病率最高。是婴幼儿时期的常见病，是我国儿童重点防治的“四病”之一。

一、病因

（一）易感因素

婴幼儿易患腹泻病，主要与下列因素有关。

1. 消化系统发育不成熟　婴幼儿胃酸和消化酶分泌少，消化酶活性低，对食物质和量变化的耐受性差；同时生长发育快，所需营养物质相对较多，消化道负担较重。因此易发生消化功能紊乱。

2. 机体防御功能差　婴儿胃内酸度低，胃排空快，对胃内的细菌杀灭能力较弱；血液中免疫球蛋白（尤其是IgM、IgA）和胃肠道SIgA均较低，免疫功能差；正常肠道菌群尚未完全建立，或因使用抗生素等导致肠道菌群失调，使正常菌群对入侵肠道致病菌的拮抗作用丧失，而易患肠道感染。

3. 人工喂养　人工喂养儿由于动物乳类中所含的体液因子（SIgA、乳铁蛋白等）和巨噬细胞及粒细胞等成分在加热时被破坏，且食物、食具易被污染，故人工喂养儿肠道感染发病率明显高于母乳喂养儿。

（二）感染因素

1. 肠道内感染　可由病毒、细菌、真菌、寄生虫引起，尤以病毒和细菌多见。

（1）病毒感染：寒冷季节的婴幼儿腹泻80%由病毒感染引起，以轮状病毒引起的秋冬季腹泻最为常见，其次是埃可病毒、柯萨奇病毒、肠道腺病毒、诺沃克病毒、冠状病毒、星状病毒和杯状病毒等。

（2）细菌感染（不包括法定传染病）：以致腹泻的大肠埃希菌为主要病原，包括致病性大肠埃希菌（EPEC）、产毒性大肠埃希菌（ETEC）、侵袭性大肠埃希菌（EIDC）、出血性大肠埃希菌（EGEC）和黏附-集聚性大肠埃希菌（EAEC）。其次是空肠弯曲菌和耶尔森菌、沙门菌、铜绿假单胞菌、金黄色葡萄球菌等。

（3）真菌感染：以白念珠菌多见。

（4）寄生虫感染：常见蓝氏贾第鞭毛虫、阿米巴原虫和隐孢子虫等。

2. 肠道外感染　患中耳炎、上呼吸道感染、肺炎、泌尿道感染、皮肤感染以及急性传染病时，可伴有腹泻。因发热及病原体毒素作用使消化功能紊乱，或肠道外感染的病原体（主要是病毒）同时感染肠道所致。

（三）非感染因素

1. 饮食因素　多见于人工喂养儿，喂养时间不定时、饮食量不当、突然改变食物种类或断奶，以及食物成分不适宜如过早给予淀粉或脂肪类食物，均可引起消化功能紊乱而致腹泻。

2. 气候因素　气候突然变化、腹部受凉使肠蠕动增加；天气过热致消化液分泌减少或口渴吃奶过多,都可诱发消化功能紊乱而引起腹泻。

3. 过敏因素　如对牛奶、大豆(豆浆)及某些食物成分过敏或不耐受而引起腹泻。

二、发病机制

导致腹泻发生的机制包括:① 肠腔内存在大量不能吸收的具有渗透活性的物质(渗透性腹泻);② 肠腔内电解质分泌过多(分泌性腹泻);③ 炎症所致的液体大量渗出(渗出性腹泻);④ 肠道运动功能异常(肠道功能异常性腹泻)等。但临床上不少腹泻并非由某单一机制引起,而是多种机制共同作用的结果。

1. 病毒性肠炎　病毒侵入肠道后,在小肠绒毛顶端的柱状上皮细胞上复制,使细胞受损,导致小肠黏膜回吸收水、电解质的能力下降,肠液在肠腔内大量积聚而引起腹泻。同时,发生病变的肠黏膜细胞分泌双糖酶不足且活性低,使食物中糖类消化不全而积滞在肠腔内,并被肠道内细菌分解成小分子的短链有机酸,使肠腔的渗透压增高;绒毛破坏亦造成载体减少,上皮细胞钠转运功能障碍,进一步造成水和电解质的丧失,加重腹泻。

2. 细菌性肠炎　产生肠毒素的细菌如产毒性大肠埃希菌侵入肠道后,在肠腔内繁殖并产生肠毒素,抑制小肠绒毛上皮细胞吸收 Na^+ 和水,促进水 Cl^- 的分泌,使小肠液增加导致水样便;各种侵袭性细菌如侵袭性大肠埃希菌、空肠弯曲菌、耶尔森菌、沙门菌、金黄色葡萄球菌等可直接侵袭小肠或结肠壁,使肠黏膜充血、水肿、炎性细胞浸润,引起渗出和溃疡等病变,导致或黏液脓血便。

3. 非感染性腹泻　主要是由饮食不当、气候突变等引起正常消化过程发生障碍,食物不能被充分消化吸收而积滞于小肠上部,使肠腔内酸度减低,有利于肠道下部细菌上移和繁殖,使食物发酵和腐败而产生短链有机酸,致肠腔的渗透压增高,并协同腐败性毒性产物刺激肠壁致肠蠕动亢进而引起腹泻。

三、临床表现

(一) 临床分型

1. 轻型腹泻　多由饮食因素或肠道外感染引起。起病可急可缓,以胃肠道症状为主,食欲缺乏,有溢奶或呕吐。大便次数增多,一般每天多在十次以内,每次大便量不多,稀薄或带水,呈黄色或黄绿色,有酸味,常见白色或黄白色奶瓣和泡沫。大便镜检可见大量脂肪球和少量白细胞。全身症状不明显,无脱水及全身中毒症状,多在数日内痊愈。

2. 重型腹泻　多由肠道内感染引起。起病常较急,除有较重的胃肠道症状外,还有明显的脱水、电解质紊乱及全身感染中毒症状。

(1) 胃肠道症状:食欲低下,常有呕吐,严重者可吐咖啡样物。腹泻频繁,每日大便从十余次到数十次,多为黄色水样或蛋花汤样便,可有少量黏液。大便镜检可见脂肪球和红细胞、白细胞。少数患儿也可有少量血便。

(2) 水、电解质和酸碱平衡紊乱症状:有脱水、代谢性酸中毒、低钾及低钙、低镁血症等(参见本章第四节)。

(3) 全身中毒症状:发热或体温不升,烦躁不安,精神萎靡或嗜睡,进而意识模糊,甚至昏迷、惊厥、休克。

（二）临床分期

1. 急性腹泻　病程<2 周。
2. 迁延性腹泻　病程在 2 周至 2 个月之间。
3. 慢性腹泻　病程>2 个月。

（三）几种常见类型肠炎的临床特点

1. 轮状病毒肠炎　轮状病毒是秋、冬季小儿腹泻最常见的病原，故又称为秋季腹泻。多见于 6 个月～2 岁的婴幼儿，>4 岁者少见。起病急，常伴有发热和上呼吸道感染症状，无明显中毒症状。病初即出现呕吐，大便次数多，量多，呈黄色或淡黄色，水样或蛋花汤样，无腥臭味。大便镜检偶有少量白细胞。常并发脱水、电解质紊乱及酸中毒。本病为自限性疾病，自然病程 3～8 天，少数较长。近年报道，轮状病毒感染也可侵犯多个脏器，如中枢神经系统、心肌等。

2. 大肠埃希菌肠炎　多发生在 5—8 月气温较高的季节。致病性和产毒性大肠埃希菌肠炎大便呈蛋花汤样或水样，混有黏液，常伴发热、呕吐，重者可有脱水、酸中毒及电解质紊乱。侵袭性大肠埃希菌肠炎大便呈黏冻状，带脓血，有腥臭味，常伴恶心、呕吐、腹痛和里急后重，全身感染中毒症状多较严重，甚至发生休克。出血性大肠埃希菌肠炎大便开始呈黄色水样便，后转为血水便，有特殊臭味，常伴腹痛，大便镜检有大量红细胞。

3. 抗生素相关性腹泻（antibiotic-associated diarrhea，AAD）　由于长期、大量使用抗生素，致肠道菌群失调，耐药性金黄色葡萄球菌、变形杆菌、铜绿假单胞菌、某些梭状芽孢杆菌和白色念珠菌等可大量繁殖，引起药物较难控制的肠炎。营养不良、免疫功能低下和长期应用肾上腺皮质激素者多见。真菌性肠炎多为白念珠菌感染所致，大便次数增多，黄色稀便，泡沫较多带黏液，有时可见豆腐渣样细块（菌落）。大便镜检可见真菌孢子和菌丝。

（四）迁延性腹泻和慢性腹泻

迁延性腹泻和慢性腹泻病病因复杂，感染、食物过敏、酶缺陷、免疫缺陷、药物因素、先天畸形等均可引起，以急性腹泻未彻底治疗或治疗不当致迁延不愈最为常见。表现为腹泻迁延不愈，病情反复，大便次数和性质不稳定，严重时可出现水、电解质紊乱。由于营养不良患儿患腹泻时易迁延不愈，持续腹泻又加重了营养不良，两者可互为因果，最终引起免疫功能低下，继发感染，形成恶性循环，导致多脏器功能异常。

（五）“生理性腹泻”

多见于<6 个月的婴儿，外观虚胖，常有湿疹，表现为生后不久即出现腹泻，但除大便次数增多外，无其他症状，食欲好，生长发育正常，添加辅食后，大便即逐渐转为正常。近年研究发现此类腹泻可能为乳糖不耐受的一种特殊类型。

四、辅助检查

1. 血常规　白细胞总数及中性粒细胞增多提示细菌感染，降低提示病毒感染（也有例外），嗜酸性粒细胞增多多属寄生虫感染或过敏性病变。

2. 大便检查　大便常规内无或偶见白细胞者常为侵袭性细菌以外的病因引起，大便内有较多的白细胞者常由于各种侵袭性细菌感染引起。细菌性肠炎大便培养可检出致病菌；真菌性肠炎，大便镜检可见真菌孢子和菌丝；病毒性肠炎可做病毒分离等检查。

3. 血液生化检查　血液电解质和血气分析测定可了解体内水电解质和酸碱平衡状态。重症患儿应同时测尿素氮。

五、治疗原则

腹泻的治疗原则为调整饮食，预防和纠正脱水，合理用药，加强护理，预防并发症。

1. 调整饮食　供给适宜、足够的营养对预防营养不良、促进恢复和缩短腹泻病程非常重要。故腹泻患儿除严重呕吐者暂禁食（不禁水）4～6小时，均应继续进食，但需根据病情进行适当的调整。

2. 预防和纠正水电解质及酸碱平衡紊乱　参见本章第四节。

3. 药物治疗

（1）控制感染：病毒和非侵袭性细菌性肠炎以饮食疗法和支持疗法为主，一般不用抗生素，但对重症、新生儿、营养不良和免疫功能低下的患儿应酌情选用抗生素治疗。侵袭性细菌性肠炎一般均需用抗生素治疗，可根据大便细菌培养和药敏试验结果选用敏感的抗生素治疗。抗生素诱发性肠炎应停用原使用的抗生素，可选用万古霉素、新青霉素、抗真菌药物等。寄生虫性肠炎可选用甲硝唑、大蒜素等。

（2）微生态疗法：有助于恢复肠道正常菌群的生态平衡，抑制病原菌定植和侵袭，控制腹泻。常用双歧杆菌、嗜酸乳杆菌等制剂。

（3）肠黏膜保护剂：能吸附病原体和毒素，维持肠细胞的吸收和分泌功能，并与肠道黏液糖蛋白相互作用可增强其屏障功能，阻止病原体的攻击。常用蒙脱石散。

（4）对症治疗：急性腹泻一般不用止泻剂，因止泻会增加毒素的吸收；腹胀明显者可肌内注射新斯的明或肛管排气；呕吐严重者可针刺足三里或肌内注射氯丙嗪等。

4. 预防并发症　迁延性、慢性腹泻常伴营养不良或其他并发症，病情较为复杂，必须寻找其原因，采取综合治疗措施。

六、护理评估

1. 健康史　评估喂养史，如喂养方式、喂何种乳品、冲调浓度、喂养次数及量、添加辅食及断奶情况；有无不洁饮食及食物过敏史；是否有腹部受凉或过热致饮水过多；是否有上呼吸道感染、肺炎等肠道外感染病史。

2. 身体状况　评估患儿生命体征如神志、体温、脉搏、呼吸、血压等；腹泻开始时间、次数、性质、量，有无呕吐、腹胀、腹痛、里急后重等不适；评估脱水程度和性质，有无低钾血症和代谢性酸中毒症状；检查肛周皮肤有无发红、糜烂、破损。了解大便常规、致病菌培养、血生化等化验结果及意义。

3. 心理-社会状况　评估家长对疾病的心理反应及认识程度、文化程度、喂养及护理知识等；评估患儿家庭的居住环境、经济状况、卫生习惯等。

七、护理诊断

1. 腹泻　与感染、喂养不当等致胃肠道功能紊乱有关。
2. 体液不足　与腹泻、呕吐致体液丢失过多和摄入不足有关。
3. 体温过高　与肠道感染有关。
4. 有皮肤完整性受损的危险　与大便刺激臀部皮肤及尿布使用不当有关。
5. 潜在并发症　水、电解质及酸碱平衡紊乱。
6. 知识缺乏　与家长缺乏合理喂养知识及相关的护理知识有关。

八、护理目标

1. 患儿腹泻、呕吐次数逐渐减少至停止，大便性状恢复正常。
2. 患儿脱水、电解质紊乱纠正，尿量正常，体重恢复正常。
3. 患儿体温逐渐恢复正常。
4. 患儿臀部皮肤保持完好。
5. 患儿不发生酸中毒、低血钾等并发症或及时发现后得到有效处理。
6. 家长能掌握科学喂养知识及腹泻的预防、护理知识。

九、护理措施

（一）腹泻的护理

1. 调整饮食　继续喂养，但必须调整和限制饮食。母乳喂养者继续哺乳，暂停辅食；人工喂养儿可喂稀释乳或米汤、酸奶、脱脂奶等，待腹泻次数减少后给予流质或半流质饮食如粥、面条，少量多餐，随着病情稳定和好转，逐步过渡到正常饮食。呕吐严重者，可暂时禁食4~6小时（不禁水），待好转后继续喂食，由少到多，由稀到稠。病毒性肠炎多有双糖酶缺乏，不宜用蔗糖，并暂停乳类喂养，改为豆制代乳品、发酵乳或去乳糖配方乳。腹泻停止后逐渐恢复营养丰富的饮食，并每日加餐1次，共2周，以满足生长发育的需求。

2. 控制感染　感染性腹泻患儿应进行消化道隔离，护理患儿前后要认真洗手，对患儿的衣物、尿布、用具及便盆应分类消毒，以防交叉感染。遵医嘱应用敏感、有效的抗生素以控制感染。

（二）体液不足的护理

参见本章第四节。

（三）发热护理

密切观察患儿体温变化，对高热者给予头部冰敷等物理降温措施，擦干汗液，及时更衣，做好口腔护理及皮肤护理。

（四）臀部护理

腹泻时，大便次数频繁而且含有大量肠液及消化酶，肛门周围皮肤容易发生糜烂甚至引起溃疡及感染。需选用吸水性强的柔软布质或纸质尿布,避免使用不透气塑料布或橡皮布,勤更换,每次便后用温水清洗臀部并吸干,以保持皮肤清洁、干燥,防止尿布皮炎发生。局部皮肤发红处涂以5%鞣酸软膏或40%氧化锌油并按摩片刻,促进局部血液循环;也可采用暴露法,臀下仅垫尿布,不加包扎,使臀部皮肤暴露于空气中或阳光下。局部皮肤溃疡可用灯泡局部烘照,每日2次,每次照射15~20 min,灯泡25~40 W,灯泡距离臀部患处30~40 cm,并有专人看护,避免烫伤,照射后局部涂以油膏。

(五)密切观察病情

1. 监测生命体征　如神志、体温、脉搏、呼吸、血压等。

2. 观察大便情况　观察并记录大便次数、颜色、气味、性状、量,做好动态比较,为输液方案和治疗提供可靠依据,并及时送检。

3. 观察全身中毒症状　如发热、烦躁、嗜睡、倦怠等。

4. 观察水、电解质和酸碱平衡紊乱症状　如脱水情况及其程度、代谢性酸中毒表现、低血钾表现等。

(六)健康指导

1. 指导合理喂养　宣传母乳喂养的优点,避免在夏季断奶,按时逐步添加辅食,防止过食、偏食及饮食结构突然变动。

2. 培养良好的卫生习惯　注意饮食卫生,食物要新鲜,食具要定时消毒,避免肠道内感染。教育小儿饭前便后洗手,勤剪指甲。

3. 及时治疗营养不良、佝偻病等,适当户外活动,加强体格锻炼。

4. 注意气候变化,防止受凉或过热。

5. 避免长期滥用广谱抗生素。

第四节　小儿液体疗法及其护理

体液是人体的重要组成部分,保持体液平衡是维持生命所必需的条件。体液平衡包括维持水、电解质、酸碱度和渗透压的正常,主要依赖于神经、内分泌系统和肺、肾脏等器官的正常调节功能。小儿由于这些器官系统发育不成熟,极易受疾病和外界环境的影响而致体液平衡紊乱,如处理不当或不及时,可危及小儿生命,因此液体疗法是儿科治疗中的重要内容。

一、小儿体液平衡的特点

(一)体液的总量和分布

体液由血浆、间质液、细胞内液3部分组成,前两者合称为细胞外液。细胞内液和血浆液量相对稳定,惟间质液量变化较大。年龄越小,体液总量相对愈多,间质液量所占的比例也越大(表6-1)。因此,小儿发生急性脱水时,由于细胞外液首先丢失,故脱水症状可在短期内立即出现。

表 6-1 不同年龄小儿的体液分布

年龄	细胞内液	细胞外液		体液总量
		血浆	间质液	
新生儿	35	6	37	78
~1 岁	40	5	25	70
~14 岁	40	5	20	65
成人	40~45	5	10~15	55~60

（二）体液的电解质组成

细胞内液与细胞外液的电解质组成差别显著，细胞内液以 K^+、Mg^{2+}、HPO_4^{2-} 和蛋白质为主；细胞外液以 Na^+、Cl^-和 HCO_3^- 为主，其中 Na^+含量占细胞外液阳离子总量的 90%以上，对维持细胞外液的渗透压起主要作用，临床上通过测定血钠来判断血浆的渗透压，血浆渗透压(mmol/L)=(血钠+10)×2。小儿体液的电解质组成与成人相似，惟生后数日内新生儿血钾、氯、磷和乳酸偏高，血钠、钙和碳酸氢盐偏低。

（三）水代谢的特点

正常人体内水的出入量与体液保持动态平衡。小儿由于生长发育和新陈代谢的需要，年龄越小需要水量相对越多，正常婴儿每日需水量约 120~160 mL/kg，每日水的进、出量(体内外水的交换量)约等于细胞外液的 1/2，而成人仅 1/7，故婴儿体内水的交换率比成人快 3~4 倍，对缺水的耐受性差，在病理情况如呕吐、腹泻时则容易出现脱水。

（四）体液调节的特点

体液平衡调节主要靠肾脏、肺脏、神经和内分泌系统调节功能以及血浆中的缓冲系统。小儿体液调节功能尚未成熟，因此易出现水和电解质代谢紊乱。

二、水、电解质和酸碱平衡紊乱

（一）脱水

脱水是指水分摄入不足或丢失过多所导致的体液总量尤其是细胞外液量的减少，除失水外，尚有钠、钾等电解质的丢失。

1. 脱水程度　指患病后累积的体液损失量。一般根据病史和临床表现综合分析，将脱水分为轻、中、重 3 度(表 6-2)。

营养不良患儿因皮下脂肪少，皮肤弹性差，容易把脱水程度估计过高；肥胖小儿皮下脂肪多，脱水程度常易估计过低。故临床上不应单凭皮肤弹性来判断脱水程度，需综合考虑。

2. 脱水性质　指现存体液渗透压的改变。由于脱水时水和电解质丢失的比例不同，因而导致体液渗透压发生不同的改变，据此可分为等渗性、低渗性和高渗性脱水 3 种类型(表 6-3)。临床以等渗性脱水最常见，其次为低渗性脱水，高渗性脱水较少见。钠是决定细胞外液渗透压的主要成分,所以常用血钠来判断细胞外液的渗透压。

表 6-2 不同程度脱水的临床表现

	轻度	中度	重度
失水占体重比例	3%~5%	5%~10%	>10%
失水量	30~50 mL/kg	50~100 mL/kg	100~120 mL/kg
精神状态	稍差	萎靡或烦躁	昏睡或昏迷
皮肤弹性	稍差	差	极差
口腔黏膜	稍干燥	干燥	极干燥或干裂
前囟和眼窝	稍凹陷	凹陷	明显凹陷
眼泪	有	少	无
尿量	稍减少	明显减少	少尿或无尿
周围循环衰竭	无	不明显	有
酸中毒	无	有	严重

表 6-3 不同性质脱水临床特点

	等渗性	低渗性	高渗性
主要原因	呕吐腹泻脱水或腹泻时补低渗液过多,水、电解质成比例丢失	营养不良伴腹泻,电解质丢失多于水	高热脱水或腹泻时补高渗液过多,水丢失多于电解质
血钠(mmoL/L)	130~150	<130	>150
渗透压(mmoL/L)	280~320	<280	>320
主要丧失液区	细胞外液	细胞外液	细胞内脱水
临床表现	一般脱水征(表 6-2)	脱水征+循环衰竭	口渴、烦躁、高热、惊厥

(二)酸碱平衡紊乱

正常血液的 pH 维持在 7.35~7.45,pH<7.30 为酸中毒,pH>7.45 为碱中毒。发生酸碱平衡紊乱时,如果机体通过体内缓冲系统以及肺、肾的调节,使血液的 pH 仍保持在正常范围时则称为代偿性酸中毒或碱中毒。由于代谢因素引起者称为代谢性酸中毒或碱中毒,由肺部排出 CO_2 减少或过多引起者称为呼吸性酸中毒或碱中毒。

代谢性酸中毒是小儿腹泻最常见的酸碱平衡紊乱类型,是由于代谢紊乱致细胞外液 HCO_3^- 减少或 H^+增加而引起。因此本节仅介绍代谢性酸中毒。

1. 病因 ① 腹泻丢失大量碱性物质;② 进食少及肠吸收不良,摄入热量不足致体内脂肪分解增加,产生大量酮体;③ 脱水时血容量减少,血液浓缩,血流缓慢,使组织灌注不良、缺氧和乳酸堆积;④ 脱水使肾血流量不足,尿量减少,引起酸性代谢产物滞留体内等。因此,腹泻患儿常存在代谢性酸中毒，一般脱水越重，酸中毒也越重。

2. 临床表现　根据血 HCO_3^- 的测定结果，将代谢性酸中毒分为轻度（18~13 mmol/L）、中度（<13~9 mmol/L）和重度（<9 mmol/L）。轻度酸中毒症状不明显，仅有呼吸稍快，多通过血气分析发现并做出诊断；典型酸中毒表现为精神萎靡、嗜睡或烦躁不安，呼吸深长，口唇呈樱桃红色，呼气有酮味，恶心、呕吐，昏睡或昏迷。新生儿及小婴儿因呼吸代偿功能较差，仅表现为面色苍白、拒食、精神萎靡等，而呼吸改变并不典型。

3. 治疗原则　积极治疗原发病。中、重度酸中毒或经补液后仍有酸中毒症状者，应补充碱性液体，首选5%碳酸氢钠，临床应用时一般应加5%或10%葡萄糖液稀释3.5倍成等张液体（1.4%碳酸氢钠）。

（三）低钾血症

正常血清钾浓度为3.5~5.5 mmol/L，当血清钾低于3.5 mmol/L时为低钾血症。

1. 病因　① 腹泻、呕吐丢失大量钾；② 进食少，钾摄入不足；③ 钾分布异常：在纠正脱水、酸中毒前，由于血液浓缩、酸中毒时细胞内钾向细胞外转移及尿少致排钾减少等原因，虽体内钾总量减少，但血钾多数正常。当输入不含钾的溶液时，随着血钾被稀释、酸中毒纠正后钾从细胞外向细胞内转移、输入的葡萄糖合成糖原消耗钾、利尿后排钾增加以及大便继续失钾等，使血钾迅速下降。

2. 临床表现　① 神经肌肉兴奋性降低：如精神萎靡、反应低下、躯干和四肢肌肉无力、腱反射减弱或消失、腹胀、便秘、肠鸣音减弱或消失，严重者出现呼吸肌麻痹及肠和膀胱麻痹；② 心血管：如心率增快、心肌收缩无力，心音低钝、血压降低、心脏扩大、心律失常等，心电图显示ST段下降，Q-T间期延长，T波低平、双向或倒置，出现U波等；③ 肾脏损害：出现多尿、夜尿、口渴、多饮等症状，还可并发低钾、低氯性碱中毒。

3. 治疗原则　主要治疗原发病和补充钾盐。轻症患儿可口服氯化钾，一般每天3~4 mmol/kg）；重者需静脉补钾，每日4~6 mmol/kg，静脉点滴时液体中钾的浓度不能超过0.3%，静滴时间不应短于8小时，切忌静脉推注，且必须见尿补钾，以免引起高血钾导致心跳骤停。

（四）低钙、低镁血症

腹泻患儿进食少，吸收不良，大便中丢失钙、镁离子，可使体内钙、镁离子减少，活动性佝偻病和营养不良患儿更多见。在脱水和酸中毒时，由于血液浓缩，离子钙向细胞外转移，患儿可不出现相应的症状。当脱水和酸中毒被纠正后出现低钙症状如手足抽搐或惊厥；若经静脉缓注10%葡萄糖酸钙后症状仍不见好转时，应考虑有低镁血症的可能，其表现为易激惹、烦躁不安、手足震颤，严重者可有惊厥，应深部肌内注射25%硫酸镁。

三、液体疗法常用溶液及其配制

1. 非电解质溶液　常用5%和10%葡萄糖溶液，5%葡萄糖溶液为等张液，10%葡萄糖溶液为高张液。但葡萄糖溶液输入体内后很快被氧化成二氧化碳和水，同时提供热量或转变成糖原贮存，失去其渗透压的作用，故5%和10%葡萄糖溶液被视为无张力溶液。

2. 电解质溶液　主要用于补充损失的液体和所需的电解质，纠正体液的渗透压和酸碱平衡失调。

（1）0.9%氯化钠溶液（生理盐水）：为等张液，含 Na^+ 和 Cl^- 均为 154 mmol/L，Na^+ 接近于血浆浓度（142 mmol/L），Cl^- 比血浆浓度（103 mmol/L）高，故大量输入体内可致血氯升高，有造成高氯性酸中毒的危险。因此，临床常以 2 份生理盐水和 1 份 1.4%碳酸氢钠混合，使其钠与氯之比为 3:2，与血浆中氯钠之比相近。

（2）碱性溶液：主要用于纠正酸中毒。① 碳酸氢钠溶液：1.4%碳酸氢钠为等张液；5%碳酸氢钠为高张液，稀释 3.5 倍即成等张液。② 乳酸钠溶液：需在有氧条件下，经肝脏代谢产生 HCO_3^- 而起作用，显效缓慢。在肝功能不全、缺氧、休克、新生儿期以及乳酸潴留性酸中毒时，不宜使用。1.87%乳酸钠为等张液；11.2%乳酸钠为高张液，稀释 6 倍即为等张液。

（3）氯化钾溶液：用于纠正低钾血症，常用 10%氯化钾溶液，静脉滴注时必须稀释成 0.2%～0.3%浓度，并注意排尿情况，不可直接静脉推注。

3. 混合溶液　临床应用液体疗法时，常将几种溶液按一定比例配制成不同的混合溶液，以满足患儿不同病情时输液的需要。以下是常用混合液的组成（表 6-4）和简便配制（表 6-5）。

表 6-4　常用混合溶液的组成

溶液种类	0.9%氯化钠	5%或 10%葡萄糖	1.4%碳酸氢钠	渗透压或张力
2:1等张含钠液	2 份	—	1 份	等张
1:1液	1 份	1 份	—	1/2 张
1:2液	1 份	2 份	—	1/3 张
* 1:4液	1 份	4 份	—	1/5 张
2:3:1液	2 份	3 份	1 份	1/2 张
4:3:2液	4 份	3 份	2 份	2/3 张

* 注：1:4液 1 000 mL+10%氯化钠 15 mL 配成的液体即生理维持液。

表 6-5　几种常用混合溶液的简便配制

溶液种类	5%或 10%葡萄糖（mL）	加入溶液（mL）	
		10%氯化钠（mL）	5%碳酸氢钠（mL）（11.2%乳酸钠）
2:1等张含钠液	加至 500	30	47（30）
1:1液	加至 500	20	—
1:2液	加至 500	15	—
1:4液	加至 500	10	—
2:3:1液	加至 500	15	24（15）
4:3:2液	加至 500	20	33（20）

注：临床为方便配置，加入液体量均为整数，配成的溶液是近似的浓度。

4. 口服补液盐溶液(oral rehydration salts,ORS 溶液) ORS 溶液是 WHO 推荐用以治疗急性腹泻合并脱水的一种口服溶液。其新配方为:氯化钠 2.6 g,枸橼酸钠 2.9 g,氯化钾 1.5 g,葡萄糖 13.5 g,加水至 1 000 mL,总渗透压 245 mOsm/L。

四、婴幼儿腹泻的液体疗法

液体疗法的目的在于纠正水、电解质和酸碱平衡紊乱,以恢复机体的正常生理功能。具体实施时要全面了解患儿疾病情况,根据病史、临床表现和实验室资料等进行综合分析,判断水、电解质及酸碱平衡紊乱的程度和性质,以确定补液方案。小儿腹泻液体疗法包括口服补液法和静脉补液法两种。

(一)口服补液法

ORS 溶液适用于中度以下脱水、呕吐不严重的患儿,新生儿和有明显呕吐、腹胀、休克、心肾功能不全或其他严重并发症的患儿不宜采用口服补液。在口服补液过程中要随时注意观察病情变化,如病情加重,则随时改用静脉补液。

(二)静脉补液法

适用于严重呕吐、腹泻,伴中、重度脱水的患儿。主要用于快速纠正水、电解质及酸碱平衡紊乱。其基本方法首先是根据脱水程度和性质来定量、定性、定速,然后考虑酸碱平衡和电解质紊乱等问题。基本原则包括"先盐后糖、先浓后淡(指电解质浓度)、先快后慢、见尿补钾、见酸补碱,见惊补钙"。

1. 定输液总量(定量) 入院后第 1 天补液总量包括累积损失量、继续损失量及生理需要量 3 个部分。

(1) 累积损失量:指发病后至补液时所损失的水和电解质总量。根据脱水程度决定,轻度脱水 30~50 mL/kg,中度脱水 50~100 mL/kg,重度脱水 100~120 mL/kg。

(2) 继续损失量:指补液开始后,因呕吐、腹泻等继续损失的液体量。应按实际损失量来估计,一般按每日损失 10~40 mL/kg 计算。

(3) 生理需要量:主要是维持基础代谢所需要的量,应评估小儿每日的摄入量来加以补充。在禁食水情况下婴幼儿每日约为 60~80 mL/kg。

综合以上 3 部分,第 1 天的补液总量约为:轻度脱水 90~120 mL/kg,中度脱水 120~150 mL/kg,重度脱水 150~180 mL/kg。先按 1/2~2/3 量补给,余量视病情决定取舍。对合并营养不良、肺炎、心肾功能不全的患儿及学龄期儿童(其体液组成已接近成人),补液总量应酌减 1/4~1/3。

2. 定输液种类(定性) 主要是指补充水和电解质的比例。

(1) 累积损失量:根据脱水性质而定。一般低渗性脱水给 2/3 张液体,等渗性脱水 1/2 张液体,高渗性脱水给 1/5~1/3 张液体。若临床判断脱水性质有困难,可先按等渗性脱水处理。

(2) 继续损失量:一般用 1/3~1/2 张液体。

(3) 生理需要量:可给予 1/5~1/4 张液体。

3. 定输液速度(定速) 根据脱水程度和性质而定,原则为先快后慢。重度脱水有周围循环衰竭者，应先快速扩容，以改善血循环及肾功能，一般用 2∶1 等张含钠液或 1.4%碳酸氢钠 20 mL/kg，总量不超过 300 mL，于 30～60 min 内静脉推注或快速滴注。累积损失量（相当于补液总量的 1/2，并扣除扩容液量）应在开始输液的 8～12 小时补足，约每小时 8～10 mL/kg。脱水纠正后，补充继续损失量和生理需要量的速度宜减慢，余下液体于 12～16 小时均匀滴入，约每小时 5 mL/kg。对低渗性脱水输液速度可稍快，高渗性脱水时输液速度宜放慢。若吐泻缓解，可酌情减少补液量或改为口服补液。

第 2 天以后的补液，一般只补继续损失量和生理需要量，于 12～24 小时内均匀输入，能口服者应尽量口服。

4. 纠正酸中毒　因输入的混合溶液中已含有一部分碱性溶液，输液后循环和肾功能改善，酸中毒即可纠正。中、重度酸中毒可根据临床症状结合血气测定结果，另加碱性溶液纠正。

5. 纠正低血钾　见上述低钾血症的治疗内容。

6. 纠正低血钙、低血镁　出现低血钙症状时可用 10%葡萄糖酸钙 5～10 mL，用等量葡萄糖液稀释后静注。低血镁者用 25%硫酸镁按每次 0.1 mL/kg 深部肌内注射，每 6 小时一次，症状缓解后停用。

7. 供给热量　在输液时，还应供给热量，以维持基础代谢所需。由静脉输入葡萄糖时浓度不宜过高（不超过 15%），速度不宜过快［不超过 1 g/（kg · h）］，否则可使血浆葡萄糖浓度上升，渗透压增高。必要时可应用肠道外营养。

五、腹泻患儿液体疗法的护理

（一）口服补液的护理

1. 教会家长口服液的配制方法，必要时应指导家庭自制口服液：用米汤 500 mL+细盐 1.75 g（半个啤酒瓶盖）或用白开水 500 mL+白糖 10 g+细盐 1.75 g 制作。

2. 向家长示范喂服方法　2 岁以下患儿每 1～2 分钟喂 5 mL，年长儿可以用杯子少量多次饮用；服用期间让患儿适当多饮温开水，防止高钠血症的发生。

3. 指导家长观察病情的方法，密切注意脱水纠正状况。如患儿出现眼睑浮肿，应停止服用 ORS 溶液，改为白开水口服；如病情不见好转或加重，应及时到医院就诊。

（二）静脉补液的护理

1. 补液前准备　应全面评估患儿的病史、病情、补液目的及其临床意义；熟悉所输液体的组成、性质、用途、配制及配伍禁忌等。做好家长的解释工作，以取得配合；同时也要做好患儿的解释和鼓励工作，以消除其恐惧心理。对不合作患儿加以适当约束或按医嘱给予镇静剂，以保证输液的顺利进行。

2. 输液过程中的注意事项

（1）按医嘱要求全面安排 24 小时的液体总量，并遵循“补液原则”分期分批输入。

（2）严格掌握输入速度，明确每小时应输入量，计算出每分钟输液滴数，防止输液速度过快或过缓。有条件最好使用输液泵，以更精确地控制输液速度。

（3）注意观察静脉点滴是否通畅，有无堵塞、肿胀及漏出血管外等。注意有无输液反应，若发现应及时与医生联系,并寻找原因和采取措施。

(4) 密切观察病情

1) 观察生命体征及一般情况,警惕心力衰竭和肺水肿的发生。

2) 观察脱水情况:注意患儿呕吐和腹泻的次数及量的变化,观察患儿神志状态,有无口渴,皮肤、黏膜干燥程度,眼窝及前囟凹陷程度,眼泪及尿量多少、末梢循环情况等。动态观察补液前后脱水症状是否改善,作为补液方案是否调整的依据。如补液方案合理,患儿一般于补液3~4小时内开始排尿,表明血容量已经恢复;若24小时内患儿皮肤弹性及眼窝凹陷恢复,说明脱水已纠正;若补液后尿量多而脱水未纠正,说明输入的液体张力过低;若补液后眼睑浮肿,可能是输入电解质比例过高。

3) 观察酸中毒表现;注意酸中毒纠正后,有无出现低钙惊厥。注意碱性液体有无漏出血管外,以免引起局部组织坏死。

4) 观察低血钾表现,并按照“见尿补钾”的原则,严格掌握补钾的浓度和速度,绝不可直接静脉推注。

(5) 记录24小时出入量:液体入量包括口服液体量、静脉输液量和食物含水量;液体出量包括尿量、呕吐和大便丢失的水量、不显性失水量等。呼吸增快时,不显性失水增加4~5倍;体温每升高1℃,不显性失水每小时增加0.5 mL/kg;环境湿度大小可分别减少或增加不显性失水;体力活动增多时,不显性失水增加30%。婴幼儿大小便不易收集,可用“秤尿布法”计算液体排出量。

(吴淑君　汪小玉)

思考题

1. 患儿,张×,男,10个月,因腹泻伴发热2天入院。平时发育营养正常,人工喂养。2天来大便质稀,蛋花汤样,15~20次/日,伴低热,偶有呕吐,1天来尿量减少,6小时以来无尿。查体:T 39℃,P 138次/min,R 41次/min,Bp 60/40 mmHg,脉弱,神志朦胧,口干,口唇樱红,眼窝及前囟凹陷,皮肤弹性差,哭无泪,四肢凉。血钠132 mmol/L。经诊断该患儿为感染性腹泻。问题:

(1) 该患儿是什么程度、什么性质的脱水?

(2) 该患儿的主要护理诊断是什么?

(3) 如何进行臀部护理?

(4) 患儿在输液过程中护理应注意哪些问题?

2. 女婴,4个月,以“腹泻伴发热3天”为主诉于2005年12月10日入院,患儿于入院前3天无明显诱因出现腹泻,大便每日数十次,呈黄色蛋花汤样便,有时呈稀水便,量多,伴有发热,体温波动于38.5~40℃之间,进食易吐,吐出胃内容物,量少,呈非喷射状,每日3~4次,伴咳嗽,咳痰,流涕。发病后患儿精神差,食少,口渴,6小时内未排尿。查体:T 39.8℃,P 130次/min,R 40次/min,Wt 5 kg,昏睡,皮肤干燥,弹性极差,前囟约2.5 cm×2.5 cm,深凹陷,眼不能闭合,口唇及口腔黏膜极干燥,口唇呈樱桃红,咽红,双肺呼吸音清,HR 130次/min,律齐,无杂音,腹胀,肝脾肋下未及,肠鸣音1次/min,四肢凉,膝腱反射减弱。辅助检查:血钠135 mmol/L,

血钾3.0 mmol/L,血 HCO_3^- 12 mmol/L。临床诊断:感染性腹泻(急性、重型)。问题:

(1) 该患儿是什么程度、什么性质的脱水?

(2) 酸碱平衡紊乱的类型及程度。

(3) 根据患儿目前身心状况,列出其主要护理诊断。

(4) 如何对该患儿进行饮食护理?

第七章　呼吸系统疾病患儿的护理

学习要点：

1. 掌握：小儿急性上呼吸道感染的病因、临床表现及护理；小儿肺炎的分类、临床表现、治疗要点及护理。

2. 熟悉：小儿呼吸系统解剖生理特点；小儿急性上呼吸道感染的治疗要点；小儿肺炎的病因及发病机理。

3. 了解：小儿急性上呼吸道感染的辅助检查；小儿急性支气管炎、小儿肺炎的辅助检查；不同病原体所致小儿肺炎的特点。

呼吸系统疾病是小儿时期的常见病，发病率居儿科疾病首位，其中以急性呼吸道感染最为常见，约占儿科门诊病人总数的60%以上。根据联合国儿童基金会调查结果，全世界每年有350万5岁以下儿童死于肺炎，占此年龄段儿童死亡率的28%。年龄愈小，病死率愈高；我国每年5岁以下儿童因肺炎死亡者约35万，占全世界儿童肺炎死亡的10%。因此，做好小儿时期呼吸系统疾病的防治工作极为重要。

第一节　小儿呼吸系统解剖生理特点

小儿各年龄阶段其呼吸系统具有不同的解剖生理特点，而这些特点与呼吸道疾病的发生、预后及防治有着密切的关系。因此，了解这些特点有助于正确认识呼吸系统疾病的诊断、治疗和预防。临床上以环状软骨下缘为界，将呼吸系统分为上、下呼吸道两个部分。上呼吸道指鼻旁窦、鼻腔、咽及耳咽管、喉等部位；下呼吸道指气管、支气管、毛细支气管、呼吸性细支气管及肺泡。

一、解剖特点

（一）上呼吸道

1. 鼻与鼻窦、鼻泪管　婴幼儿时期，由于头面部颅骨发育不成熟，鼻和鼻腔相对短小，后鼻道狭窄，缺少鼻毛，鼻黏膜柔嫩，富于血管组织，故易受感染。感染时鼻黏膜充血肿胀使鼻腔更加狭窄，甚至堵塞，引起呼吸困难及吮吸困难。婴儿时期鼻黏膜下层缺乏海绵组织，至性成熟时期才发育完善，故婴儿极少发生鼻衄，6～7岁后鼻出血才多见。婴幼儿鼻窦发育未成熟，上颌窦及筛窦出生时虽已形成，但极小，2岁后才开始发育，至12岁才发育充分。额窦在1岁以前尚未发育，2岁时开始出现。蝶窦出生即存在，5～6岁时才增宽。婴儿可患鼻窦炎，以筛窦及上颌窦最容易感染。此外，小儿鼻泪管较短，开口部的瓣膜发育不全，在上呼吸道感染时易侵犯眼结膜，引起结膜炎症。

2. 咽与咽鼓管　小儿咽部相对狭小及垂直，鼻咽部富于集结的淋巴组织，其中包括鼻咽扁桃体和腭扁桃体，前者在 4 个月即发育，如增殖过大，称为增殖体肥大；后者在 1 岁末逐渐退化。因此，扁桃体炎多发生在年长儿，而婴幼儿则较少见到。婴幼儿咽鼓管较宽，短而直，呈水平位，故上呼吸道感染后容易并发中耳炎。

3. 喉　小儿喉部相对较长，喉腔狭窄，呈漏斗形，软骨柔软，声带及黏膜柔嫩，富于血管及淋巴组织，容易发生炎性肿胀，由于喉腔及声门都狭小，患喉炎时易发生梗阻而致吸气性呼吸困难。

（二）下呼吸道

1. 气管与支气管　小儿气管和支气管管腔相对狭小，软骨柔软，缺乏弹力组织。黏膜柔嫩，血管丰富，黏液腺发育不良，分泌黏液不足而较干燥，黏膜纤毛运动差，清除吸入的微生物等作用不足。因此，不仅易感染，而且易引起呼吸道狭窄与阻塞。由于右侧支气管较直，为气管直接延伸，左侧支气管则自气管侧方分出，故支气管异物多见于右侧，引起右侧肺段不张或肺气肿。

2. 肺　小儿肺组织发育尚未完善，肺泡数量少，气体交换面积不足，但间质发育良好，血管组织丰富，造成含气量少而含血多，故易于感染。炎症时也易蔓延，感染时易引起间质性炎症、肺不张及坠积性肺炎。由于肺弹力纤维组织发育差，易发生肺不张和肺气肿。

3. 胸廓　小儿胸廓较短小，其前后径约与横径相等，呈圆桶状。肋骨处于水平位，与脊柱几乎成直角。膈肌位置较高，使心脏呈横位，胸腔狭小，但肺脏相对较大，几乎充满胸廓；加上胸部呼吸肌不发达，主要靠膈肌呼吸，易受腹胀等因素影响，肺的扩张受到限制不能充分地进行气体交换，使小儿的呼吸在生理和病理方面经常处于不利的地位。

二、生理特点

（一）呼吸频率和节律

由于小儿胸廓解剖特点，肺容量相对较小，使呼吸受限制，而小儿代谢旺盛，需氧量接近成人，为满足机体代谢和生长需要，只有增加呼吸频率来代偿。故年龄愈小，呼吸频率愈快，因此在应付额外负担时的储备能力较成人差。婴幼儿因呼吸中枢发育不完善，呼吸运动调节功能较差，迷走神经兴奋占优势，易出现呼吸节律不齐、间歇呼吸及呼吸暂停等，尤以新生儿明显。不同年龄小儿的每分钟呼吸、脉搏次数见表 7-1。

（二）呼吸类型

婴幼儿胸廓活动范围受限，呼吸肌发育不全，故呼吸时肺主要向横膈方向移动，呈腹（膈）式呼吸。随年龄增长，肋骨由水平位逐渐成斜位，呼吸肌也逐渐发达，胸廓前后径和横径增大，膈肌和腹腔器官下降，至 7 岁以后大多数改变为胸腹式呼吸，少数 9 岁以上的女孩可表现为胸式呼吸。

表 7-1 各年龄小儿呼吸和脉搏频率(次/min)

年龄	呼吸	脉搏	呼吸:脉搏
新生儿	40~45	120~140	1:3
1 岁以下	30~40	110~130	1:3~4
2~3 岁	25~30	100~120	1:3~4
4~7 岁	20~25	80~100	1:4
8~14 岁	18~20	70~90	1:4

(三) 呼吸功能

小儿应付额外负担的储备能力差。婴幼儿患肺炎时,其缺氧代偿呼吸量的增加,最多不超过 2.5 倍,故易发生呼吸衰竭。

(四) 血气分析

新生儿和婴幼儿的肺功能检查难以进行,但可进行血气分析了解氧饱和度水平和血液酸碱平衡状态,为诊断和治疗提供依据。小儿动脉血气分析正常值见表 7-2。

表 7-2 小儿动脉血气分析正常值

项目	新生儿	2 岁以下	2 岁以上
pH	7.30~7.40	7.30~7.40	7.30~7.40
PaO_2(kPa)	7.98~11.97	10.64~13.30	10.64~13.30
$PaCO_2$(kPa)	3.99~4.67	3.99~4.67	4.67~6.00

三、免疫特点

小儿机体免疫机能尚未健全,IgA 不能通过胎盘,新生儿血清中无 IgA,生后 3 个月开始逐渐合成,1 岁以后逐渐增加,12 岁时才达到成人水平。分泌型 IgA 是呼吸道黏膜抵抗感染的重要因素,但新生儿及婴幼儿呼吸道黏膜分泌型 IgA 水平较低,尤其是那些不能从母乳得到分泌型 IgA 的人工喂养儿更低,加之其他免疫球蛋白如 IgG、IgM 在生后 5~6 个月时亦不足,此外,乳铁蛋白、溶菌酶、干扰素、补体等数量不足,肺泡巨噬细胞功能不足,故婴幼儿期易患呼吸道感染。

第二节 急性上呼吸道感染

急性上呼吸道感染(acute upper respiratory infection, AURI)简称上感,是小儿最常见的疾

病。主要指鼻、鼻咽和咽部的急性感染。

一、病因

90%以上由病毒引起，如合胞病毒、流感病毒、副流感病毒、腺病毒、鼻病毒、柯萨奇病毒等。也可继发细菌感染，以溶血性链球菌、肺炎球菌最为常见。婴幼儿时期由于上呼吸道的解剖生理和免疫特点易患呼吸道感染，若患有维生素D缺乏性佝偻病、营养不良、贫血等病，或环境因素及护理不当往往容易诱发本病。

二、临床表现

（一）一般病例

常于受凉后1~3天出现症状。

1. 全身症状　大多数患儿有发热，体温可高可低，持续1~2天或10余天不等。重症患儿可出现畏寒、头痛、食欲缺乏、乏力。婴幼儿多有高热，常伴有呕吐、腹泻、腹痛，烦躁不安、甚至热性惊厥。部分患儿发病早期，可有阵发性腹痛，有的类似急腹症，与发热所致的肠痉挛、肠蠕动增强、蛔虫骚动或肠系膜淋巴结炎有关。

2. 局部症状和体征　主要是鼻咽部症状，如出现鼻塞、流涕、喷嚏、流泪、咽部不适、发痒、咽痛等，可伴轻咳及声音嘶哑。新生儿和小婴儿可因鼻塞而出现张口呼吸或拒乳。体检时可见咽部充血、淋巴滤泡，扁桃体可肿大、充血并有渗出物，颌下淋巴结肿大、触痛。肠道病毒引起者可出现不同形态的皮疹。肺部体征阴性。

（二）特殊类型

1. 疱疹性咽峡炎　由柯萨奇A组病毒引起，好发于夏秋季，急起高热，咽痛，咽充血，咽腭弓、腭垂、软腭等处有疱疹，周围有红晕，疱疹破溃后形成小溃疡。病程1周左右。

2. 咽-结合膜热　病原体为腺病毒，春夏季发病多，可在集体儿童机构中流行。表现为发热，咽痛，一侧或双侧眼结合膜炎及颈部或耳后淋巴结肿大。病程1~2周。

3. 急性感染性喉炎　急性感染性喉炎开始多为病毒感染，以后细菌乘虚而入。多继发于鼻炎、咽炎、全身抵抗力下降时。起病急，症状重，可有不同程度的发热、犬吠样咳嗽、声音嘶哑、吸气性喉鸣和三凹征。白天症状轻，入睡后因喉部肌肉松弛，分泌物阻塞，致夜间症状加重。严重者迅速出现烦躁不安、吸气性呼吸困难、青紫、心率加快等缺氧症状。查体可见咽喉部充血。按吸气性呼吸困难的轻重将喉梗阻分为4度：

Ⅰ度：患儿安静时如常人，仅在活动后才出现吸气性喉鸣及吸气性呼吸困难，听诊呼吸音清晰，心率正常。

Ⅱ度：安静时即出现喉鸣及吸气性呼吸困难，听诊可闻及喉传导音或管状呼吸音，心率较快，可达120~140次/分。

Ⅲ度：除Ⅱ度症状外还出现阵发性烦躁不安，口唇、指甲发绀，双眼圆睁、惊恐万状，头面出汗。听诊两肺呼吸音减弱或听不见，心音较钝，心率达140~160次/分。

Ⅳ度：患儿渐显衰竭，由烦躁不安转为半昏迷或昏迷，面色发灰，由于无力呼吸，三凹征可不明显。听诊两肺呼吸音几乎消失，仅有气管传导音，心音微弱，心律不齐或快或慢。

（三）并发症

上呼吸道感染可并发中耳炎、鼻旁窦炎、咽后壁脓肿、颈淋巴结炎、喉炎、支气管炎、肺炎等。并发急性中耳炎者，多高热不退，因耳痛哭闹不安、摇头、抓耳，早期鼓膜充血、膨隆，以后穿孔流出浆液或脓液，治疗不及时可影响听力。咽壁脓肿时可出现拒食、吞咽困难、言语不清、头向后仰、张口呼吸等症状，检查可见咽部充血、肿胀，咽壁呈半圆形突起，将软腭及同侧咽腭弓向前推移。年幼及体弱患儿，上呼吸道感染易向下发展，引起支气管炎及肺炎。并发肠系膜淋巴结炎时，有脐周阵发性腹痛，无固定压痛点及肌紧张。儿童患链球菌感染引起的上呼吸道感染时，常常并发急性肾小球肾炎、风湿热等变态反应性疾病。

三、辅助检查

病毒感染者血白细胞计数在正常范围内或偏低，中性粒细胞减少，淋巴细胞计数相对增高。病毒分离、血清反应、免疫荧光、酶联免疫等方法，有利于病毒病原体的早期诊断。细菌感染者血白细胞可增高，中性粒细胞增高，C 反应蛋白（CRP）增高，在使用抗菌药物前做咽拭子培养可有病原菌生长；链球菌引起者感染 2～3 周后血中 ASO 滴度可增高。

四、治疗原则

以支持疗法及对症治疗为主。注意预防并发症。抗病毒药物常用利巴韦林，中药治疗如银翘散、板蓝根等有一定效果。流感病毒感染可选择达菲（磷酸奥斯他韦）。如病情较重有继发细菌感染或发生并发症者，可选用抗菌药物。如确为链球菌感染或既往有肾炎或风湿热病史者，可用青霉素，疗程宜 10～14 天。

五、护理诊断

1. 舒适度减弱　与咽痛、鼻塞等有关。
2. 体温过高　与上呼吸道炎症有关。
3. 潜在并发症　热性惊厥。
4. 知识缺乏　患儿家长缺乏有关上呼吸道感染的护理及预防知识。

六、护理措施

1. 提高患儿的舒适度　① 各种治疗护理操作尽量集中完成，保证患儿有足够的休息时间；② 及时清除鼻腔及咽喉部分泌物，保证呼吸道通畅；③ 鼻塞的护理：鼻塞严重时应先清除鼻腔分泌物，后用 0.5% 麻黄素液滴鼻，每天 2～3 次，每次 1～2 滴，对因鼻塞而妨碍吸吮的婴儿，宜在哺乳前 15 分钟滴鼻，使鼻腔通畅，保证吸吮；④ 口腔护理：注意观察咽部充血、水肿、化脓情况，及时发现病情变化。咽部不适时可给予润喉含片或雾化吸入。

2. 高热的护理　注意环境温度，保持室内温度 18～22℃。注意通风，保持室内空气清新，提高病室湿度，使其维持在 60% 左右。密切监测体温变化，体温 38.5℃ 以上时应对症治疗，采用正确、合理的降温措施，如头部冷湿敷、枕冰袋，在颈部、腋下及腹股沟处放置冰袋，或用温水擦浴，冷盐水灌肠。遵医嘱使用退热药如对乙酰氨基酚或布洛芬。注意保证患儿摄入充足的水分，及时更换汗湿衣服，保持口腔及皮肤清洁。

3. 观察病情　密切观察病情变化，警惕热性惊厥的发生。在护理患儿时应经常检查口腔黏膜及皮肤有无皮疹，注意咳嗽的性质及神经系统症状等，以便能早期发现麻疹、猩红热、百日咳及流行性脑脊髓膜炎等急性传染病。在疑有咽后壁脓肿时，应及时报告医生，同时要注意防止脓肿破溃后脓液流入气管引起窒息。Ⅲ度以上喉梗阻者，应立即报告医生，并做好气管切开准备。

4. 保证充足的营养和水分　鼓励患儿多喝水，给予易消化、富含维生素的清淡饮食，宜少食多餐并经常变换食物种类，必要时静脉补充营养和水分。

5. 健康指导　指导家长掌握上呼吸道感染的预防知识，懂得相应的应对技巧；在集体儿童机构中，应早期隔离患儿，如有流行趋势，可用食醋熏蒸法将居室消毒；对反复发生上呼吸道感染的患儿应注意加强体育锻炼，多进行户外活动；穿衣要适当，以逐渐适应气温的变化，避免过热或过冷；避免去人多拥挤及通风不良的场所；另外要积极防治各种慢性病，如佝偻病、营养不良及贫血；对呼吸道急、慢性感染性疾病积极治疗，注意呼吸道隔离防止交叉感染。

第三节　急性支气管炎

急性支气管炎指由于各种病原体引起的支气管黏膜感染。急性支气管炎大多数继发于上呼吸道感染，或为一些急性呼吸道传染病（麻疹、百日咳等）的一种临床表现。气管常同时受累，故又称为急性气管支气管炎。

一、病因

凡能引起上呼吸道感染的病原体皆可引起支气管炎。病原为各种病毒或细菌，或混合感染。特异性体质、免疫功能失调、营养不良、佝偻病、副鼻窦炎等患儿常易反复发生支气管炎。

二、临床表现

大多先有上呼吸道感染症状，咳嗽为主要症状，初为干咳，以后有痰。婴幼儿全身症状较明显，常有发热，可有呕吐、腹泻等消化道症状。体征随疾病时期而异，肺部呼吸音粗糙，或有不固定的散在干、湿啰音。一般无气促和发绀。婴幼儿可发生一种特殊类型的支气管炎，称为喘息性支气管炎，年龄多见于 2 岁以下，虚胖，往往有湿疹或其他过敏病史。多发生在寒冷季节。一般起病急，先有上呼吸道感染表现，继之出现呼气性呼吸困难，喘息明显，呼气延长，有显著的三凹征及鼻翼扇动、发绀。体温一般低热或中度发热，肺部叩诊鼓音，听诊两肺布满哮鸣音及中湿啰音。哮喘表现随感染控制而缓解。本病有反复发作倾向，随年龄增长，发病次数可逐渐减少，程度减轻，甚至消失。少数反复发作多次后可发展为支气管哮喘。

三、辅助检查

周围血白细胞数正常或稍高，由细菌引起或合并细菌感染时可明显升高。X线检查胸片显示正常或有肺纹理增粗、肺门阴影增深。

四、治疗原则

主要是控制感染和对症治疗。年幼体弱儿或考虑为细菌感染则使用抗生素。常用祛痰剂（氨溴索等）止咳祛痰，不用止咳药。口服或静滴氨茶碱止喘，必要时短期使用激素，也可行超声雾化吸入。

五、护理诊断

1. 舒适的改变　与频繁咳嗽、胸痛与支气管炎症有关。
2. 体温过高　与细菌或病毒感染有关。
3. 清理呼吸道无效　与痰液黏稠不易咳出导致气道分泌物堆积有关。

六、护理措施

1. 休息与保暖　患儿应减少活动，增加休息时间，卧床时头胸部稍抬高，使呼吸通畅。室内空气新鲜，保持适宜的温湿度，避免对流风。

2. 保证充足的水分及营养　鼓励患儿多饮水，必要时由静脉补充。给予易消化、营养丰富的饮食，发热期间进食流质或半流质为宜。

3. 保持口腔清洁　由于患儿发热、咳嗽、痰多且黏稠，咳嗽剧烈时可引起呕吐，故要保持口腔卫生，以增加舒适感，增进食欲，促进毒素的排泄。婴幼儿可在进食后喂适量开水，以清洁口腔。年长儿应在晨起、餐后、睡前漱洗口腔。

4. 发热护理　热度不高不需特殊处理，高热时要采取物理降温或药物降温措施（参阅本章第二节高热的护理），防止发生惊厥。

5. 观察呼吸道分泌物的性质及能否有效地咳出痰液　指导并鼓励患儿有效咳嗽；若痰液黏稠可适当提高病室湿度，室内湿度宜维持在60%左右，以湿化空气，稀释分泌物，也可采用超声雾化吸入；对于咳嗽无力的患儿，宜经常更换体位，拍背，使呼吸道分泌物易于排出，促进炎症消散；如果分泌物多，影响呼吸时，要用吸引器，及时清除痰液，保持呼吸道通畅；有缺氧症状者可给予氧气吸入。

6. 健康指导　加强营养，适当开展户外活动，进行体格锻炼，增强机体对气温变化的适应能力。根据气温变化增减衣服，避免受凉或过热。在呼吸道疾病流行期间，不要让小孩到公共场所，以免交叉感染。积极预防营养不良、佝偻病、贫血和各种传染病，按时预防接种，增强机体的免疫能力。

第四节　小儿肺炎

肺炎（pneumonia）是由感染或其他因素（吸入或过敏）所致的肺部炎症，临床以发热、咳嗽、气促、呼吸困难和肺部固定细湿啰音为主要表现。肺炎是小儿时期需要重点防治的四病之一，在我国，肺炎患者占住院儿童总人数的24.5%～56.2%。5岁以下儿童每年因肺炎死亡者约35万人，占全世界儿童肺炎死亡总数的10%，为本年龄段住院小儿死亡的第一位原因。

一、分类

迄今肺炎尚无一种理想的分类方法，目前所采用的分类方法有如下5种。

1. 病理分类　大叶性肺炎、支气管肺炎、间质性肺炎和毛细支气管肺炎。

2. 病因分类　病毒性肺炎、细菌性肺炎、真菌性肺炎、支原体肺炎、吸入性肺炎和过敏性肺炎等。

3. 病程分类　急性肺炎（病程<1个月）、迁延性肺炎（病程在1～3个月）和慢性肺炎（病程>3个月）。

4. 按病情分类　① 轻症：除呼吸系统外，其他系统仅有轻微受累，全身症状轻；② 重症：病情重，除呼吸系统症状外，可出现心力衰竭、呼吸衰竭、中毒性脑病、中毒性肠麻痹、超高热或体温不升等。临床上若病因明确，则以病因分类较实用，可指导治疗，病因不明则按病理分类，若两者均不能提供明确资料，则按病程、病情分类。

5. 按发生肺炎的地区进行分类　① 社区获得性肺炎（CAP）：指无明显免疫抑制的患儿在医院外或住院48小时内发生的肺炎；② 医院内获得性肺炎（HAP）：指住院48小时后发生的肺炎。

二、病因与发病机制

（一）病因

常见病原体为病毒和细菌。凡能引起上呼吸道感染的病毒均可导致肺炎。细菌感染有肺炎链球菌（肺炎双球菌）、葡萄球菌、链球菌、革兰阴性杆菌。此外还有支原体、真菌和原虫等。

（二）发病机制

病原体多由呼吸道入侵，也可经血行入肺。病原体入侵肺，引起肺泡腔内充满炎症渗出物，肺泡壁充血水肿而增厚，支气管黏膜水肿，管腔狭窄，从而影响换气和通气，导致低氧血症及二氧化碳潴留，为增加通气及呼吸深度，出现代偿性的呼吸与心率增快、鼻翼扇动和三凹征。重症可发生呼吸衰竭。由于病原体作用，重症常伴有毒血症，引起不同程度的感染中毒症状。缺氧、二氧化碳潴留及毒血症可导致循环系统、消化系统、神经系统的一系列症状以及代谢性和呼吸性酸中毒、电解质紊乱。

三、临床表现

（一）支气管肺炎

起病急骤或迟缓。在发病前可先有轻度上呼吸道感染数日，骤发者常有发热，早期体温在

38~39℃之间，亦可高达40℃，多为弛张热或不规则热。体弱婴儿大都起病迟缓，发热不明显或体温低于正常。咳嗽较频，早期呈刺激性干咳，以后转为湿咳。剧烈咳嗽常引起呕吐。呼吸急促，呼吸频率每分钟可达40~80次。重症患儿可出现口周、鼻唇沟、指(趾)端紫绀、鼻翼扇动及三凹征。

肺部体征早期不明显，可有呼吸音粗糙或减弱，以后可听到中细湿啰音，以两肺底及脊柱旁较多，于深吸气末更明显。由于多为散在性小病灶，叩诊一般正常，当病灶融合扩大，累及部分或整个肺叶时，可出现相应的实变体症。如发现一侧肺有叩诊浊音及(或)呼吸音减弱，应考虑胸腔积液或脓胸。

1. 循环系统可受累，轻者心率稍增快，重症者可出现不同程度的心功能不全或心肌炎。合并心力衰竭者可参考以下诊断标准：① 心率突然超过180次/min；② 呼吸突然加快，超过60次/min；③ 突然极度烦躁不安，明显发绀，面色苍灰，指(趾)甲微循环再充盈时间延长；④ 肝脏迅速增大；⑤ 心音低钝，或有奔马律，颈静脉怒张；⑥ 尿少或无尿，颜面、眼睑或下肢水肿。若出现前5项者即可诊断为心力衰竭。若并发心肌炎者，则表现为面色苍白，心动过速、心音低钝、心律不齐，心电图表现为ST段下移和T波低平、双向和倒置。重症患儿可发生播散性血管内凝血，表现为血压下降，四肢凉，皮肤、黏膜出血等。

2. 神经系统受累时常出现嗜睡、烦躁不安，或两者交替出现。重症者可出现抽搐、昏迷或反复惊厥等中毒性脑病的表现。

3. 消化系统可出现食欲缺乏、呕吐、腹泻、腹胀等。重症肺炎常发生中毒性肠麻痹，出现明显腹胀，以致膈肌升高进一步加重呼吸困难。胃肠道出血可吐出咖啡渣样物、便血或柏油样便。

4. 若延误诊断或病原体致病力强者，可引起脓胸、脓气胸及肺大疱并发症，还可发生肺脓肿、化脓性心包炎等。

（二）几种不同病原体所致肺炎的特点

1. 呼吸道合胞病毒肺炎(respiratory syncytial virus pneumonia)　是呼吸道合胞病毒感染所致，多见于2岁以内婴儿，6个月以下发病率最高。起病急骤，喘憋发作，很快出现呼气性呼吸困难及缺氧症状，体征以喘鸣为主，肺底部可闻及细湿啰音。若病情严重，全身中毒症状和呼吸困难明显亦称喘憋性肺炎。胸部X线改变常见为小片阴影、肺纹理增多及肺气肿。呼吸道合胞病毒可以引起婴幼儿下呼吸道感染的另一种临床类型即毛细支气管炎(bronchiolitis)，有喘憋临床表现，但中毒症状不严重。胸部X线以肺间质病变为主，常有肺气肿和支气管周围炎。临床上两种类型的鉴别比较困难。

2. 腺病毒肺炎(adenovirus pneumonia)　为腺病毒引起，在我国以3、7血清型为多见。本病以6个月~2岁婴幼儿多见，病情重，病程迁延，可留有严重的肺功能损害。急起稽留高热，全身中毒症状出现早，咳嗽较剧，可出现喘憋、呼吸困难、发绀等。肺部体征出现较晚，常在高热4~5日后才开始出现少许水泡音，随后出现因病变融合所致的肺实变体征。X线肺部改变的出现较肺部体征早；可见大小不等的片状阴影或融合成大病灶，并多见肺气肿；病灶吸收较缓慢，需数周至数月。

3. 葡萄球菌肺炎(staphylococcal pneumonia)　包括金黄色葡萄球菌及白色葡萄球菌所

致的肺炎。多见于新生儿及婴幼儿。金黄色葡萄球菌能产生多种毒素与酶，使肺部以广泛性出血、坏死、多发性小脓肿为其特点。可引起迁徙化脓性病变。临床起病急，进展迅速，多呈弛张性高热，中毒症状明显。肺部体征出现较早，双侧肺有中、细湿啰音。容易并发脓胸、脓气胸等。胸部X线表现依病变不同，可出现小片浸润影、小脓肿、肺大疱或胸腔积液等。

4. 肺炎支原体肺炎（mycoplasma pneumoniae pneumonia） 病原体为肺炎支原体。常有发热，热程1~3周，刺激性干咳较为突出，咯出黏稠痰，甚至带血丝。肺部体征常不明显，少数可闻及干、湿啰音。部分患儿出现全身多系统的临床表现。胸部X线检查大体分为4种改变：① 肺门阴影增浓为突出；② 支气管肺炎改变；③ 间质性肺炎改变；④ 均一的实变影。

四、辅助检查

胸部X线检查支气管肺炎早期肺纹理增粗，以后出现大小不等的斑片状阴影，可融合成片，以双肺下野、中内带及心隔区居多。外周血白细胞总数在病毒感染时大多正常或降低，细菌感染时增高。鼻咽、气管分泌物或血清学检查有助于病原学诊断。

五、护理评估

1. 健康史 询问发病情况，既往有无反复呼吸道感染现象；了解患儿生长发育情况以及发病前有无原发疾病如麻疹、百日咳等；密切接触者是否有呼吸道疾病。

2. 身体状况 检查患儿有无发热、咳嗽、气促、端坐呼吸、鼻翼扇动、三凹征、唇周发绀及肺部啰音等症状和体征；观察痰液的颜色、性状、量、气味以及咳嗽的有效性；注意有无循环、神经、消化系统受累的临床表现。了解胸部X线、病原学及外周血检查结果。

3. 心理、社会状况 评估患儿及家长的心理状态，对疾病的病因和防护知识的了解程度，文化程度及家庭经济情况。了解患儿既往有无住院的经历。

六、治疗原则

主要是抗感染与对症治疗。

1. 根据不同病原体选用敏感药物积极控制感染，重症宜早期、联合、足量、足疗程、静脉给药。病毒感染尚无特效药物，可使用利巴韦林或干扰素及对症治疗、中药治疗、支持治疗等综合措施。

2. 若中毒症状明显，或严重喘憋，或脑水肿、感染性休克、呼吸衰竭等，可应用肾上腺皮质激素。

3. 注意纠正酸碱平衡紊乱，改善低氧血症。

4. 防治并发症如心力衰竭等。

七、护理诊断

1. 气体交换受损 与肺部炎症有关。

2. 清理呼吸道无效 与呼吸道分泌物过多痰液黏稠、无力排痰有关。

3. 体温过高　与感染有关。

4. 营养失调:低于机体需要量　与消化功能紊乱引起摄入不足有关。

5. 潜在并发症　心力衰竭、中毒性脑病、中毒性肠麻痹等。

八、护理目标

1. 患儿呼吸困难及缺氧状态恢复正常。
2. 呼吸道能保持通畅。
3. 患儿体温恢复正常。
4. 患儿摄入充足,表现为体重稳定。
5. 住院期间不发生并发症,或发生时能被及时发现。

九、护理措施

1. 环境的调整　保持病室环境舒适,空气流通,适宜的温湿度,室温应保持在20℃左右为宜,相对湿度55%~65%,以防呼吸道分泌物变干,不易咳出。冬季要定时开窗换气,每次30分钟,每天3次,避免对流风,注意休息,尽量使患儿安静,以减少氧气的需要量。

2. 氧疗法　氧疗法有助于改善低氧血症,气促、发绀患儿应给予供氧,必要时考虑机械通气,注意评估和记录治疗效果。可依据不同缺氧症状选择合理的给氧方式,一般采用鼻前庭给氧,氧流量为0.5~1 L/分,浓度不超过40%,氧气宜湿化,以免损伤呼吸道黏膜;缺氧明显者用面罩给氧,氧流量为2~4 L/分,浓度不超过50%~60%;若出现呼吸衰竭,则使用人工呼吸器给氧,根据患儿的不同情况分别给予持续正压给氧(CPAP)、间歇正压给氧(IPPB)或呼吸终末正压给氧(PEEP)等,也可采用高频通气法。但应注意长时间高浓度(>60%)给氧可损害脑、心、肺、肾等,在肺部可引起肺泡间质水肿,肺泡上皮增生,肺透明膜形成、肺出血等;引起早产儿、新生儿眼晶体后纤维增生症,影响视力,吸氧时应注意防止氧中毒。

3. 保持呼吸道通畅　密切监测生命体征和呼吸窘迫程度以帮助了解疾病的发展情况;帮助患儿取合适体位,抬高床头30°~60°,以利于呼吸运动和上呼吸道分泌物排出,鼓励患儿患侧卧位以减轻疼痛及减少咳嗽;帮助清除呼吸道分泌物,应及时清除鼻痂、鼻腔分泌物和呼吸道痰液。指导患儿进行有效的咳嗽,排痰前协助转换体位,可五指并拢、稍向内合掌、由下向上、由外向内的轻拍背部,边拍边鼓励患儿咳嗽。促使肺泡及呼吸道的分泌物借助重力和震动易于排出,并可实施吸入疗法使痰液变稀及体位引流,易于咳出。也可口服祛痰药物,痰黏稠不易咳出者,可吸痰或用超声雾化吸入。

4. 发热的护理　发热要采取相应的降温措施(参阅本章第二节"上感高热的护理")。发热可使机体代谢加快,耗氧量增加,使机体缺氧加重,故应监测体温,警惕热性惊厥的发生。

5. 营养及水分的补充　鼓励患儿进高热量、高蛋白饮食,并要多饮水。蛋白质和热量不足会影响疾病的恢复,摄入足够的水分可保证呼吸道黏膜的湿润与黏膜病变的修复,并增加纤毛运动能力,防止分泌物干结,以利痰液排出。同时可以防止发热导致的脱水。另一方面,静脉输液时严格控制液体滴注速度,一般控制在5 mL/(kg·h),液量每日60~80 mL/kg为宜,最好使用输液泵，保持均匀滴入，防止发生肺水肿和心功能不全。对重症患儿应精确记录24小时出入量。

6. 密切观察病情，及时发现问题并协助医生共同处理

（1）如果患儿出现烦躁不安、面色苍白、气喘加剧并有心率加速（>160~180次/min）、肝在短时间内急剧增大是心力衰竭的表现，应及时报告医生，并减慢输液速度，准备强心、利尿药物，以便及时应用。若患儿口吐粉红色泡沫痰为肺水肿的表现，可给患儿吸入经20%~30%乙醇溶液湿化的氧气，乙醇能降低肺泡表面张力，使泡沫破裂消散，以改善气体交换，迅速减轻缺氧症状。但每次吸入不宜超过20分钟。

（2）由于病原体毒素、中毒性脑病、缺氧和二氧化碳潴留可使脑毛细血管扩张及血-脑脊液屏障通透性增加而致脑水肿，故应密切观察神志情况、瞳孔的变化及肌张力等，若有烦躁或嗜睡、惊厥、昏迷、呼吸不规则、肌张力增高等颅内高压表现时，应立即与医生共同抢救。

（3）观察有无腹胀、肠鸣音是否减弱或消失，以及是否有便血，以便及时发现中毒性肠麻痹。重症肺炎易致腹胀，多见于婴幼儿。宜先用稀释皂（2%）灌肠后保留导管排气，不见效时可用新斯的明，婴幼儿每次0.03~0.04 mg/kg，肌内或皮下注射，对有喘息者不用，注射后15~20分钟放置肛管排气，1日可用3~4次。过度腹胀者采用胃肠减压抽出胃肠内容物及气体。对低血钾所致的腹胀，可口服10%氯化钾溶液0.5 mg/kg，每日3~4次。近年来报道酚妥拉明治疗腹胀效果较好，可遵医嘱使用。

（4）并发脓气胸时，剧咳，气急加重，烦躁不安，呼吸困难，发绀加重。必须紧急胸腔穿刺抽脓和抽气，脓液多时可行胸腔负压闭式引流。护理时须严格执行无菌操作，观察引流管水位波动，正确记录排出物量、色、质，每日更换水封瓶1次。

7. 消除焦虑或恐惧　应主动关心和接近患儿，用语言或非语言的沟通方式，和患儿建立信任与合作的关系。保持病室安静，排除可引起病儿不安的外界刺激。

8. 健康指导　指导患儿加强营养、增强体质。进食高蛋白、高维生素饮食，开展户外活动，提高对气温变化的适应能力。进行体格锻炼，尤其加强呼吸运动锻炼，改善呼吸功能。易患呼吸道感染的患儿，在寒冷季节或气候骤变外出时，应注意保暖，避免着凉。积极预防和治疗营养不良、佝偻病、贫血、先天性心脏病等疾病。

（王洪涛　马雪芩）

思　考　题

1. 患儿女，5个月，T 37.9℃，咳嗽，有痰咳不出，面色发绀，呼吸急促，双肺可闻及散在的干、湿啰音。

（1）该患儿目前最需要解决的护理问题是什么？

（2）目前主要的护理措施有哪些？

（3）为什么小儿容易患呼吸道感染？

2. 患儿，女，4个月。发热、咳喘7天，加重2天入院。查体：39.2℃，脉搏148次/min，呼吸36次/min，精神较差，面色苍白，口周发绀，鼻翼扇动，咽充血，呼吸急促。两肺有痰鸣音及密集的中、细湿啰音。心音有力，律齐，肝右肋下1 cm，无压痛、腹胀。血WBC 18×10^9/L，N：

0.74,L:0.24,M:0.20。X线:双肺中下野有散在斑片状阴影。问题:

(1) 该患儿初步临床诊断?

(2) 该患儿主要的护理问题有哪些?

(3) 该患儿在治疗过程中突然出现烦躁不安,面色发灰,呼吸困难、发绀加重,呼吸64次/min,心率168次/min,肝脏在肋缘下3 cm。该患儿可能出现了什么问题?应如何护理?

第八章　循环系统疾病患儿的护理

学习要点：

1. **掌握：**小儿心率、血压的特点；先天性心脏病的分类、临床表现和护理措施。
2. **熟悉：**先天性心脏病的病因、治疗要点和护理诊断。
3. **了解：**胎儿血液循环特点和出生后的变化；先天性心脏病的发病机制。
4. **应用：**能够对先天性心脏病患儿进行整体护理。

第一节　小儿循环系统解剖生理特点

一、心脏的胚胎发育

原始的心脏于胚胎第 2 周开始形成，为一个纵直的管道。约在第 4 周开始有循环作用，第 5 周心房间隔形成，第 8 周形成心室间隔，成为具有四个腔的心脏。同时动脉总干被螺旋形主肺动脉隔所分开，形成主动脉和肺动脉，主动脉向左后旋转与左心室相连，肺动脉则向右前旋转与右心室相连。所以心脏胚胎发育的关键时期是在胚胎第 2～8 周，在此期间若受到某些物理、化学及生物等因素的影响，则易引起心血管发育畸形。

二、胎儿血液循环和出生后的改变

1. 正常胎儿血液循环　胎儿期的营养及气体代谢是通过脐血管和胎盘与母体间以弥散等方式交换的。来自胎盘含氧量较高的动脉血液经脐静脉进入胎儿体内，在肝脏下缘分成 2 支：一支入肝与门静脉汇合，经肝静脉进入下腔静脉；另一支经静脉导管直接进入下腔静脉，与来自下半身的静脉血混合（以动脉血为主），共同流入右心房，约 1/3 血液经卵圆孔进入左心房、左心室、主动脉，主要供应心、脑及上肢，其余的血液流入右心室。从上腔静脉回流来自上半身的静脉血，进入右心房后绝大多数流入右心室，与来自下腔静脉的血液一起进入肺动脉。由于胎儿肺处于压缩状态，故肺动脉的血只有很少量进入肺部，经肺静脉回到左心房；而大部分血液经动脉导管进入降主动脉，与来自升主动脉的血液再次混合（以静脉血为主），供应腹腔器官和下肢，同时经脐动脉回到胎盘，获取营养和氧气，再经脐静脉反复循环（图 8-1）。

胎儿血液循环有以下特点：① 胎儿的营养及气体代谢是通过脐血管和胎盘交换的。② 静脉导管、卵圆孔、动脉导管是胎儿血液循环的特殊通路。③ 左、右心都向全身供血；由于肺无呼吸，只有体循环而无有效的肺循环。④ 胎儿体内除脐静脉是氧合血外其他都是混合血。含氧量最高的器官为肝脏，其次为脑、心、上肢，而腹腔脏器及下肢含氧量最低。

2. 出生后血液循环的改变　出生后脐带结扎，胎儿血液循环终止，经 6～8 周脐血管完全闭锁，形成韧带。新生儿呼吸建立，肺泡扩张开始有效的气体交换。由于肺循环压力下降，经肺动脉流入肺部的血液增多，通过肺静脉回到左心房的血量也增多，因此左心房压力增高，当左心房压力超过右心房时，卵圆孔瓣膜在功能上关闭，一般到生后5~7个月才形成解剖上关闭。同时由于肺循环压力降低，体循环压力增高，流经动脉导管的血流减少，最后停止，动脉导管从功能上形成关闭。另外还因血氧含量增高，使导管平滑肌收缩，并逐渐闭塞形成动脉韧带，约有80%的婴儿于生后3个月、95%于生后1年内形成解剖上关闭。若动脉导管持续未闭可认为有畸形存在。

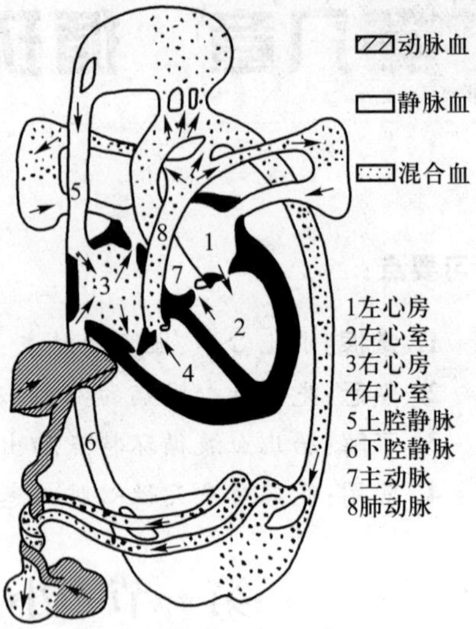

图8-1　正常胎儿血液循环

三、各年龄正常小儿心脏、心率、血压特点

1. 心脏的形态、大小和位置　小儿心脏出生时呈球形，以后逐渐变成圆锥形或椭圆形，6岁后与成人相近似，呈长椭圆形。小儿心脏体积相对比成人大，4个心腔的容积初生时为20~22 mL；1岁时达2倍；2岁半时增至3倍；7岁时为5倍，达100~200 mL；以后增长缓慢，青春期后增长又加快，18~20岁时达240~250 mL。小儿心脏的位置随年龄增长而改变，新生儿和2岁以下的幼儿心脏多呈横位，心尖搏动在左侧第4肋间隙、锁骨中线外侧，2岁后逐渐转为斜位，心尖搏动位置在3~7岁时就已位于左锁骨中线第5肋间隙处，7岁后心尖位置逐渐移至锁骨中线内0.5~1 cm。

2. 心率　年龄越小心率越快，与小儿新陈代谢旺盛和交感神经兴奋性较高有关，随年龄增长心率逐渐减慢。新生儿平均120~140次/min，1岁以内110~130次/min，2~3岁100~120次/min，4~7岁80~100次/min，8~14岁70~90次/min。小儿心率易受各种内外因素影响，如活动、进食、哭闹和发热等时均可增快，故测量小儿心率、脉搏应在安静时进行。一般体温每升高1℃，心率增加10~15次/min。如果脉搏显著增快，而且睡眠时也不减慢，应怀疑有器质性心脏病。

3. 血压　小儿由于心搏出量较少，动脉管壁柔软，弹性好，且血管口径相对较大，所以动脉压较低，其后随年龄增长而逐渐升高。新生儿收缩压平均为60~70 mmHg；1岁时为70~80 mmHg。1岁后可按下列公式计算，收缩压(mmHg)＝年龄×2＋80；舒张压为收缩压的2/3。收缩压高于此标准20 mmHg为高血压；低于此标准20 mmHg为低血压。正常情况下，下肢血压较上肢约高20 mmHg。测量血压应在安静时进行，袖带宽度应以所测小儿上臂长度的1/2~2/3为宜。

第二节　先天性心脏病

先天性心脏病(congenital heart disease)简称为先心病，是胎儿时期心脏及大血管发育异常而致的先天畸形，为小儿最常见的心脏病，其发生率为活产婴儿的7‰~8‰。严重和复杂畸形的患儿，多于生后数周或数月死亡，故年长儿中复杂的心血管畸形者比婴儿期少见。近年来，由于电子计算机技术的发展，无创性心脏诊断技术如超声心动图、磁共振及核素心血管造影等迅猛发展，能为绝大多数先心病做出准确诊断，并为外科手术提供足够的信息，取代了部分心导管及造影术；深低温麻醉和体外循环下心脏直视外科手术和新兴的介入治疗，不仅使大多数先心病根治效果大为提高，而且对部分复杂的心脏畸形能在婴儿期、甚至新生儿期进行手术，先心病的预后已大为改观。

一、病因和预防

（一）病因

胎儿时期，任何影响心脏胚胎发育的因素，使心脏发育的某一部分停滞或异常，即可造成先天性心血管畸形。这类因素有很多，大致分为内在因素和外来因素两类，但以后者更为多见。

1. 内在因素　主要与遗传有关，包括染色体易位与畸变，单一基因突变、多基因病变及先天性代谢紊乱等。

2. 外来因素　较重要的是宫内感染，特别是妊娠 3 个月内患风疹病毒感染；其次为流行性感冒、流行性腮腺炎、柯萨奇病毒等感染；其他如孕妇缺乏叶酸、接触大剂量放射线、患有代谢性疾病（糖尿病、高钙血症等）、服用某些药物（甲苯磺丁脲、抗癌药等）以及子宫内缺氧的慢性疾病等均可致胎儿心脏血管畸形。

（二）预防

加强孕妇保健，特别是妊娠早期积极预防风疹、流感等病毒性疾病，适量补充叶酸，避免与发病有关的因素接触，对预防先心病有重要意义。

二、分类

根据心脏左右两侧或大血管之间有无血液分流和临床有无青紫，将先心病分为 3 类：

1. 左向右分流型（潜伏青紫型）　是临床最常见的类型，约占先心病的 50%。正常情况下，体循环压力高于肺循环，左室压力大于右室，血液由左向右分流而不出现青紫，当剧烈哭闹、屏气或在病理情况下，肺动脉和右心室压力增高并超过左心压力时，血液自右向左分流，临床上出现暂时性青紫，故又称为潜伏青紫型先心病。常见的有室间隔缺损、房间隔缺损、动脉导管未闭等。

2. 右向左分流型（青紫型）　是临床病情重、死亡率高的类型，由于畸形的存在，使右心压力增高并超过左心，血液由右向左分流；或大血管起源异常，使大量含氧量低的静脉血流入体循环，临床上出现持续青紫，严重缺氧，故又称为青紫型先心病。常见的有法洛四联症、大动脉转位等。

3. 无分流型（无青紫型）　指心脏左右两侧或大血管之间无异常通路及血液分流，临床上不出现青紫，故又称为无青紫型先心病。常见的有主动脉缩窄、肺动脉狭窄等。

三、临床常见的先心病

(一)室间隔缺损

室间隔缺损(ventricular septal defect,VSD),是先心病中最常见的类型,几乎占我国小儿先心病发病总数的50%。据缺损位置不同,可分为3种类型:① 干下型缺损:缺损位于室上嵴下方,肺动脉瓣或主动脉瓣下;② 室间隔肌部缺损:又称低位室间隔缺损,缺损位于室间隔肌部,直径常小于0.5 cm,亦称罗杰(Roger)病;③ 室间隔膜部缺损:亦称高位室间隔缺损,缺损位于室上嵴下方,三尖瓣后方,此型多见,约占90%,其缺损直径较大,为0.5~3 cm。室间隔缺损可单独存在,也可与其他心脏畸形并存。

1. 病理生理　由于左右心室之间有异常通道,左心室压力高于右心室,血液由左向右分流,一般不出现青紫。缺损小于0.5 cm者,分流量小,可无症状;缺损大者分流量亦大,可使肺循环血量增加达体循环的3~5倍,左心房和左心室负荷加重,随病情发展,肺循环血量持续增加,产生肺动脉高压(图8-2)。此时,左向右分流减少,最后出现双向分流或右向左分流,呈现青紫。当肺动脉高压显著,产生右向左分流时,临床出现持久性青紫,称为艾森曼格(Eisenmenger)综合征。

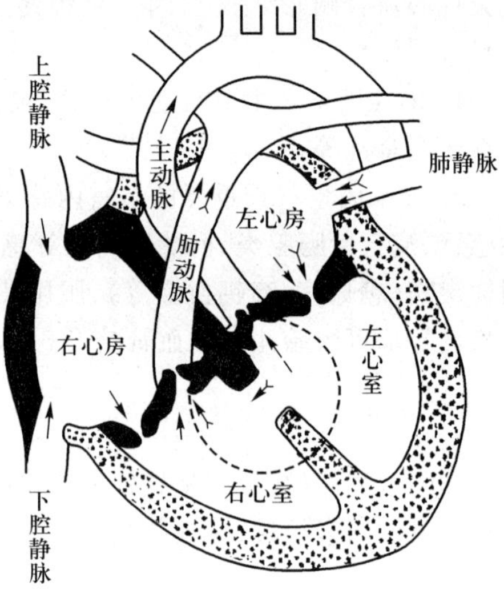

图8-2　室间隔缺损血液循环示意图

2. 临床表现　临床表现取决于缺损的大小。小型缺损可无明显症状,生长发育一般不受影响,仅在活动后稍感疲乏,体检于胸骨左缘3~4肋间闻及粗糙响亮的全收缩期杂音,肺动脉第二音稍增强。中型缺损体循环血流量减少,影响生长发育,患儿多有消瘦、气短、乏力、多汗,易患肺部感染和心力衰竭,体检心界扩大,胸骨左缘3~4肋间闻及Ⅲ~Ⅳ级粗糙的全收缩期杂音,向四周广泛传导,在杂音最响处可触及震颤,肺动脉第二音增强。大型缺损患儿表现为肺水肿、心力衰竭等,易并发肺部感染,当出现右向左分流,即呈现青紫,但此时心脏杂音较轻而肺动脉第二音显著亢进。

室间隔缺损易并发支气管肺炎、肺水肿、充血性心力衰竭和感染性心内膜炎。

3. 辅助检查

(1) X线检查:小型缺损无明显改变。中大型缺损心影增大,以左、右心室增大为主,左心房也增大,肺动脉段明显突出,肺门血管影增粗,搏动强烈,主动脉弓影较小。

(2) 心电图:小型缺损正常或左心室轻度肥大。中大型缺损左、右心室合并肥大。症状严重出现心力衰竭者,伴有心肌劳损。

(3) 超声心动图:是一项无痛、非侵入性的检查方法。用多普勒彩色血流显像可直接显示分流的位置、大小和方向,还能确诊多个缺损存在,效果同X线心血管造影术,因而被称为"无创伤性心血管造影术"。

4. 治疗原则　小型缺损不一定需要手术治疗，但应定期随访，此型多于2岁以内自然闭合，其自然关闭率可达75%~80%。中型缺损有临床症状者，宜于学龄前期在体外循环心内直视下行修补术。大型缺损，出生6个月内发生难以控制的充血性心力衰竭和反复肺部感染、生长缓慢者，应及时手术。随着介入医学的发展，应用可自动置入和自动张开的双面蘑菇伞（Amplatzer装置）经心导管可堵塞缺损，是非开胸治疗的新技术。

（二）房间隔缺损

房间隔缺损（atrial septal defect，ASD）是先心病的常见类型之一，是房间隔在胚胎发育过程中发育不良所致，占先心病发病总数的5%~10%，女性多见。据其病变解剖位置的不同分为原发孔型房间隔缺损（占15%）、继发孔型房间隔缺损（占75%）、静脉窦型房间隔缺损（占5%）和冠状静脉窦型房间隔缺损（占2%）4个类型。

房间隔缺损可合并其他心血管畸形，常见的有肺动脉畸形引流入右心房及肺动脉狭窄等。

1. 病理生理　小儿出生后，随着肺循环血量的增加，左心房压力超过右心房，血液自左向右分流，分流量的大小随缺损大小及两侧心室的顺应性而不同。血液分流使右心房和右心室的负荷过重，产生右心房和右心室增大，肺循环血流量增多，体循环血流量减少。若缺损较大，产生大量左向右分流，可使肺动脉压力增高，少数晚期出现肺血管硬化，导致严重肺动脉高压，到成年后出现艾森曼格综合征，右向左分流而呈现持续青紫（图8-3）。第1孔未闭伴二尖瓣关闭不全时，左心室也可增大。

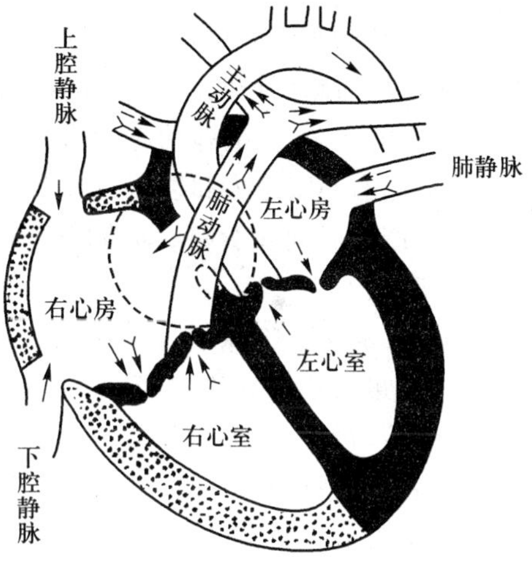

图8-3　房间隔缺损血液循环示意图

2. 临床表现　房间隔缺损的症状随缺损大小而不同。缺损小者可全无症状，仅在体检时发现胸骨左缘第2~3肋间有收缩期杂音。缺损大者血液分流量大，使体循环血量不足而影响生长发育，表现为乏力、多汗和活动后气促，当哭闹、肺炎或心力衰竭时，右心房压力超过左心房，出现右向左分流而呈现暂时青紫。体检见体格瘦小，心前区隆起，心浊音界扩大，心尖搏动弥散，多数病例于胸骨左缘第2~3肋间可闻及Ⅱ~Ⅲ级收缩期喷射性杂音，肺动脉瓣区第二音亢进和固定分裂。

3. 辅助检查

（1）X线检查：心脏外形呈轻~中度扩大，以右心房和右心室为主。肺门血管影增粗，透视下可见肺门“舞蹈”，肺野充血，肺动脉段明显突出，主动脉弓影缩小。

（2）心电图：典型者心电图表现为电轴右偏及不完全性右束支传导阻滞，部分病例有右心房和右心室肥大。第1孔未闭伴二尖瓣关闭不全者，左心室也可增大。

（3）超声心动图：多普勒彩色血流显像可直接显示分流的位置、方向，且能估计分流量的大小。

4. 治疗原则　缺损较大影响生长发育的病例，宜于学龄前作房间隔缺损修补术。亦可通过介入性心导管术，应用 Amplatzer 装置关闭缺损。

（三）动脉导管未闭

动脉导管未闭（patent ductus arteriosus，PDA）亦为小儿常见的先心病类型之一，约占先心病发病总数的 15%，女性多见。

动脉导管是胎儿肺动脉和主动脉间的正常通道，80% 于生后 3 个月在解剖上完全关闭。若持续开放并出现血液左向右分流者即称为动脉导管未闭。据未闭动脉导管的大小、形态和长短不一，分为管型、漏斗型及窗型。

1. 病理生理　分流量大小与导管粗细和主、肺动脉之间的压力阶差有关。一般情况下，主动脉压力高于肺动脉压力，故无论在收缩期或舒张期，血液均自主动脉向肺动脉分流，使肺循环血液量增加，回到左心房与左心室的血量也增多，左心室舒张期负荷加重，出现左心房、左心室扩大，室壁肥厚（图 8-4）。

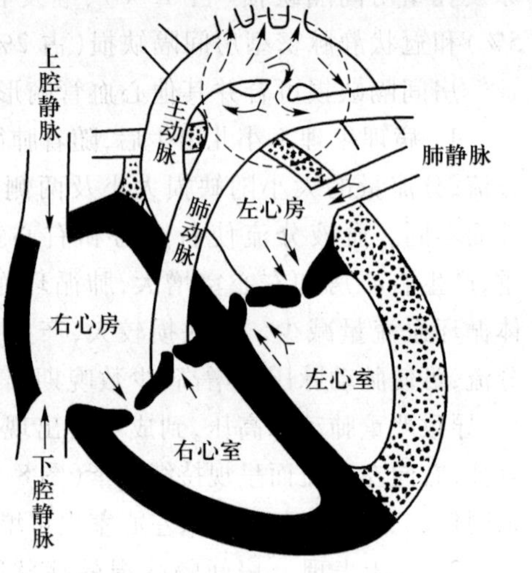

图 8-4　动脉导管未闭血液循环示意图

由于主动脉血液经常流入肺动脉，致使周围动脉舒张压降低而脉压增宽。肺动脉若长期大量接受主动脉分流的血液，造成肺动脉管壁增厚，肺动脉压力增高，引起右心室肥大和衰竭，当肺动脉压力超过主动脉时，产生右向左分流，即造成下半身青紫，亦称差异性青紫。

2. 临床表现　临床表现主要取决于动脉导管粗细和分流量大小。导管口径较细者，临床可无症状，仅在体检时偶然发现心脏杂音。导管口径较大，分流量大者，表现为气急、乏力、多汗、咳嗽、心悸、胸闷等。若扩大的肺动脉压迫喉返神经可引起声音嘶哑。体检见患儿生长发育滞后、消瘦，胸廓轻度畸形，典型体征是于胸骨左缘第 2 肋间可闻及粗糙响亮的连续性机器样杂音，占据整个收缩期及舒张期，向左锁骨下、颈背部传导，杂音最响处可触及震颤。肺动脉瓣区第二音增强或亢进，但多被杂音掩盖而不易识别。婴幼儿期及合并肺动脉高压或心力衰竭时，主、肺动脉压力差在舒张期不显著，往往仅听到收缩期杂音。由于动脉舒张压降低，可出现脉压增宽、指甲床毛细血管搏动、水冲脉和股动脉枪击音等周围血管征。有显著肺动脉高压者，可出现下半身青紫。

动脉导管未闭的常见并发症为支气管肺炎、亚急性细菌性心内膜炎，分流量大者早期并发充血性心力衰竭。

3. 辅助检查

（1）X 线检查：导管口径较细、分流量小者无异常发现。分流量大者显示左心室和左心房增大，肺门血管影增粗，搏动增强，肺野充血，肺动脉段突出。有肺动脉高压时右心室增大，主动脉弓亦增大，这一特征与室间隔缺损和房间隔缺损不同，有鉴别意义。

（2）心电图：导管细者正常，分流量大者有不同程度的左心室肥大或双室大，部分合并左心房肥大。

（3）超声心动图：多普勒彩色血流显像可直接显示分流方向和大小、导管的粗细与位置。

4. 治疗原则　宜于学龄前施行结扎或切断缝扎导管手术即可治愈。必要时任何年龄均可手术。新生儿、早产儿可于生后1周使用吲哚美辛，促使导管平滑肌收缩而关闭导管。采用介入疗法，选择弹簧圈（coil）、Amplatzer装置等关闭动脉导管。

（四）法洛四联症

法洛四联症（tetralogy of Fallot，TOF）是存活婴儿中最常见的青紫型先心病，占先心病总数的10%。其畸形组成包括：① 右室流出道梗阻：为漏斗部狭窄、动脉瓣狭窄或两者同存，狭窄可随时间推移逐渐加重；② 室间隔缺损：多属高位膜部缺损；③ 主动脉骑跨：主动脉骑跨于左、右两心室之上；④ 右心室肥厚：为继发性病变。上述4种畸形中右室流出道狭窄及室间隔缺损必须存在，而右室流出道狭窄是决定患儿的病理生理、病情严重程度及预后的主要因素。

1. 病理生理　由于右室流出道狭窄，血液进入肺循环受阻，使右心室代偿性肥厚，右心室压力增高；肺动脉狭窄严重时，右心室压力超过左心室，血液自右向左分流，大部分血液进入骑跨于两心室之上的主动脉（图8-5）。主动脉除接受左心室的血液外，还接受一部分来自于右心室的静脉血，随血液循环输送到全身各部而出现青紫。同时肺动脉狭窄，肺循环进行气体交换的血流减少，更加重了青紫程度。

动脉导管关闭之前，肺循环血量减少的程度较轻，青紫不明显，随着动脉导管关闭和漏斗部狭窄的逐渐加重，青紫日益明显，可出现杵状指（趾），红细胞代偿性增多。

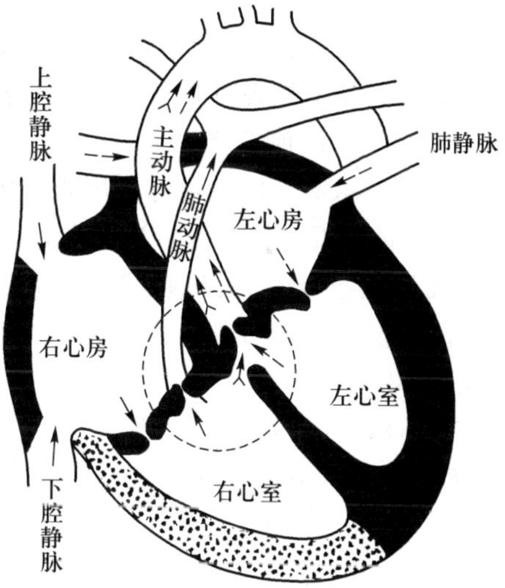

图8-5　法洛四联症血液循环示意图

2. 临床表现　主要表现为青紫，生后不久即可出现，于口唇、指（趾）甲床、鼻尖、耳垂、球结合膜、口腔黏膜等毛细血管丰富的部位为明显，青紫出现的早晚和严重程度与肺动脉狭窄程度成正比。因血氧含量不足，患儿稍一活动，如吃奶、啼哭、寒冷、情绪激动、体力劳动等，即出现气急和青紫加重。20%~70%患儿有缺氧发作史，婴儿表现为阵发性呼吸困难，重症突然昏厥及抽搐，年长儿常诉头痛、头昏。患儿多有蹲踞症状，每于活动或行走时，常主动下蹲片刻。蹲踞时下肢屈曲，增加体循环阻力，减少静脉回心血量，减轻心脏负荷；同时下肢动脉受压，体循环阻力增加，右向左分流减少，缺氧症状暂时得以缓解。不会行走的婴儿则喜欢大人抱起，双下肢呈屈曲状。体检见患儿体格发育落后，杵状指（趾）。心前区隆起，胸骨左缘第2~4肋间可闻及Ⅱ~Ⅲ级收缩期喷射性杂音，肺动脉瓣区第二音减弱或消失。

法洛四联症常见并发症为脑脓肿、脑血栓和感染性心内膜炎。

3. 辅助检查

(1) X线检查:心影大小正常或稍增大,右心室肥厚使心尖圆钝上翘,肺动脉凹陷,呈典型的靴形心脏。肺门血管影缩小,肺纹理减少,肺野透亮度增加。侧支循环丰富者,肺野呈现网状肺纹理。部分合并右位主动脉弓。

(2) 心电图:右心室肥大,电轴右偏。

(3) 超声心动图:多普勒彩色血流显像可直接显示右心室将血液注入骑跨的主动脉。

(4) 实验室检查:外周血红细胞数、血红蛋白明显升高,红细胞压积增高。

4. 治疗原则

(1) 外科手术:是根治的主要方法,在体外循环下作心内直视手术,修补室间隔缺损,纠正右跨主动脉,切除流出道肥厚部分。手术年龄在2~3岁以上为宜。若肺血管发育差不宜作根治手术者,则先作姑息手术分流为主,以增加肺血流量,待年长些一般情况改善后再作根治术。

(2) 内科治疗:主要是建立合理的生活制度、控制感染、对症治疗,目的在于维持患儿健康,争取达到较好的手术年龄进行手术根治。

四、护理评估

1. 健康史 了解母亲妊娠史,尤其妊娠初期2~3个月内有无感染史、接触放射线和用药史;母亲是否患有代谢性疾病、家族中是否有先心病患者。了解发现患儿心脏病的时间,详细询问有无青紫、出现青紫的时间;小儿发育的情况,有无喂养困难、声音嘶哑、反复呼吸道感染,是否喜欢蹲踞、有无阵发性呼吸困难或突然晕厥发作。

2. 身体状况 体检注意患儿生长发育的情况,皮肤黏膜有无发绀及其程度,胸廓有无畸形,有无杵状指(趾);听诊心脏杂音位置、时间、性质和程度,特别注意肺动脉瓣区第二音是增强还是减弱,是否有分裂。检查有无呼吸急促、心率加快、鼻翼扇动,以及肺部啰音、肝脏增大等心力衰竭的表现。

3. 心理-社会状况 评估患儿是否因患先心病生长发育落后,正常活动、游戏、学习受到不同程度的限制和影响而出现抑郁、焦虑、自卑、恐惧等心理。了解家长是否因本病的检查和治疗比较复杂、风险较大、预后难于预测、费用高而出现焦虑和恐惧等。

五、护理诊断

1. 悲观、焦虑、恐惧 与患儿缺乏对所患疾病的知识,家长过分紧张和外界不良言语的刺激,疾病威胁及对手术的担忧等有关。

2. 营养失调:低于机体需要量 与食欲低下、喂养困难、组织缺氧和体循环血量不足有关。

3. 活动无耐力 与氧的供需失衡有关。

4. 有感染的危险 与肺血流增多有关。

5. 潜在并发症 心力衰竭、感染性心内膜炎、脑血栓。

六、护理目标

1. 患儿及家长能正确对待疾病,较好地配合诊断检查与手术治疗。

2. 患儿能获取充足营养,以满足生长发育需要。

3. 患儿的活动量能得到适当限制，基本生活所需得到满足。

4. 患儿不发生感染。

5. 患儿的体温、呼吸、心率维持在正常范围，不发生并发症或发生时能被及时发现，得到及时治疗。

七、护理措施

1. 根据不同先心病类型，制定合适的饮食与生活制度　建立良好的休息环境，保证睡眠。对大型缺损的左向右分流型先心病患儿，应适当限制活动量，避免剧烈哭闹及过渡激动，保持情绪稳定，遵医嘱给予强心、利尿剂，减轻心脏负担。有肺水肿者用吗啡0.1 mg皮下注射。右向左分流型患儿主要预防缺氧发作。尤其是发热、腹泻脱水患儿，注意适当增加液体入量，避免血栓形成。

2. 供给充足营养　保证患儿营养所需，合理搭配，供给充足的能量、维生素和优质蛋白质，增强体质，提高对手术的耐受性。喂养困难者要有耐心，少量多餐，避免呼吸困难与呛咳；心功能不全时应据病情采用无盐或低盐饮食，防止水钠潴留加重病情。

3. 预防感染　注意气温变化的护理，冷暖适宜，避免受凉引起呼吸道感染。注意保护性隔离，防止交叉感染。一旦发生感染，及时选用杀菌类抗生素积极治疗。

4. 注意观察病情，防止发生并发症　注意监测患儿体温、呼吸、脉搏、血压、心率和心脏杂音变化，观察青紫程度、活动耐力及特殊体位的改变情况，一旦有并发症发生，尽快与医生取得联系并及时做出相应处理。

5. 心理护理　关心爱护患儿，消除患儿的紧张与悲观、焦虑心理，建立良好的护患关系。向家长介绍本病的预防、预后及手术等问题，使家长了解诊疗计划、相关的辅助检查，主动配合各项检查与治疗。

6. 健康指导

(1) 指导家长掌握先心病患儿的日常护理，建立合理的生活制度。

(2) 鼓励患儿与正常儿童接触，减少悲观和孤独，建立正常的社会行为方式。

(3) 尽量避免到公共场所和人群密集的地方，按时预防接种，预防各种感染性疾病。合理用药，防止发生并发症。

(4) 定期复诊，调整心功能达到最佳状态，安全到达合适的手术年龄，安度手术关。

(周莉莉　汪　川)

思 考 题

1. 3岁女孩，自幼反复呼吸道感染，剧烈活动后伴气促，发绀不明显，胸骨左缘第2肋间有粗糙响亮的连续性杂音，第4肋间有Ⅳ级粗糙的全收缩期杂音伴震颤，心尖区出现舒张期隆隆样杂音，P_2亢进，股动脉枪击音，BP 90/60 mmHg，胸部X线示左心房、左右心室增大，肺动脉段膨隆。经诊断为先天性心脏病室间隔缺损。问题：

(1) 该患儿属于哪种类型的先心病？

(2) 列出该患儿最常见的护理诊断？

(3) 制定该患儿的护理措施。

2. 5岁患儿,初生时正常。生后1个月患“肺炎”时出现青紫,以后经常存在,并于吃奶或哭闹后口唇及颜面青紫加重。查体:发育较差,体重13 kg。心前区稍隆起,胸骨左缘有Ⅲ级收缩期杂音,以第3肋最响,伴有轻度收缩期震颤,肺动脉瓣区第二音低于主动脉瓣区第二音。经诊断该患儿为先天性心脏病法洛四联症。问题:

(1) 写出此种先天性心脏病的四种心血管畸形。

(2) 列出该患儿最常见的护理诊断。

(3) 如何指导家长对该患儿进行护理?

第九章　泌尿系统疾病患儿的护理

学习要点：

1. 掌握：小儿急性肾小球肾炎的病因、临床表现、护理诊断、护理措施；肾病综合征的临床表现、护理诊断与护理措施；不同年龄小儿正常尿量、少尿、无尿的标准。

2. 熟悉：急性肾小球肾炎的防治原则和护理评估；肾病综合征的治疗原则和护理评估。

3. 了解：小儿泌尿系统解剖生理特点；急性肾小球肾炎和肾病综合征的辅助检查。

4. 应用：能够对急性肾小球肾炎患儿、肾病综合征患儿进行整体护理。

第一节　小儿泌尿系统解剖生理特点

一、解剖特点

（一）肾脏

小儿年龄愈小肾脏相对愈大，新生儿肾脏占体重的1/130～1/100，为成人的2倍。婴儿期肾的位置较低（尤其是右肾），其下极在髂嵴以下第4腰椎水平，2岁以后才达髂嵴以上，加上腹壁肌肉薄而松弛，2岁以内的健康小儿腹部触诊时常可扪及。新生儿肾表面呈分叶状，2～4岁时消失。若继续存在，应视为畸形。

（二）输尿管

婴幼儿输尿管较宽，长而弯曲，管壁弹力纤维和肌肉发育不良，容易受压扭曲造成梗阻、尿潴留及诱发尿路感染。

（三）膀胱

婴儿膀胱位置较高，尿液充盈时易升至腹腔，腹部触诊容易扪及；以后随年龄增长，逐渐下降至盆腔内。

（四）尿道

新生女婴尿道仅长1 cm（性成熟期3～5 cm），会阴亦短，外口暴露且邻近肛门，易受粪便污染而导致尿路感染。男婴尿道虽较长，但常有包茎、包皮过长等，积垢多时也可引起细菌上行性感染。故应注意局部清洁卫生，勤换尿布，防止感染。

二、生理特点

(一) 肾功能

由于小儿肾脏发育尚未成熟,调节能力较弱,出生时肾单位数量虽已达成人水平,但其功能并未完善,仅能满足健康状况下的需要而缺乏贮备。肾小球滤过率新生儿平均为每分钟20 mL/1.73 m^2,早产儿更低;1 周时为成人的 1/4,3~6 个月为成人的 1/2,6~12 个月为成人的3/4,故过量的水分和溶质不能有效地排出。肾小管功能也不够成熟,对水、钠的负荷调节差,尤其是新生儿及幼婴,应激状态下不能有效地做出反应,容易发生水肿和钠潴留。初生婴儿对尿的浓缩能力不及年长儿与成人,最高尿渗透压仅为 700 mmol/L(成人可达 1 400 mmol/L)。新生儿肾脏对药物排泄功能差,临床用药的种类与剂量均应慎重,谨防肾功能损害。一般小儿肾功能 1~1.5 岁达成人水平。

(二) 尿液特点

1. 排尿次数和尿量　93%新生儿于生后 24 h 内开始排尿,99%于 48 h 内排尿;正常尿量为每小时 1~3 mL/kg;每小时<1.0 mL/kg 为少尿,<0.5 mL/kg 为无尿。出生最初几天每日排尿 4~5 次;1 周后增至 20~25 次;1 岁时每日排尿 15~16 次;3 岁后减至每日 6~7 次。小儿尿量个体差异较大,正常婴儿每日排尿量为 400~500 mL,幼儿 500~600 mL,学龄前儿童为 600~800 mL,学龄儿童 800~1 400 mL。也可用公式计算,正常每日尿量(mL)约为(年龄-1)×100+400。学龄儿童每日排尿量<400 mL,学龄前儿童<300 mL,婴幼儿<200 mL 时,即为少尿。每日尿量<50 mL 为无尿。

2. 排尿控制　一般小儿 3 岁左右能控制排尿。小儿 1.5~3 岁间,主要通过控制尿道外括约肌和会阴肌而非逼尿肌来控制排尿;若 3 岁后仍保留这种机制排尿,不能控制膀胱逼尿肌收缩,则表现为白天尿频尿急,偶尔尿失禁或夜间遗尿,称之为不稳定膀胱。

3. 尿的性质　正常小儿尿色淡黄,pH 在 5~7。生后前几天尿色较深,稍混浊,放置后有红褐色沉淀,为尿酸盐结晶。但在寒冷季节放置后出现乳白色混浊,是由尿中盐类结晶所致。新生儿尿中可有微量蛋白,与其肾小球通透性较高有关;以后正常小儿尿中不应出现蛋白。正常小儿新鲜清洁尿液离心沉渣镜检,红细胞<3 个/HP,白细胞<5 个/HP。一般不出现管型。可疑时做 12 小时尿细胞计数(Addis count)红细胞<50 万、白细胞<100 万、管型<5 000 个、蛋白含量<50 mg 为正常。

第二节　急性肾小球肾炎

急性肾小球肾炎(acute glomerulonephritis,AGN)简称急性肾炎,为儿科常见的一种与感染有关的急性免疫反应性肾小球疾病,占小儿泌尿系统疾病的第 1 位。主要临床表现为急性起病,水肿少尿、血尿、蛋白尿和高血压。多发生于急性链球菌感染后,又称为链球菌感染后肾炎(acute post-streptococcal glomerulonephritis,APSGN);由其他病原体感染后引起的急性肾炎,称为非链球菌感染后肾炎。临床通常所谓急性肾炎,是指前者,为本节重点叙述内容。

每年秋冬季是 APSGN 的高发季节，以咽扁桃体炎多见；夏秋季则以皮肤感染为主(图 9-1)。发病年龄以儿童及青少年为多，<2 岁者少见。男女性别比为 2∶1。绝大多数预后良好。

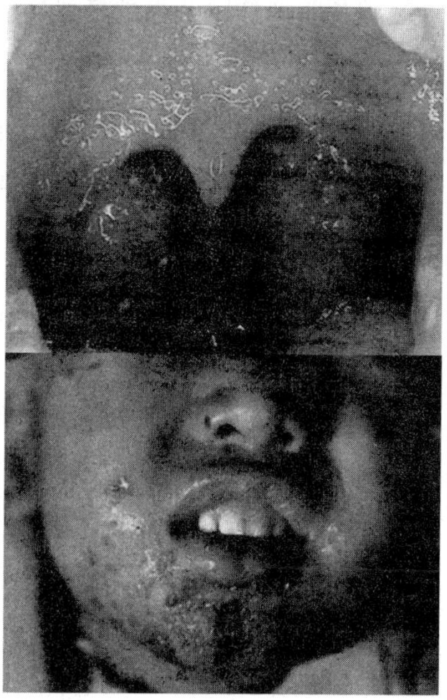

图 9-1 前驱感染灶

一、病因与发病机制

(一) 病因

1. 细菌 最常见的是 A 组 β-溶血性链球菌的某些致肾炎菌株；肺炎链球菌、葡萄球菌、革兰阴性杆菌等其他细菌亦可致病。

2. 病毒 流行性感冒病毒、腮腺炎病毒、埃可病毒 9 型及柯萨奇病毒 B4 等也可并发急性肾炎。

3. 其他 真菌、立克次体、钩端螺旋体及疟原虫等亦可并发急性肾炎。

(二) 发病机制

细菌感染多通过抗原-抗体免疫反应引起急性肾炎；病毒及其他病原体则以直接侵袭肾组织而导致肾炎，在尿中常能分离出致病原。

APSGN 的发病通常是 A 组 β-溶血性链球菌的某些致肾炎菌株引起上呼吸道感染或皮肤感染后的免疫反应。致肾炎链球菌作为抗原刺激机体产生相应抗体，抗原抗体结合后，以免疫循环复合物形式沉积于肾小球基底上皮侧；也可先“植入”毛细血管壁，再与抗体形成免疫复合物(原位肾炎)。免疫复合物在局部激活补体，引起免疫损伤和炎症反应。免疫损伤使肾小球基底膜破裂，血液成分漏出毛细血管，尿中出现蛋白、红细胞、白细胞及各种管型。炎症反应使肾小球毛细血管管腔变窄，甚至闭塞，导致肾血流量减少；同时细胞因子等又刺激肾小球内皮及系膜增生，严重时有新月体形成，使肾小球滤过率降低，体内钠、水潴留。临床出现水肿、少尿和高血压。严重者发生急性循环充血、高血压脑病和急性肾功能不全。

二、临床表现

急性肾炎的临床表现轻重悬殊，轻者无临床症状，仅在尿检时发生异常；重者病期 2 周内可发生循环充血、高血压脑病和急性肾功能不全而危及生命。由呼吸道感染至肾炎发病为 1~2周；皮肤感染则稍长，为 2~3 周。

(一) 典型表现

起病时可有低热、乏力、疲倦、食欲减退等一般症状。部分患儿尚可见呼吸道或皮肤感染病灶。主要表现为水肿、血尿和高血压。

1. 水肿少尿 70%患儿有水肿，初为晨起双眼睑、面部水肿，以后发展至下肢、甚至遍及全身，一般为轻~中度水肿，呈非凹陷性，同时尿量明显减少。水肿于病程 2~3 周内随尿量增多而消退。

2. 血尿　起病时几乎都有血尿。轻者呈镜下血尿，30%~50%患儿有肉眼血尿，酸性尿呈浓茶色或烟灰水样，中性或弱碱性尿呈洗肉水样。肉眼血尿 1~2 周消失，少数持续3~4周；镜下血尿一般持续数月或更久，运动后或并发感染时血尿可暂时加剧。

3. 高血压　30%~70%可有轻~中度血压增高，多为 120~150 mmHg/80~110 mmHg，一般于病程 1~2 周后随尿量增多而降至正常，出现剧烈头痛、恶心、呕吐者并不多见。

（二）严重表现

部分病例在病程 1~2 周内出现严重循环充血、高血压脑病和急性肾功能不全，应提高警惕，早期发现及时治疗。

1. 严重循环充血　由于水钠潴留，使血容量增多而出现循环充血。轻者有呼吸增快、肝大；重者表现为明显气急、频繁咳嗽、端坐呼吸，甚至口吐粉红色泡沫痰、两肺满布细湿啰音，心率增快，有时可出现奔马律，心脏扩大，肝脏肿大，肝颈征阳性。危重病例可因急性肺水肿，于数小时内死亡。

2. 高血压脑病　血压急剧增高，超过脑血管代偿性收缩机制，使脑组织血液灌注急剧增多，导致脑水肿。临床出现剧烈头痛、烦躁不安、恶心呕吐、复视或一过性失明，严重者惊厥、昏迷。为急性肾炎的危重症状，若能及时控制血压，脑部症状可迅速消失。

3. 急性肾功能不全　患儿在尿量减少同时出现暂时性氮质血症，一般持续 3~5 日，随尿量增多而好转；严重少尿或无尿可发生急性肾衰竭症状，如电解质紊乱和代谢性酸中毒等。若持续数周不恢复，则预后严重。

三、辅助检查

（一）尿液

尿沉渣镜检除见大量红细胞外，尿蛋白 1+~3+，白细胞 1+~2+，可见透明、颗粒或红细胞管型。

（二）血液

1. 有轻~中度贫血，与血容量增加、血液稀释有关；血沉轻度增快。

2. 抗链球菌抗体检查　抗链球菌溶血素“O”(ASO)、抗透明质酸酶(AH)、抗脱氧核糖核酸酶 B(ANDaseB)升高，提示患儿新近有链球菌感染，是诊断链球菌感染后肾炎的依据。

3. 血清总补体(CH_{50})及 C_3 在急性期降低，多于 6~8 周恢复正常。

4. 肾功能检查　少尿期有轻度氮质血症，尿素氮、肌酐暂时升高。

四、治疗原则

急性肾炎为自限性疾病，无特异疗法，主要是对症治疗和护理。加强对重症患儿病情观察并及时处理。

（一）一般疗法

急性期应卧床休息，适当限制钠盐与水分，避免使用有肾毒性的药物。

（二）控制链球菌感染和清除病灶

给予青霉素肌内注射 7~10 天；过敏者改用红霉素。

（三）对症治疗

1. 利尿剂　一般水肿不必使用利尿剂，因为多数病例于起病 1~2 周内自发利尿消肿；明显水肿少尿或高血压、循环充血者，应用利尿剂。可选用氢氯噻嗪，口服；重症用呋塞米静脉注射或肌内注射，据病情每 6~8 小时可重复给予。

2. 降压药　血压持续升高、舒张压>90 mmHg 时给予降压药。首选硝苯地平（心痛定），每日 3~4 次口服或舌下含服，或用肼苯达嗪分次口服；重者可肌内注射利舍平，病情控制后改为小剂量维持。

高血压脑病时，先用地西泮或苯巴比妥肌内注射镇静止惊；降压用硝普钠静脉滴注；酌情应用呋塞米及 20% 甘露醇利尿脱水。

3. 严重循环充血治疗　首先严格限制水钠入量，尽快应用强效利尿剂，促进液体排出；发生肺水肿时用硝普钠扩管降压，适当使用快速强心药，但剂量宜小，不必维持治疗。上述处理无效时，应行透析疗法。

4. 急性肾功能不全　主要治疗是使患儿度过少尿期，将少尿引起的内环境紊乱降至最低程度。措施为及时处理危及生命的水电解质平衡紊乱、高钾血症与低钠血症，必要时行透析疗法。

五、护理评估

1. 健康史　水肿出现时间、部位、性质及发展顺序；排尿次数、尿量、尿色；发病前 1~4 周呼吸道、皮肤等链球菌感染史；有无发热、头痛、咳嗽、气急等。

2. 身体状况　意识状态、呼吸、脉搏、血压、体重；水肿部位、性质；颈静脉怒张、肝大；分析尿常规检查有无血尿，是否有“ASO”升高、血补体降低。

3. 心理-社会状况　了解患儿及家长对疾病的认识，耽误学业、治疗限制活动及饮食带来的压力，以及对陌生的住院环境等反应。

六、护理诊断

1. 体液过多　与肾小球滤过率下降、少尿及水钠潴留有关。
2. 活动无耐力　与水肿、血压升高有关。
3. 潜在并发症　严重循环充血、高血压脑病、急性肾功能不全。
4. 知识缺乏　与患儿及家长缺乏有关护理的知识有关。

七、护理目标

1. 患儿尿量增加、水肿消退。
2. 患儿血压维持在正常水平，肉眼血尿消失。
3. 患儿住院期间无严重循环充血、高血压脑病、急性肾功能不全等情况发生，或发生时能得到及时发现和处理。

4. 让患儿和家长了解休息、限制活动的意义，理解调整饮食的必要性，配合治疗与护理。

八、护理措施

（一）休息、利尿、控制水盐摄入

1. 休息　早期卧床休息，以减轻心脏负担，改善心功能，增加心排出量，同时使肾血流增加，提高肾小球滤过率，减少水钠潴留，减少潜在并发症发生；又由于静脉压下降，降低了毛细血管血压而减轻水肿。应向家长与患儿强调休息的重要性，取得其合作。一般卧床休息 2 周，待水肿消退、血压下降至正常、肉眼血尿消失，可下床轻微活动或户外散步；1~2 个月内宜适当限制活动量；尿内红细胞减少、血沉正常可上学，但应避免剧烈体育活动；Addis 计数正常后恢复正常生活。

2. 饮食护理　给予清淡、容易消化、富含维生素的高糖饮食为宜。水肿少尿期应限制钠盐摄入，每日食盐量 1~2 g；一般不严格限制水，但严重者应适当限制饮水量；有氮质血症者应限制蛋白质入量，0.5 g/(kg·d)；尿量增加、水肿消退、血压正常后，应恢复正常饮食，以保证小儿生长发育需要。

（二）用药护理

遵医嘱给予利尿剂和降压药，同时观察药物的疗效与不良反应，并及时反馈给医生调整用药。应用硝普钠需新鲜配制，放置 4 小时后即不能再用，整个输液系统须用黑纸或铝箔包裹遮光，并严密监测血压和心率。

（三）观察病情变化

1. 观察尿色、尿量，准确记录 24 小时出入量，定期测体重、送检尿常规，判断病情的轻重。

2. 每日定时测量血压或作血压监测，若血压突然升高、剧烈头痛、呕吐、一过性失明、惊厥等，提示高血压脑病，应立即配合医生救治。

3. 密切观察呼吸、心率、脉搏、青紫等变化，警惕严重循环充血的发生，一旦发生应迅速将患儿置于半卧位、吸氧，遵医嘱使用强心剂。

（四）心理护理

关心体贴患儿，使其消除活动受限带来的紧张心理，耐心对患儿及家长讲解病情，并要求与医护人员合作，配合治疗，大部分可以治愈。同时，可根据患儿病情，安排一定的文娱活动与文化课学习，解除年长儿怕耽误学业的思想顾虑，使患儿精神愉快的休养治疗。

（五）健康指导

1. 向家长及患儿宣传本病是一种自限性疾病，特别是急性链球菌感染后的肾炎，大多预后良好。无特殊治疗方法，主要是休息及对症治疗，彻底肃清感染灶，防止病情进展。

2. 锻炼身体、增强体质，注意皮肤的清洁卫生，避免或减少上呼吸道感染或皮肤感染是预防本病的关键。一旦发生感染,应及早应用抗生素彻底治疗。

3. 出院后 1~2 个月适当限制活动量,定期复查尿常规,随访时间一般为半年。

第三节　肾病综合征

肾病综合征(nephrotic syndrome, NS)简称肾病,是由多种病因引起肾小球毛细血管通透性增高,致使大量血浆蛋白质从尿中丢失,从而引起一系列病理生理改变的一种临床综合征。其临床特征为大量蛋白尿、低白蛋白血症、高脂血症和不同程度的水肿。是儿科泌尿系统常见病之一,发病率仅次于急性肾炎,居第 2 位。按病因分为原发性、继发性和先天性 3 种类型。原发性者约占 90%以上,按临床表现不同又分为单纯性肾病和肾炎性肾病 2 型,其中以单纯性肾病多见;继发性肾病是指在诊断明确的原发病基础上出现肾病表现,多见于过敏性紫癜、系统性红斑狼疮、乙肝病毒相关性肾炎、糖尿病及恶性肿瘤等疾病;先天性肾病为常染色体隐性遗传,预后差,我国少见。本节主要介绍原发性肾病。

一、病因及病理生理

(一)病因和发病机制

病因未明。单纯性肾病的发病可能与 T 细胞免疫功能紊乱有关;肾炎性肾病患者的病变中发现免疫球蛋白及补体成分沉积,提示与免疫病理损伤有关;先天性肾病与遗传有关。

(二)病理生理

原发性肾脏损害使肾小球通透性增加引起蛋白尿,而低蛋白血症、高脂血症及水肿是继发的病理生理改变。其中大量蛋白尿是肾病综合征最主要的病理生理改变,也是导致本病其他三大特点的根本原因。

1. 蛋白尿　近年来研究已证实肾小球毛细血管壁结构或电荷变化可导致蛋白尿。微小病变时肾小球滤过膜阴离子多丢失,静电屏障破坏,使大量带阴电荷的中分子血浆白蛋白滤出,形成高选择性蛋白尿。亦可因分子滤过屏障损伤,大中分子量的多种蛋白从尿中丢失,形成低选择性蛋白尿。非微小病变型则常见免疫球蛋白和(或)补体成分在肾内沉积,局部免疫病理过程损伤滤过膜正常屏障作用,形成蛋白尿。

2. 低蛋白血症　大量血浆蛋白从尿液中丢失及肾小管对重吸收的蛋白分解,是造成低蛋白血症的主要原因;同时蛋白的丢失超过肝脏合成蛋白的速度也使血浆蛋白含量降低。低蛋白血症是肾病综合征病理生理改变的中心环节,对机体内环境的稳定及多种物质代谢产生多方面影响。

3. 高脂血症　低蛋白血症促使肝脏合成蛋白增加,其中大分子脂蛋白难以从肾脏排出而蓄积于体内,导致血清胆固醇、三酰甘油、低密度和极低密度脂蛋白增高,形成高脂血症。持续高脂血症可促进肾小球硬化与间质纤维化。高脂血症是肾病综合征的实验室特征。

4. 水肿　低蛋白血症使胶体渗透压降低,水及电解质由血管内向组织间隙外渗,有效循环血量减少,促使肾素-血管紧张素-醛固酮系统分泌,导致钠、水潴留加重水肿;低血容量,交感神经兴奋性增高，近端肾小管吸收 Na^+增加，或某些肾内因子改变了肾小管管周体液平衡机制，使近曲小管吸收 Na^+增加。水肿是肾病综合征的主要临床表现。

二、临床表现

起病前多有上呼吸道感染，男性发病率显著高于女性，约为3.7∶1。

（一）单纯性肾病

发病年龄多为2～7岁，主要表现是全身凹陷性水肿，以颜面、下肢、阴囊为明显，严重者可伴发腹水或胸腔积液。患儿病初一般情况尚可，继之出现疲倦、厌食、苍白和精神萎靡等，水肿严重者可有少尿，一般无明显血尿与高血压。

（二）肾炎性肾病

发病年龄多在学龄期，水肿一般不严重，除有肾病的四大特征外，尚有明显血尿、高血压、血清补体下降和不同程度的氮质血症。

（三）并发症

治疗过程中出现多种并发症，是导致病情加重或肾病复发的重要原因，应及早诊断和及时处理。

1. 感染　是最常见的并发症。常见感染有呼吸道、皮肤、泌尿道和原发性腹膜炎等，尤以上呼吸道感染最多见，占50%以上。其中病毒感染常见，细菌感染以肺炎链球菌为主，结核杆菌感染亦应引起重视。另外医院内感染不容忽视，以呼吸道和泌尿道感染最多见，致病菌以条件致病菌为主。

2. 电解质紊乱和低血容量休克　常见的电解质紊乱有低钠、低钾和低钙血症。最常见低钠血症，患儿表现为厌食、乏力、嗜睡、血压下降甚至出现休克、抽搐等。可能与患儿不恰当长期禁盐、过多使用利尿剂及感染、呕吐、腹泻等因素有关。另外由于低蛋白血症，血浆胶体渗透下降、显著水肿而常有血容量不足，尤其在各种诱因引起低钠血症时易出现低血容量性休克。

3. 血栓形成　肾病时血液高凝状态易致各种动、静脉血栓形成。以肾静脉血栓最常见，表现为突发腰痛、腹痛、肉眼血尿或血尿加重，少尿甚至发生肾衰竭。但临床以不同部位血栓形成的亚临床型更多见，包括下肢动脉或深静脉血栓、肺栓塞和脑栓塞等。

4. 急性肾衰竭　5%微小病变型肾病可并发急性肾衰竭。

5. 肾小管功能障碍　除原有肾小球基础病变外，由于大量尿蛋白的重吸收，可导致肾小管（尤其是近曲小管）功能障碍，出现肾性糖尿或氨基酸尿，严重者呈Fanconi综合征。

6. 生长延迟　多见于频繁复发和长期接受大剂量皮质激素治疗的患儿。

三、实验室检查

1. 尿液检查　尿蛋白定性多为2+～4+，24小时尿蛋白定量>0.1 g/kg，可有透明和颗粒管型。肾炎性肾病尿内红细胞增多。

2. 血液检查　血浆总蛋白及白蛋白显著下降，血浆白蛋白<25 g/L，白、球比例（A/G）倒

置;血胆固醇明显升高,>5.7 mmol/L;血沉明显增快,>100 mm/h;肾炎性肾病有血清补体(CH_{50}、C_3)降低及不同程度氮质血症。

四、治疗原则

(一)一般治疗

一般治疗包括休息、饮食、利尿、防治感染。

1. 适当休息、限制钠盐的摄入,补充维生素D及钙剂。

2. 水肿较重、尤其是有腹水时可给予利尿剂治疗。可用:氢氯噻嗪(HCT)、螺内酯(如安体舒通)或呋塞米利尿。水肿显著者给予低分子右旋糖酐,每次10~15 mL/kg,每日1次静滴,滴入2小时后再静注呋塞米每次1~2 mg/kg,利尿效果更好。

3. 防治感染　患儿由于免疫功能低下,易反复发生感染,应注意预防;一旦发生感染则应积极选用抗生素控制,但抗生素不能作为预防用药。预防接种亦应在病情完全缓解,且停用糖皮质激素3个月后方可进行。

(二)激素治疗

激素治疗为目前治疗肾病较为有效的首选药物,国内儿科多采用中长程疗法。① 先用泼尼松1.5~2 mg/(kg·d),分3次口服,最大剂量不超过60 mg/d,共4周。② 若用药4周内尿蛋白转阴,改为2 mg/kg,隔日早餐后顿服,继用4周。以后每2~4周减量1次,每次减5~10 mg,直至停药,总疗程6个月为中程疗法。③ 若初始治疗4周内尿蛋白未转阴,可继服至尿蛋白阴转后2周,一般不超过8周。以后再改为隔日2 mg/kg早餐后顿服,继用4周,而后每2~4周减量一次,直至停药,疗程9个月为长程疗法。短程疗法由于易复发,国内很少用。

(三)免疫抑制剂治疗

免疫抑制剂治疗用于难治性肾病,如激素治疗耐药或依赖、频繁复发的病例。常用环磷酰胺(CTX)2~3 mg/(kg·d),每晨1次顿服,8~12周为1个疗程,总剂量<300 mg/kg;用药期间应注意药物的副作用,主要有胃肠道反应、脱发、出血性膀胱炎、骨髓抑制和远期性腺损害。

(四)其他

还可用抗凝和溶栓治疗、免疫调节及中药等治疗。

五、护理评估

1. 健康史　应了解患儿起病的过程,有无感染或劳累等诱因,病程长短,是首发还是复发等;了解饮食情况,水肿的部位及程度,尿量及性质,曾有的检查、用药等。

2. 身体状况　检查血压、腹围、体重等,确定水肿的部位及性质,有无呼吸道或皮肤感染征象;及时采集标本进行尿常规检查,了解尿蛋白的程度,尿沉渣镜检是否有红细胞;分析血清白蛋白、胆固醇结果。了解血液高凝指标有无异常。

3. 心理-社会状况　本病病程长、易复发,应了解首次发病患儿及家长对疾病的认识程度，对复发患儿应评估其对治疗是否有信心；对由于长期应用皮质激素造成的形象改变是否有自卑心理及对治疗的依从性。

六、护理诊断

1. 体液过多　与低蛋白血症、尿少、水钠潴留有关。

2. 营养失调　低于机体需要量　与大量蛋白由尿中丢失、摄入不足及肠道吸收障碍有关。

3. 潜在并发症　药物副作用、电解质紊乱、高凝状态及血栓形成等。

4. 有感染危险　与免疫力低下及使用激素等有关。

5. 焦虑　与药物疗程长、自我形象紊乱、病情易反复和担心疾病预后等有关。

七、护理目标

1. 使患儿 4~8 周内水肿减轻、消退，恢复正常体液分布。

2. 保证营养供给，满足患儿生活需要。

3. 预防和及时处理各种并发症。

4. 加强各项护理，预防和控制各种感染。

5. 开展心理护理，减轻患儿及家长精神负担，配合有效治疗，使患儿早日康复。

八、护理措施

（一）休息

对严重水肿、高血压的患儿应适当卧床休息，不需要严格限制活动量，遵医嘱使用利尿剂和降压药，以减轻心脏与肾脏的负担，病情缓解后可逐渐增加活动量，但不可过于劳累。出现呼吸困难者采取半卧位。

（二）饮食

给予容易消化、适量高生物效价的优质蛋白、少量脂肪、高热量及高维生素饮食。明显水肿、高血压时短期限盐，一旦水肿消退、尿量和血压正常后则应恢复正常，以免患儿食欲低下及低钠血症。

（三）加强护理、预防感染

1. 避免与感染性疾病患儿同住一室，病室每日应进行空气消毒，减少人员对患儿的探视；注意保持患儿皮肤的清洁卫生、干燥，勤换衣被；保持床铺的清洁、整齐，经常翻身及变换体位，防止血栓形成。

2. 臀部及四肢水肿严重时，可垫用橡皮气垫或棉圈，或用气垫床。

3. 阴囊水肿用棉垫或吊带托起，皮肤破损处可涂碘附，敷以消毒敷料，预防感染。

4. 严格执行各项无菌操作，严重水肿者尽量避免肌内注射，防药液外渗，导致局部潮湿、糜烂或感染。

5. 向患儿及家长解释预防感染的重要性，由于患儿免疫力低下，感染不仅可使病情加重或复发，严重者可危及患儿生命。

（四）观察药物疗效及副作用

1. 注意观察激素治疗期间每日尿量、血压、尿蛋白变化，血浆蛋白恢复及激素的副作用等，警惕有无感染及潜伏病灶的扩散，遵医嘱补充维生素 D 及钙剂，防止骨质疏松与手足搐搦症的发生。

2. 应用利尿剂时注意电解质紊乱、低血容量休克或静脉血栓形成的危险，及时与医生联系，做出相应处理。

3. 注意观察免疫抑制剂治疗期间出现的副作用，定期查血象，并嘱患儿多饮水。

4. 需用抗凝和溶栓治疗的患儿，在使用肝素时注意监测凝血时间及凝血酶原时间。

（五）心理护理

关心体贴患儿及家长，解除焦虑，稳定情绪，增强治愈信心，配合治疗，争取早日康复。

（六）健康指导

1. 指导家长多给予患儿心理支持，防止激素导致自我形象紊乱引起的自卑及焦虑，使其保持良好情绪，积极配合治疗。

2. 向患儿及家长讲解激素对治疗本病的重要性，使患儿及家长主动配合，坚持按计划用药，切不可骤然停药。

3. 强调预防感染的重要性，使患儿及家长能采取有效措施避免感染，不去人多的公共场所。

4. 疾病恢复期可适当安排一定的学习，组织一些轻松的娱乐活动，但在活动时要注意安全，避免奔跑和患儿之间打闹，以防摔伤及骨折。

5. 定期门诊随访，若经过正规激素治疗无效，应争取肾穿刺活检，以调整治疗方案及评价预后。

（周莉莉　汪　川）

思 考 题

1. 8 岁男孩，1 个月前曾患脓疱疮，3 天来眼睑浮肿，尿少，有肉眼血尿。查体：眼睑浮肿，呈非凹陷性水肿，咽部不充血，心脏无异常，肝脾未触及；BP 150/110 mmHg。实验室检查：尿蛋白 3+，有大量红细胞，少许白细胞；血象 RBC 及 Hb 轻度下降，ASO 500 U，CH_{50}及 C_3 减少，NPN 35 mg/dL。经诊断该患儿是急性肾小球肾炎。问题：

（1）列出该患儿主要的护理诊断。

（2）如何指导该患儿休息？

（3）如何指导该患儿的饮食？

2. 6 岁小儿，因咳嗽 1 周，伴尿少、浮肿，且逐渐加重 20 天而入院，无肉眼血尿。入院时查体：BP 100/70 mmHg，全身明显浮肿，有腹水。实验室检查：尿蛋白 2+，WBC 0~1/HP，RBC 0~2/HP，血胆固醇 260 mg/dL，总蛋白 45 g/L，白蛋白占 35%，BUN 24 mg/dL。经诊断该患儿是肾病综合征。问题：

（1）治疗的首选药物是什么？

（2）该患儿的皮肤应如何护理？

（3）该患儿应如何预防感染？

第十章　血液系统疾病患儿的护理

学习要点：

1. 掌握：营养性缺铁性贫血及营养性巨幼红细胞性贫血的病因、临床表现和护理措施。

2. 熟悉：营养性缺铁性贫血及营养性巨幼红细胞性贫血的辅助检查、治疗原则和护理诊断；贫血的诊断和分度；生理性贫血的定义。

3. 了解：小儿造血及血液特点；贫血的分类；营养性缺铁性贫血和营养性巨幼红细胞性贫血的发病机制。

第一节　小儿造血和血象特点

一、造血特点

小儿造血可分为胚胎期造血和生后造血

（一）胚胎期造血

胚胎期造血首先开始于卵黄囊，继之在肝脏、脾脏、胸腺、淋巴结，最后在骨髓。因而形成3个不同的造血期。

1. 中胚叶造血期　随着胚胎的发育，约于胚胎第3周，开始出现卵黄囊造血。之后在中胚叶组织中出现广泛的原始造血成分，其中主要是原始的有核红细胞。至胚胎第8~9周后，这种造血活动明显减少，而代之以肝脾造血。

2. 肝脾造血期　自胚胎第6~8周开始，肝脏出现造血功能，至第4~5个月时达到顶峰，6个月后逐渐减退，约于出生时停止，是胚胎中期的主要造血部位。肝脏造血主要产生有核红细胞，也产生少量粒细胞和巨核细胞。

约于胚胎第8周脾脏开始造血，主要生成红细胞、粒细胞、淋巴细胞和单核细胞。胎儿5个月后，脾脏造红细胞和粒细胞功能逐渐减退，而造淋巴细胞功能可维持终生。

胸腺和淋巴结也是一种胚胎造血组织，于胚胎第6~8周出现胸腺，开始生成淋巴细胞，并维持终生；自胚胎11周淋巴结开始生成淋巴细胞，从此成为终生造淋巴细胞和浆细胞的器官。

3. 骨髓造血期　在胚胎第6周时即出现骨髓，但其造血作用是从胚胎第4个月开始，并迅速成为主要的造血器官，直至出生2~5周后成为唯一的造血场所。

（二）生后造血

为胚胎期造血的延续。

1. 骨髓造血　骨髓是出生后主要的造血器官。出生后前几年所有骨髓均为红骨髓，全部参与造血以满足生长发育的需要。5~7 岁开始，长骨干中出现脂肪细胞（黄髓），随着年龄的增长，黄髓逐渐增加，而红髓相应减少，至 18 岁时红骨髓仅限于颅骨、锁骨、胸骨、肋骨、肩胛骨、脊柱、骨盆及长骨的近端。但黄髓仍有潜在的造血功能，当造血需要增加时，可重新转变为红髓而恢复造血功能。小儿在出生后前几年缺少黄髓，故造血的代偿潜力甚少，如果造血需要增加时，容易出现骨髓外造血。

2. 骨髓外造血　在正常情况下，骨髓外造血极少。出生后，尤其在婴儿期，当遇到严重感染或溶血性贫血等造血需要增加时，肝、脾和淋巴结可随时适应需要，恢复到胎儿时期的造血状态，而出现肝、脾、淋巴结肿大，同时外周血中可出现有核红细胞和（或）幼稚中性粒细胞。这是小儿造血器官的一种特殊反应，称为"骨髓外造血"。当感染及贫血矫正后即恢复正常。

二、血象特点

小儿血象有明显的年龄特点。

（一）红细胞数和血红蛋白量

由于胎儿期处于相对缺氧状态，故红细胞数和血红蛋白量较高，出生时红细胞数为 $(5.0\sim7.0)\times10^{12}/L$，血红蛋白为 150~220 g/L。生后 10 天左右红细胞数及血红蛋白量减少约 20%（生理性溶血）；以后继续下降，至 2~3 个月时（早产儿较早）红细胞降至 $3.0\times10^{12}/L$ 左右，血红蛋白降至 100 g/L 左右，出现轻度贫血，称为"生理性贫血"。其主要原因为：① 生后随着自主呼吸建立，血氧含量增高，红细胞生成素不足，骨髓造血功能暂时性降低；② 胎儿红细胞较大，寿命短而致破坏较多；③ 婴儿生长发育迅速，循环量迅速增加。"生理性贫血"呈自限性经过，3 个月以后，红细胞数和血红蛋白量又缓慢增加，婴儿期红细胞数约维持在 $4.0\times10^{12}/L$。至 12 岁时，红细胞数和血红蛋白量达成人水平。

（二）白细胞数与分类

初生时白细胞总数为 $(15\sim20)\times10^9/L$，生后 12 小时达高峰。然后逐渐下降，1 周时平均为 $12\times10^9/L$；婴儿期白细胞维持在 $10\times10^9/L$ 左右；8 岁以后接近成人水平。

白细胞分类主要是中性粒细胞与淋巴细胞比例的变化。出生时，中性粒细胞约占 0.65，淋巴细胞约占 0.30；随着白细胞总数的下降，中性粒细胞的比例也相应下降，生后 4~6 天时两者比例约相等；随后淋巴细胞比例上升，约占 0.60，中性粒细胞约占 0.35；至 4~6 岁时两者比例又相等；7 岁后白细胞分类与成人相似。嗜酸、嗜碱性粒细胞及单核细胞各年龄期差别不大。

（三）血小板数

血小板数与成人相似，$(150\sim300)\times10^9/L$。

（四）血红蛋白种类

一般正常人红细胞内含有 3 种血红蛋白，即成人型血红蛋白（HbA、HbA2）及胎儿型血红蛋白（HbF）。出生时 HbF 约占 0.70，HbA 约占 0.30，HbA2<0.01。出生后 HbF 迅速为 HbA 所代替，1 岁时 HbF 不超过 0.05，2 岁时不超过 0.02。成人的血红蛋白绝大部分为 HbA，约占 0.95；HbA2 占 0.02~0.03，HbF 不超过 0.02。

（五）血容量

小儿血容量相对较成人多，新生儿血容量约占体重的 10%，平均 300 mL；小儿占体重的 8%~10%，成人占体重的 6%~8%。

第二节 小儿贫血概述

（一）贫血的定义

贫血是指外周血中单位容积内红细胞数和（或）血红蛋白量低于正常。根据世界卫生组织的资料，6 个月~6 岁小儿血红蛋白值的低限为 110 g/L，6~14 岁为 120 g/L；海拔每升高 1 000 米，血红蛋白上升 4%，低于此值者为贫血。6 个月以下的婴儿由于生理性贫血等因素，血红蛋白值变化较大，目前尚无统一标准。我国小儿血液学会议（1989 年）暂定：血红蛋白在新生儿期<145 g/L，1~4 月时<90 g/L，4~6 个月时<100 g/L 者为贫血。

（二）贫血的分类

1. 贫血程度分类　根据外周血血红蛋白含量和（或）红细胞数可分为 4 度（表 10-1）。

表 10-1　贫血程度分类

指标	轻度	中度	重度	极重度
血红蛋白（g/L）	90~120	60~<90	30~<60	<30
红细胞（$\times10^{12}$/L）	3~4	2~<3	<2~1	<1

注：新生儿 Hb 144~120 g/L 者为轻度，~90 g/L 者为中度，~60 g/L 者为重度，<60 g/L 者为极重度。

2. 病因分类

（1）红细胞和血红蛋白生成不足：① 缺乏造血物质：如缺铁性贫血、营养性巨幼红细胞性贫血等；② 骨髓造血功能障碍：如再生障碍性贫血；③ 感染性、炎症性及癌症性贫血、慢性肾炎所致的贫血等。

（2）溶血性：可由红细胞内在异常或外在因素引起细胞破坏过多。

1）红细胞内在缺陷：① 红细胞膜缺陷：如遗传性球形细胞增多症、遗传性椭圆形细胞增多症等；② 红细胞酶缺陷：如葡萄糖-6-磷酸脱氢酶（G-6-PD）缺陷病、丙酮酸激酶（PK）缺陷症等；③ 血红蛋白合成或结构异常，如地中海贫血、血红蛋白病等。

2）红细胞外在因素：① 免疫因素：如新生儿溶血病、自身免疫性溶血性贫血、药物所致的免疫性溶血性贫血等；② 非免疫因素：如感染、物理化学因素、毒素、脾功能亢进、弥散性血管内凝血等。

（3）失血性：① 急性失血：如创伤大出血、出血性疾病等；② 慢性失血：如溃疡病、钩虫病、肠息肉、鲜牛乳过敏等。

3. 形态分类　根据红细胞平均容积（MCV）、红细胞平均血红蛋白量（MCH）和红细胞平均血红蛋白浓度（MCHC）的结果而将贫血分为4类（表10-2）。

表10-2　贫血的细胞形态分类

分类	MCV(fl)	MCV(pg)	MCHC(%)
正常值	80~94	28~32	32~38
大细胞性	>94	>32	32~38
正细胞性	80~94	28~32	32~38
单纯小细胞性	<80	<28	32~38
小细胞低色素性	<80	<28	<32

第三节　营养性缺铁性贫血

营养性缺铁性贫血（iron deficiency anemia，IDA）是体内铁缺乏所导致血红蛋白合成减少的一种贫血。临床上以小细胞低色素性贫血、血清铁蛋白减少和铁剂治疗有效为特点。为小儿贫血中最常见者，以6个月~2岁婴幼儿发病率最高，是我国儿童重点防治的"四病"之一。

一、病因

1. 先天储铁不足　胎儿通过胎盘从母体获得铁，以孕期最后3个月最多。足月新生儿体内总铁为75 mg/kg，足够其生后4~5个月内之用。如早产、双胎或多胎、低出生体重、胎儿失血（胎儿-胎儿输血或胎儿-母体输血等）及孕母患严重缺铁性贫血等均可使胎儿储铁减少，较易发生缺铁性贫血。

2. 铁摄入量不足　是小儿缺铁性贫血的主要原因。人体内的铁主要来源于食物，衰老红细胞破坏释放的铁也几乎全部被再利用。食物中的铁分为血红素铁和非血红素铁。动物性食物尤其是精肉、血、内脏含铁高且为血红素铁，吸收率达10%~25%；蛋黄含铁量高但吸收率较低；母乳与牛乳含铁量均低，但母乳的铁吸收率比牛乳高约5倍。植物性食物中的铁属非血红素铁，吸收率为1.7%~7.9%，以大豆含铁量最高。单纯以人乳、牛乳、谷物等低铁食物喂养而不及时添加含铁丰富的辅食，容易发生缺铁性贫血；幼儿及年长儿因偏食、挑食等也可导致铁摄入量不足而发病。

3. 生长发育快　婴儿期、青春期生长发育迅速，血容量增加较快，需铁量增加，如不及时添加含铁丰富的食物，很容易造成缺铁。早产儿和低出生体重儿生长发育更快，更易发生缺铁性贫血。

4. 铁的吸收障碍　饮食搭配不合理可影响铁的吸收；长期腹泻、消化道畸形、肠吸收不良等可减少铁的吸收。

5. 铁的丢失过多　正常婴儿每天排泄铁量相对比成人多。每 1 mL 血约含铁 0.5 mg，长期慢性失血可致缺铁。如肠息肉、梅克尔憩室、膈疝、消化性溃疡、钩虫病等可致肠道慢性少量失血；用不经加热处理的鲜牛奶喂养的婴儿可因对牛奶过敏而致慢性肠出血；鼻出血、初潮后少女月经量过多等亦可致铁丢失过多。

二、发病机制

1. 缺铁对血液系统的影响　无论是经肠道吸收的食物铁或是衰老红细胞破坏释放的铁均经血浆中的转铁蛋白转运至幼红细胞及储铁组织，幼红细胞摄取的铁在线粒体中与原卟啉结合形成血红素，后者再与珠蛋白结合形成血红蛋白。缺铁时血红蛋白合成减少，因而新生的红细胞内血红蛋白含量不足，细胞质不足，细胞变小。但缺铁对细胞的分裂、增殖影响较小，故红细胞数量减少的程度不如血红蛋白减少明显，形成小细胞低色素性贫血。

人体内铁可分为 2 类。第 1 类为功能铁，约占 70%，主要是血红蛋白铁，其次为肌红蛋白铁，极少量存在于含铁酶（如各种细胞色素酶、单胺氧化酶等）及以运转铁存在血浆中。第2 类为储存铁，约占 30%，主要以铁蛋白及含铁血黄素形式储存于肝、脾和骨髓中。当铁供应不足时，储存铁可供造血所需，故缺铁早期无贫血表现。如铁缺乏进一步加重，使储存铁耗竭时，即有贫血表现。因此，缺铁性贫血是缺铁的晚期表现。

2. 缺铁对其他系统的影响　缺铁可影响肌红蛋白的合成，肌红蛋白储存氧气供肌肉收缩时利用。缺铁还可使某些含铁酶（如细胞色素 C、单胺氧化酶、核糖核苷酸还原酶、琥珀酸脱氢酶等）的活性降低，这些酶与生物氧化、组织呼吸、神经介质的合成与分解有关，故铁缺乏时酶活性下降，导致细胞功能紊乱而出现一些非血液系统表现，如神经系统功能和消化系统功能改变、免疫功能低下等。

三、临床表现

任何年龄均可发病，以 6 个月至 2 岁最多见。起病缓慢，多不能确定发病时间，不少患儿因其他疾病就诊时才发现患有本病。

1. 一般表现　皮肤黏膜逐渐苍白，以唇、口腔黏膜及甲床较明显。易疲乏，不爱活动，体重不增或增加缓慢。年长儿可诉头晕、眼前发黑、耳鸣等。

2. 髓外造血表现　由于骨髓外造血反应，肝、脾、淋巴结可轻度肿大。年龄愈小、病程愈久、贫血愈重，肝、脾肿大愈明显，但很少超过中度。

3. 非造血系统症状

（1）消化系统：食欲减退，少数有异食癖，如喜食泥土、墙皮、煤渣等；常有呕吐、腹泻；可出现口腔炎、舌炎或舌乳头萎缩。重者可出现萎缩性胃炎或吸收不良综合征。

（2）神经系统：婴幼儿常有烦躁不安、易激惹或精神萎靡；年长儿常注意力不集中、记忆力减退，智力多较同龄儿低。由此影响到儿童之间的交往，以及小儿学习和思维能力的发展，以致影响心理的正常发育。

（3）心血管系统：明显贫血时心率增快、心脏扩大，重者可发生心力衰竭。

(4) 其他:因细胞免疫功能低下,常合并感染。可因上皮组织异常而出现反甲、皮肤角化。

四、辅助检查

1. 血象　红细胞和血红蛋白均减少,以后者减少更明显,呈小细胞低色素性贫血。外周血涂片可见红细胞大小不等,以小细胞为多,中央淡染区扩大。MCV < 80 fl, MCH < 28 pg, MCHC<32%。网织红细胞数正常或轻度减少。白细胞、血小板一般无改变。

2. 骨髓象　呈增生现象,以中、晚幼红细胞增生为主。各期红细胞均较正常小,细胞质少,染色偏蓝(血红蛋白量少),显示胞浆成熟程度落后于胞核。粒细胞系和巨核细胞系一般无明显异常。

3. 有关铁代谢的检查　血清铁蛋白 SF<12 μg/L,SF 值是反映体内铁储存情况的较灵敏指标。血清铁(SI)<10.7 μmol/L,总铁结合力(TIBC)>62.7 μmol/L,转铁蛋白饱和度(TS)<15%。红细胞内游离原卟啉(FEP)>0.9 μmol/L。

五、治疗原则

主要原则为去除病因和铁剂治疗。

1. 去除病因　是根治的关键。对饮食不当者应纠正不合理的饮食习惯和食物组成。如有慢性失血性疾病如钩虫病、肠道畸形等,应予及时治疗。

2. 铁剂治疗　是治疗本病的特效药。① 口服铁剂:常用制剂有硫酸亚铁(小儿可配成2.5%硫酸亚铁合剂)、富马酸亚铁、葡萄糖酸亚铁等,二价铁盐比三价铁易于吸收;剂量以元素铁计算,6 mg/(kg · d),分 3 次服用;疗程至血红蛋白达正常水平后 2 个月左右停药,以补足铁的贮存量。② 注射铁剂:因较易出现不良反应,应少用,常在口服铁剂无效或不能耐受或因长期腹泻、呕吐、胃肠手术等致吸收不良者采用注射铁剂如右旋糖酐铁,如能肌内注射,尽量避免静脉注射。

3. 输血治疗　一般病例无需输血。重度贫血并发心功能不全或明显感染者应给予输血或输浓缩红细胞。但必须采取少量多次的方法,贫血愈重,一次输血量应愈少,速度应愈慢。

六、护理评估

1. 健康史　向家长了解患儿的喂养方法和饮食习惯;小婴儿还应了解其母孕产史,如孕期母亲有无严重贫血,是否早产、双胎、多胎及有无胎儿失血等;询问生长发育状况,有无慢性疾病如慢性腹泻、肠道寄生虫、吸收不良综合征、反复感染、鼻出血及青春期少女月经量过多等病因。

2. 身体状况　了解患儿贫血程度,观察皮肤黏膜颜色及毛发、指甲情况,了解有无乏力、烦躁或萎靡、记忆力减退、成绩下降等,年长儿有无头晕、耳鸣、眼前发黑,贫血严重者要注意有无心率增快、心脏扩大及心力衰竭表现,还应了解患儿有无异食癖、口腔炎、舌炎及生长发育状况;了解血液、骨髓检查及有关铁代谢检查结果。

3. 心理-社会状况　评估患儿和家长的心理状态,患儿有无因记忆力减退、成绩下降或智力低于同龄儿而产生自卑、焦虑或恐惧等心理,患儿和家长对本病的病因及防护知识的了解程度,对健康的需求及家庭背景等。

七、护理诊断

1. 活动无耐力 与贫血致组织、器官供氧不足有关。

2. 营养失调:低于机体的需要量 与铁的摄入不足、吸收不良、丢失过多或消耗增加等有关。

3. 潜在并发症 感染、心力衰竭等。

4. 知识缺乏 与家长和年长儿缺乏营养知识及本病的防护知识有关。

八、护理目标

1. 患儿倦怠乏力有所减轻,活动耐力逐渐增强。

2. 患儿和家长能正确选择含铁丰富的食物,遵医嘱服用铁剂,保证铁的摄入。

3. 患儿住院期间不发生感染或其他并发症。

4. 家长和年长患儿能叙述发病原因,并主动配合治疗,养成正确的饮食习惯。

九、护理措施

1. 休息与活动 评估患儿日常生活与活动的耐受力,制定休息方式、活动强度及每次活动持续时间。轻、中度贫血患儿不必严格限制日常活动,但应避免剧烈运动,生活要有规律,做适合自身的运动,活动间歇使患儿充分休息,以不感到疲乏为度。重度贫血可有心悸、气短或活动后症状明显加重,应卧床休息并给予吸氧,以减轻心脏负担;同时协助患儿的日常生活,定时测量心率。对易烦躁、激动的患儿,护理人员应耐心细致地看护、抚慰,使其保持安静,避免因哭闹而加重缺氧;同时各项护理操作应集中进行。

2. 饮食护理

(1) 向家长及年长儿指出铁摄入不足是引起缺铁性贫血的重要原因,说明进食高蛋白、高维生素、高铁质食品的道理,协助纠正不良的饮食习惯。

(2) 制订饮食计划,指导合理搭配患儿的饮食。告知家长含铁丰富且易吸收的食物如动物血和肝脏、肉类、鱼类及豆制品等。维生素 C、氨基酸、果糖、肉类搭配可促进铁的吸收;茶、咖啡、牛奶、麦麸、植物纤维可抑制铁的吸收,应避免与含铁食品同食。鲜牛奶必须加热处理后才能喂养婴儿,以减少因过敏而致肠出血。

(3) 婴儿提倡母乳喂养,按时添加含铁丰富的辅食或补充铁强化食品。

3. 应用铁剂的护理 指导正确应用铁剂,观察疗效与副作用。

(1) 口服铁剂对胃肠道有刺激,可致胃部不适及疼痛、厌食、恶心、呕吐、腹泻或便秘等,宜从小剂量开始并在两餐之间服药以减少刺激;铁剂可与维生素 C、果汁等同服,以利吸收;忌与抑制铁吸收的食物同服。液体铁剂可使牙齿染黑,使用吸管或滴管服药可预防之。服用铁剂后,大便变黑或呈柏油样,停药后恢复,应向家长说明原因,消除顾虑。硫酸亚铁合剂不宜存放过久,以免氧化为三价铁而影响吸收。

(2) 注射铁剂应选择大肌群分次深部肌内注射,每次更换注射部位,可采用"Z"字形注射;抽药和给药使用不同的针头或注射器内留微量(约 0.1 mL)气体,以防药液漏入皮下组织致局部坏死;注射右旋糖酐铁可有过敏现象,如面红、荨麻疹甚至过敏性休克,故首次注射应严密观察1小时,警惕过敏的发生。

(3)观察疗效:铁剂治疗有效者在用药3~4天后网织红细胞升高,7~10天达高峰;2周后血红蛋白逐渐上升,临床症状亦随之好转,补充铁剂要到血红蛋白恢复正常后再继续服用6~8周,以补充贮存铁。如服药3~4周仍无效,应查找原因。

4. 预治感染　做好口腔护理,一般每日2次,鼓励患儿多饮水。预防和治疗舌炎、口腔炎。注意保持皮肤清洁。重症贫血者应注意保护性隔离,尽量少去公共场所,住院期间要减少探视,防止交叉感染,居室内注意保持空气新鲜。

5. 观察病情,防止并发症

(1)观察病情变化:① 在自然光线下仔细观察口唇、口腔黏膜、眼结膜及甲床等皮肤黏膜苍白的表现,了解病情进展;② 注意有无头晕、眼花、昏厥等脑缺氧的表现;③ 对重症患儿应及时监测脉搏、血压,仔细观察呼吸、面色等变化,如有异常应及时报告医生。

(2)预防心力衰竭:重度贫血患儿应卧床休息以减少耗氧,取半卧位,必要时吸氧;输液或输血时,根据病情调节输液速度,不宜过快,以防心力衰竭;密切观察病情,注意心率、呼收、尿量变化,若出现心悸、气促、发绀、肝脏增大等症状和体征时,应及时通知医生,并按心力衰竭患儿护理。

6. 健康指导　根据患儿年龄及家长的文化程度和理解力,讲解本病的有关知识和护理要点。尤其要教育家长认识本病对小儿的危害性及预防工作的重要性,主要预防措施包括:

(1)孕妇及哺乳期母亲应食用含铁丰富的食物。

(2)提倡母乳喂养,按时添加含铁丰富的辅食:人乳含铁虽少,但吸收率高达50%,而牛奶中铁的吸收率仅为10%~25%。生后6个月内婴儿若有足够母乳喂养,可以维持血红蛋白和储存铁在正常范围。

(3)人工喂养儿应喂强化铁的配方乳,并及时添加辅食;如喂鲜牛奶必须加热处理以减少因过敏而致肠出血。

(4)对早产儿、低体重儿宜自2个月左右给予铁剂(元素铁每日0.8~1.5 mg/kg)预防。

(5)培养良好饮食卫生习惯,纠正挑食、偏食等不良饮食习惯。

第四节　营养性巨幼红细胞性贫血

营养性巨幼红细胞性贫血(nutritional megaloblastic anemia)是由于缺乏维生素B_{12}和(或)叶酸所致的一种大细胞性贫血。主要临床特点是贫血、神经精神症状、红细胞的胞体变大、骨髓中出现巨幼红细胞、用维生素B_{12}和(或)叶酸治疗有效。此病在部分农村地区尚不少见。

一、病因

1. 摄入量不足　维生素B_{12}主要存在于动物性食物,如肝、肾、肉类等,蛋类、奶类中含量少,植物类食物中含量甚少。维生素B_{12}摄入不足主要是单纯母乳喂养而孕母长期严格素食或单纯乳类喂养而未添加动物性辅食。

绿叶蔬菜、水果、果仁、酵母、谷类和动物内脏(肝、肾)等均含有丰富叶酸,但如经加热即被破坏；羊乳含叶酸量很低，牛乳制品如奶粉、蒸发乳经加热等处理后，所含叶酸招致破坏。叶酸摄入不足主要是单纯乳类喂养（特别是羊乳喂养）而未及时添加辅食。

2. 吸收和代谢障碍　食物中的维生素 B_{12} 进入胃内后与内因子结合，然后在远端回肠吸收入血，与转钴蛋白结合，运送至肝脏贮存。体内贮量可供数年之需。因此，胃肠疾患特别是回肠末端疾病，以及转钴蛋白缺乏等均可引起维生素 B_{12} 吸收和转运障碍。

食物中的叶酸主要在十二指肠及空肠中吸收，分布于各组织中，其中主要贮存于肝脏。小儿体内贮存的叶酸可供 4 个月生理之需。慢性腹泻、脂肪下痢，以及长期或大量应用某些药物如广谱抗生素抑制肠道细菌合成叶酸，抗叶酸制剂（氨甲蝶呤）及某些抗癫痫药（苯妥英钠、抗痫酮、苯巴比妥）等均可致叶酸缺乏。

3. 需要量增加　婴儿，特别是早产儿生长发育迅速使维生素 B_{12} 和（或）叶酸的需要量增加。严重感染使维生素 B_{12} 消耗增加。

二、发病机制

维生素 B_{12} 和叶酸均为 DNA 合成所必需。叶酸被吸收进入人体后，被叶酸还原酶还原成四氢叶酸，四氢叶酸是合成 DNA 过程中必需的辅酶，而维生素 B_{12} 在叶酸转变为四氢叶酸过程中起催化作用，从而促进 DNA 的合成。维生素 B_{12} 或叶酸缺乏均引起四氢叶酸减少、DNA 合成减少。幼红细胞内的 DNA 合成障碍使红细胞的分裂和增殖时间延长，红细胞核发育落后于细胞质，胞浆的血红蛋白合成不受影响，红细胞的胞体变大，形成巨幼红细胞。红细胞生成减少，加之巨幼红细胞在骨髓内容易遭受破坏，红细胞寿命也缩短，故引起贫血。DNA 合成不足也导致粒细胞核成熟障碍，出现巨大幼稚粒细胞和中性粒细胞分叶过多现象。而且，亦可使巨核细胞的核发育障碍而致巨大血小板。

由于维生素 B_{12} 还是神经髓鞘脂蛋白生成所必需，能保持中枢和外周髓鞘神经纤维的完整功能，所以在其缺乏时可引起周围神经变性、脊髓亚急性联合变性和大脑损害，出现神经精神症状。叶酸缺乏主要引起情感改变，其机制不详。

三、临床表现

多见于 6 个月～2 岁小儿，起病缓慢。

1. 一般表现　多呈虚胖或颜面轻度浮肿，毛发稀疏枯黄，严重者皮肤有出血点或淤斑。

2. 贫血表现　轻度或中度贫血占多数，患儿面色苍黄，睑结膜、口唇、指甲等处苍白，偶有轻度黄疸，常感疲乏无力，可有肝脾肿大。

3. 神经精神症状　可出现烦躁不安、易怒、情绪不稳定等症状。维生素 B_{12} 缺乏者可出现对外界反应差，表情淡漠、目光发呆、嗜睡、少哭不笑、不认亲人，智力及动作发育落后，甚至有倒退现象；重症病例可出现口唇、头部、四肢、躯干及全身震颤，手足无意识运动，甚至抽搐、感觉异常，共济失调、踝阵挛和巴宾斯基征阳性等。

4. 其他　消化系统可出现厌食、呕吐、腹泻、食欲缺乏、舌炎等症状；因震颤可致舌下溃疡，易发生感染和皮肤出血点或淤斑。

四、辅助检查

1. 血常规　呈大细胞性贫血，红细胞数的减少比血红蛋白量的减少更明显。MCV>94 fl，

MCH>32 pg。血涂片可见红细胞大小不等，以大细胞为多，中央淡染区不明显。白细胞总数减少，中性粒细胞变大并有分叶过多现象（核右移）。血小板一般均减少，可见巨大血小板。

2. 骨髓象　骨髓增生明显活跃，以红细胞系统增生为主，各期幼红细胞均出现巨幼变，表现为胞体变大、核染色质粗松，细胞核的发育落后于细胞质；中性粒细胞和巨核细胞分叶过多。

3. 血清维生素 B_{12} 和叶酸测定　血清维生素 B_{12}<100 ng/L（正常值 200~800 ng/L），叶酸<3 μg/L（正常值 5~6 μg/L）。

五、治疗原则

去除病因，加强营养，防治感染。维生素 B_{12} 肌内注射，每次 100 μg，每周 2~3 次，连用数周，直到临床症状明显好转、血象恢复正常为止。叶酸口服每次 5 mg，每日 3 次，连用数周至临床症状好转、血象恢复正常为止。单纯维生素 B_{12} 缺乏者，不宜加用叶酸，以免加重精神神经症状。因使用抗叶酸制剂致病者给予亚叶酸钙治疗。重度贫血并发心功能不全或明显感染者应可输注红细胞。肌肉震颤者可给镇静剂。

六、护理诊断

1. 营养失调：低于机体的需要量　与维生素 B_{12} 和（或）叶酸摄入不足、吸收不良等有关。

2. 活动无耐力　与贫血致组织、器官供氧不足有关。

3. 生长发育迟缓　与营养不足、贫血及维生素 B_{12} 缺乏影响生长发育有关。

4. 知识缺乏　与家长缺乏合理喂养、本病的护理及预防知识有关。

七、护理措施

1. 指导喂养，加强营养　改善哺乳母亲营养，及时添加富含维生素 B_{12} 和叶酸的辅食，合理搭配患儿食物，年长儿防止偏食，养成良好的饮食习惯，以保证能量和营养素的摄入。

2. 注意休息，适当活动　根据患儿的活动耐受情况安排其休息与活动。一般不需卧床，严重贫血者适当限制活动，协助满足其日常生活所需。烦躁、震颤、抽搐者可遵医嘱用镇静剂，防止外伤。

3. 预治感染　注意保护性隔离，防止交叉感染。

4. 监测生长发育　评估患儿的体格、智力、运动发育情况，对发育落后者加强训练和教育。

5. 遵医嘱合理用药，并观察用药效果　按时肌内注射维生素 B_{12}、口服叶酸，至临床症明显好转，血象恢复正常为止。维生素 C 能促进叶酸利用，同时口服可提高疗效。在恢复期应加用铁剂，防止红细胞生成增加时缺铁。

6. 健康指导　向家长介绍本病的临床表现和预防措施，强调预防的重要性。指导喂养，积极治疗和去除影响维生素 B_{12} 和叶酸吸收的因素。指导合理用药。

（吴淑君　汪小玉）

思考题

1. 患儿，女，胎龄满33周出生，现15个月。因“面唇渐苍白伴反复口腔溃疡5个月”入院。患儿纯母乳喂养至8个月，断乳后以米糊为主，食欲一直不佳。查体：体重9 kg，身长80 cm。反应差，精神委靡，面色、口唇苍白。心、肺(-)，肝脾轻度肿大，神经系统(-)。血常规：Hb 70 g/L，RBC 3.0×10^{12}/L，WBC 11.0×10^{9}/L，血涂片中红细胞大小不等，以小细胞居多，中央淡染区扩大。经诊断为缺铁性贫血。请问：

(1) 该患儿是什么程度的贫血？

(2) 请列出该患儿的护理诊断。

(3) 请写出该患儿的护理措施。

2. 赵毛毛，男，8个月，因“脸色苍黄2个月”入院。2个月前开始脸色渐苍黄。嗜睡，渐加重，现每天睡20小时。由会笑、能抬头到不会笑、不能抬头，反应迟钝。单纯母乳喂养，每天吃3次母乳，汗多。查体：慢性病容，表情呆滞，皮肤苍黄，无皮疹，前囟2 cm×3 cm，后囟未闭，唇苍白，心肺无异常，肝右肋下2 cm，脾未扪及。血常规：WBC 5.1×10^{9}/L，LYM 83.0%，GRAN 17.0%，RBC 1.98×10^{12}/L，Hb 69 g/L，HCT 20.5%，MCV 103.3 fl，MCH 34.8 pg，MCHC 33.7 g/L，RDW 19.4%，PLT 95×10^{9}/L，RC 0.018。经诊断为巨幼红细胞性贫血。请问：

(1) 该患儿是什么程度的贫血？

(2) 请列出该患儿的护理诊断。

(3) 请写出该患儿的护理措施。

第十一章　神经系统疾病患儿的护理

学习要点：

1. **掌握：**小儿神经反射的特点；化脓性脑膜炎和小儿惊厥的临床表现及护理措施。

2. **熟悉：**化脓性脑膜炎的辅助检查、治疗原则和护理诊断；小儿惊厥的治疗原则和护理诊断。

3. **了解：**小儿神经系统解剖生理特点；化脓性脑膜炎和小儿惊厥的病因。

4. **应用：**能够对惊厥的患儿进行急救护理。

第一节　小儿神经系统解剖生理特点

小儿神经系统发育最早，速度亦快，且年龄越小生长发育越快。在不同年龄阶段，小儿神经系统的解剖、生理各具特征，神经系统检查的正常标准和异常表现也各具特点，加之检查时小儿多难以合作，通常需按不同年龄患儿特点及不同病种选做必要的检查，检查顺序也应灵活掌握。

一、脑

胎儿时期脑的发育尤为迅速。新生儿的脑在大体形态上与成人相似，已有主要的沟和回，但脑沟较浅，脑回较宽，皮质较成人薄，灰质与白质区分不明显，神经细胞很少分化。小儿出生后，大脑皮质细胞数已不再增多，随着年龄的增长，主要是脑细胞增大和分化，功能逐渐成熟与复杂化。生后最初 3 个月皮质的发育快，到 6 个月时开始接近成人，3 岁时脑细胞的分化基本完成，8 岁时已与成人无区别。

神经纤维髓鞘的形成，因不同神经而先后不同。脊髓神经髓鞘是在胎儿 4 个月时开始形成，3 岁时完成髓鞘化，脊神经的髓鞘由上而下逐渐形成；锥体束在胎儿 5~6 个月开始形成，生后 2 岁完成；皮层的髓鞘化则最晚。故婴幼儿时期各种刺激引起的神经冲动传导较慢，易于泛化，不易在大脑皮层内形成稳定兴奋灶，小儿易疲劳而进入睡眠状态。

新生儿皮质下中枢如丘脑、苍白球在功能上已较成熟，但大脑皮质及新纹状体发育尚未成熟，故出生时的活动主要由皮质下中枢调节，表现肌张力较高，常出现无意识的手足徐动。脑干在出生时已发育良好，呼吸、循环、吞咽等维持生命之中枢已发育成熟。小脑在胎儿期发育较差，生后 6 个月达生长高峰，15 个月小脑大小已接近成人。

二、脊髓

出生时脊髓发育已较成熟，功能也基本具备，但其与脊柱的发育不平衡。3 个月胎儿两者等长；出生时脊髓的末端位于第 3~4 腰椎水平，生后脊髓发育落后于脊柱，到 4 岁时才退到第 1~2 腰椎之间。故婴幼儿时期作腰椎穿刺的位置要低，以第 4~5 腰椎间隙为安全，4 岁以后以第 3~4 腰椎间隙为宜。

三、脑脊液

新生儿脑脊液量少为 50 mL 左右，压力低，故抽取脑脊液较困难。随着年龄的增长和脑室的发育，脑脊液的量逐渐增加，婴儿为 40~60 mL，幼儿为 60~100 mL，儿童为 100~150 mL。脑脊液的压力：新生儿侧卧位为 0.29~0.78 kPa（30~80 mmH_2O），儿童为 0.69~1.96 kPa（70~200 mmH_2O）。外观无色透明，在生理性黄疸期间可呈微黄色。脑脊液白细胞数一般不超过 10×10^6/L（小婴儿 $<20\times10^6$/L）；糖含量 2.8~4.5 mmol/L，氯化物 117~127 mmol/L，蛋白 0.2~0.4 g/L（新生儿 0.2~1.2 g/L）。

四、神经反射

神经反射与神经系统的成熟程度和髓鞘的形成有关。

1. 出生时就存在且保持终生的反射　如角膜反射、结膜反射、瞳孔反射、咽反射及吞咽反射等，这些反射若减弱或消失，表示神经系统有病理改变。

2. 出生时存在而以后逐渐消失的反射　如觅食反射、吸吮反射、握持反射、拥抱反射及颈肢反射。这些反射出生时存在，于生后 3~6 个月消失。以上反射如生后缺乏或短期存在后就消失，则提示为病理情况；如到消退时仍存在亦提示为病理改变。

3. 出生时不存在而以后逐渐出现并保持终生的反射　如腹壁反射、提睾反射及各种腱反射等，新生儿期不易引出，至 1 岁时才稳定。这些反射该出现时不出现或持续地不对称提示神经系统异常。

4. 病理反射　如巴宾斯基征，2 岁以内阳性可为生理现象，若单侧阳性，结合临床考虑是否为病理情况。

5. 脑膜刺激征　包括颈强直、凯尔尼格（Kernig）征、布鲁津斯基（Brudzinski）征。3~4 个月前屈肌张力高，克氏征可为阳性。小婴儿颅缝和囟门未完全闭合，对颅内压有缓解作用，即使在病理情况下，脑膜刺激征可能不明显或出现较晚。故因注意头围、头颅形状、前囟是否闭合及其张力等。

因此，在估计小儿神经反射有无临床意义时，必须注意年龄特点。

第二节　化脓性脑膜炎

化脓性脑膜炎（purulent meningitis）简称化脑，是由各种化脓性细菌感染引起的以脑膜炎症为主的中枢神经系统急性感染性疾病。临床以发热、头痛、呕吐、惊厥、意识障碍、脑膜刺激征阳性及脑脊液化脓性改变为特征。多见于婴幼儿，2 岁以内发病者约占本病的 75%，发病高峰年龄是 6~12 个月，冬春季是化脑的好发季节。近年来本病的诊治虽有很大进展，发病率已明显减少，但仍有较高的病死率和致残率，早期诊断和及时治疗是改善本病预后的关键。

一、病因

多数化脓性细菌均可引起脑膜炎。在我国脑膜炎双球菌、肺炎链球菌和流感嗜血杆菌脑膜炎占小儿化脑的2/3以上。病原菌类型与年龄、季节、地区、机体免疫功能、头颅外伤以及是否有先天性的神经或皮肤缺陷有关。其中年龄为最主要的因素:① 新生儿及出生2个月内的婴儿以革兰阴性细菌(大肠埃希菌和铜绿假单胞菌)、B族溶血性链球菌、金黄色葡萄球菌等为主;② 2个月以上小儿则以流感嗜血杆菌、肺炎链球菌和脑膜炎双球菌为主;③ 年长儿则以脑膜炎双球菌和肺炎链球菌更为常见。由脑膜炎双球菌引起的流行性脑脊髓膜炎呈流行性。肺炎链球菌及脑膜炎双球菌性脑膜炎好发于晚冬及早春,流感嗜血杆菌性脑膜炎好发于晚秋及早冬。各种原发免疫缺陷病、营养不良、各种严重慢性疾病及长期应用肾上腺皮质激素或免疫抑制剂等时,则易感染;先天性和获得性神经与皮肤的解剖异常如颅脑外伤、手术、脑室液引流、皮肤窦道及脑脊膜膨出等均可使脑脊液与外界相通,亦易继发感染而引起化脑。以上两种情况导致小儿机体防御能力降低,甚至使一些平时少见的致病菌或条件致病菌也可引起化脑,如表皮葡萄球菌、铜绿假单胞菌等。

二、病理生理

细菌可通过各种途径到达脑膜。多数化脑其致病菌主要通过血行传播至脑膜而致病,细菌从上呼吸道侵入者最多,其次是消化道、皮肤、黏膜或新生儿脐部伤口侵入,脑膜炎发生前往往有一菌血症阶段,然后随血液通过血-脑脊液屏障进入脑膜。少数化脑可由于邻近组织感染扩散直接波及脑膜所致,如鼻窦炎、中耳炎、乳突炎等。颅骨骨折、皮肤窦道及脑脊膜膨出等,与颅腔存在直接通道,细菌可由此直接进入蛛网膜下腔导致脑膜炎症。

在细菌毒素和多种炎症相关因子的作用下,形成以软脑膜、蛛网膜和表层脑组织为主的炎症反应,表现为广泛性血管充血、大量中性粒细胞浸润和纤维蛋白渗出,伴有弥散性血管源性和细胞毒性脑水肿。在病初或轻症病例,炎性渗出物多在大脑顶部表面,逐渐蔓延至大脑基底部和脊髓表面。严重者可有血管壁坏死和灶性出血,或发生闭塞性小血管炎而致灶性脑梗死。感染延及脑室内膜可致脑室管膜炎。如在软脑膜下及脑室周围的脑实质有细胞浸润、出血、坏死和变性则形成脑膜脑炎。脓液黏稠、治疗不彻底时可发生脑膜粘连,阻塞脑室孔,或大脑表面蛛网膜颗粒萎缩,导致脑脊液循环受阻及吸收障碍而致脑积水。炎症波及周围颅神经,则可引起相应的颅神经损害,如失明、面瘫、耳聋等。经脑膜间的桥静脉发生栓塞性静脉炎,可导致硬膜下积液或积脓。

三、临床表现

1. 急性起病 一般起病较急,病前数日常有上呼吸道感染或胃肠道症状。流行性脑脊髓膜炎的暴发型起病急骤,迅速出现进行性休克、皮肤出血点或淤斑、弥散性血管内凝血及中枢神经系统功能障碍,如不及时治疗可在24小时内危及生命。

2. 神经系统表现

(1) 颅内压增高:年长儿较典型,主要表现为头痛和喷射性呕吐,可伴有血压增高、心动过缓。婴儿可出现囟门饱满而紧张、颅缝增宽。重症患儿可有呼吸循环功能受累、昏迷、去脑强直，甚至脑疝。

（2）惊厥：20%～30%患儿可出现部分或全身性惊厥，以流感嗜血杆菌及肺炎链球菌脑膜炎多见。

（3）脑膜刺激征：以颈项强直最常见，其他如凯尔尼格征、布鲁津斯基征阳性。1岁半以下小儿脑膜刺激征可不明显。

（4）意识障碍：表现为嗜睡、意识模糊、甚至昏迷等，并可出现烦躁不安、激惹、迟钝等精神症状。

（5）局灶体征：部分患儿出现Ⅱ、Ⅲ、Ⅵ、Ⅶ、Ⅷ颅神经受累或肢体瘫痪症状。

3. 全身感染中毒症状　主要表现为发热，年长儿可有头痛、肌肉痛、关节酸痛、精神萎靡、疲乏无力、皮肤出血点、淤斑或充血性皮疹等；婴幼儿表现为易激惹、不安，或反应低下等。

新生儿及3个月以下小婴儿化脑常缺乏典型的症状和体征，主要表现为面色发灰、少动、嗜睡、易激惹、目光呆滞、哭声低弱或尖叫、拒食、吐奶、黄疸、青紫、呼吸不规则、惊厥、休克、昏迷等，查体可见前囟隆起或紧张、头后仰。而少有脑膜刺激征，发热或有或无，甚至体温不升。

部分患儿在病程中可有硬脑膜下积液、脑室管膜炎、脑积水、脑性低钠血症、癫痫和各种神经功能障碍等并发症和后遗症。

四、辅助检查

1. 血常规检查　白细胞总数明显增高，可达$(20\sim40)\times10^9/L$，分类以中性粒细胞为主，占85%～90%以上，可见中毒颗粒。感染严重时，尤其是新生儿化脑，白细胞总数可减少。

2. 脑脊液检查　脑脊液检查是确诊本病的重要依据。典型病例表现为脑脊液压力增高，外观混浊或呈脓性，白细胞总数明显增多，多在$1\,000\times10^6/L$以上，分类以中性粒细胞为主；糖含量明显降低，常在1.1 mmol/L以下，蛋白含量增高，多在1 g/L以上。脑脊液涂片和细菌培养是明确化脑病原的重要方法，细菌培养阳性者应做药物敏感试验。还可采用特异性细菌抗原检测（对流免疫电泳法、乳胶颗粒凝集法、免疫荧光试验等）、DNA聚合酶链反应（PCR）等可快速检测出脑脊液中的细菌特异性抗原物质和致病菌标志性DNA，快速、灵敏、具有诊断意义。

3. 血培养和局部病灶分泌物培养　血培养、咽培养、皮肤脓液或新生儿脐炎分泌物培养等，对确定病原菌有参考价值。新生儿及早期未用抗生素的患儿血培养阳性率较高。

4. 皮肤淤点或淤斑涂片　是发现脑膜炎双球菌重要而简便的方法，阳性率可达50%以上。

5. 影像学检查　对于出现局灶性神经系统异常体征、治疗效果不理想、持续发热、头围增大或有显著颅内压增高等情况疑有并发症的患儿应尽早进行颅脑CT及MRI检查。前囟未闭者可行B超检查，可发现脑室扩大、硬膜下积液、脑室炎和脑水肿等。

五、治疗原则

1. 抗生素治疗

（1）用药原则：应选择对病原菌敏感，且能穿透血-脑脊液屏障，在脑脊液中达到有效浓度的杀菌药物。应注意尽早、足量、足疗程的应用原则，并且必须静脉给药。联合用药时应注意药物之间的相互作用，并注意药物的毒副作用。

(2) 药物选择:病原菌未明者可选用氨苄西林或氯霉素,也可氨苄西林与大剂量青霉素合用,目前主张选用对血-脑脊液屏障通透性好的第三代头孢菌素,包括头孢曲松钠或头孢噻肟钠等,疗效不理想时可联合使用万古霉素。病原菌明确者应参照细菌药物敏感试验结果选用抗生素。

(3) 抗生素疗程:流感杆菌脑膜炎和肺炎链球菌脑膜炎疗程应是静脉滴注有效抗生素10~14天,脑膜炎双球菌感染者7天,革兰阴性杆菌和金黄色葡萄球菌脑膜炎应达21天或更长。如出现并发症或耐药,要酌情更换抗生素和延长疗程。

2. 肾上腺皮质激素的应用　因其可以减轻炎症反应和中毒症状,降低颅内压,故在使用抗生素的同时可用地塞米松0.2~0.6 mg/(kg·d),分4次静脉注射,一般连用2~3天。

3. 对症及支持疗法　对急性期患儿应严密观察病情变化;要注意热量和液体的供应,维持水电解质平衡;及时处理高热,控制惊厥和感染性休克;及时处理颅内高压,预防发生脑疝。

4. 并发症的治疗

(1) 硬膜下积液:少量液体无需处理,积液量多引起颅内高压者应行硬膜下穿刺放液,一般每次每侧<15 mL。若反复穿刺放液无效,应考虑外科手术治疗。

(2) 脑室管膜炎:除全身抗生素治疗外可作侧脑室穿刺引流以缓解症状,减低脑室内压,并注入抗生素。

(3) 脑性低钠血症:适当限制液体入量,酌情补充钠盐。

六、护理评估

1. 健康史　评估患儿病前有无呼吸道、消化道或皮肤感染史,新生儿应询问生产史、脐带感染史。

2. 身体状况　测量体温、脉搏、呼吸,检查患儿有无发热、头痛、呕吐、惊厥、嗜睡及昏迷。注意精神状态、面色、囟门是否隆起或紧张,有无脑膜刺激征。

3. 心理-社会状况　婴幼儿化脑病死率仍很高,后遗症也较多;应注意评估家长对疾病的了解程度、护理知识的掌握程度,是否有焦虑或恐惧等。

七、护理诊断

1. 体温过高　与颅内感染有关。
2. 有受伤害的危险　与惊厥、昏迷有关。
3. 营养失调:低于机体需要量　与消耗增多、摄入不足有关。
4. 潜在并发症　颅压增高症,水、电解质紊乱,硬膜下积液等。
5. 焦虑　与病情重、预后不良有关。

八、护理目标

1. 患儿体温恢复正常。
2. 患儿无意外受伤,并保持皮肤、黏膜的完整性。
3. 患儿摄入足够营养及水分。
4. 患儿住院期间不发生并发症,或发生时能得到及时发现并处理。

5. 家长对疾病有较正确的认识，焦虑心情减轻，主动配合各项治疗和护理。

九、护理措施

1. 维持体温正常　保持病室空气新鲜，温湿度适宜。绝对卧床休息。每 4 小时测体温 1 次，并观察热型及伴随症状。体温超过 38.5℃时，及时给予物理降温和(或)药物降温。可给予患儿戴冰帽使脑组织温度下降，降低大脑皮质的兴奋性，并减少脑组织的氧消耗，防止发生惊厥。保证足够液体摄入，必要时静脉补液。体温不升者要注意保暖。

2. 防止意外及外伤　保持安静，减少刺激。协助患儿洗漱、进食、大小便及个人卫生等日常生活护理。及时清除呕吐物，保持呼吸道通畅，防止反流或误吸窒息。躁动不安或惊厥时防坠床发生，防舌咬伤。做好皮肤护理，及时清除大小便，保持臀部干燥，适当使用气垫等抗压力器材，预防压疮的发生。

3. 保证营养供应　根据患儿营养需求制订饮食计划，给予高热量、高蛋白、高维生素的清淡、易消化的流质或半流质饮食。少量多餐，以减轻胃的饱胀感，并防止呕吐发生。注意食物的调配，增加患儿食欲。频繁呕吐或昏迷不能进食者可鼻饲或肠道外营养，维持水电解质平衡。监测患儿每日热能摄入量，及时给予适当调整。同时还应做好口腔护理。

4. 密切病情观察，防治并发症

(1) 监测生命体征：若患儿出现意识障碍、躁动不安、频繁呕吐、剧烈头痛、囟门及瞳孔改变、四肢肌张力增高等提示颅内高压。若呼吸节律不规则、瞳孔忽大忽小或两侧不等大、对光反应迟钝、血压升高等提示有脑疝及呼吸衰竭。应经常巡视、密切观察、详细记录，以便及早发现给予急救处理。

(2) 并发症的观察：如患儿在治疗中发热不退或退而复升，前囟饱满、颅缝裂开、呕吐不止、频繁惊厥等提示有并发症存在，应及时报告医生给予处理。

(3) 做好各种急救药品和器械准备准备，并配合医生抢救。

5. 用药护理　了解所使用抗生素的副作用，注意各种不同抗生素的使用要求，如青霉素稀释后应在 1 小时内输完，防止破坏，影响疗效；高浓度的青霉素须避免渗出血管外，防止组织坏死；注意观察氯霉素的骨髓抑制作用，定期做血象检查。遵医嘱使用镇静剂，在静脉注射镇静药(如地西泮)时密切观察呼吸情况，一旦抽搐控制，立即停止静脉推注，以免抑制呼吸。20%甘露醇静脉推注时不能漏出血管外，以免引起局部刺激和水肿。静脉输液速度不宜太快，以免加重脑水肿，记录 24 小时出入水量。本病疗程较长，需有计划地使用和保护静脉，保证药物按时、准确地输入。

6. 心理护理　向患儿及家长介绍病情及疗效进展，并给予安慰、关心和爱护，使其减轻焦虑与不安，树立战胜疾病的信心。及时解除患儿不适，取得患儿及家长的信任。讲清治疗护理方法，使其主动配合。

7. 健康指导　根据患儿及家长的接受程度，介绍病情，讲清治疗护理方法，使其主动配合。加强社区护理，做好预防化脑的卫生宣教并采取相应的预防措施。对恢复期和有神经系统后遗症的患儿，应进行功能训练，指导家长掌握具体护理措施，以促使病情尽可能康复，减少后遗症。

第三节 小儿惊厥

小儿惊厥(convulsions)是儿科常见的急症之一,是指全身或局部骨骼肌群突然发生的不自主收缩,多伴有意识障碍。小儿惊厥发生率高,为成人的10~15倍,尤以婴幼儿多见。

一、病因

小儿神经系统发育不成熟,兴奋易于扩散,各种异常的脑电活动均易诱发惊厥。

1. 感染性病因

(1) 颅内感染:包括由细菌、病毒、真菌、原虫(弓形虫、疟疾等)、寄生虫(肺吸虫、血吸虫、囊虫、包虫等)感染引起的脑膜炎、脑炎、脑膜脑炎、脑脓肿等。

(2) 颅外感染:① 热性惊厥:是儿科最常见的急性惊厥。② 中毒性脑病:大多并发于败血症、重症肺炎、细菌性痢疾、百日咳等严重细菌性感染疾病,与感染和细菌毒素导致急性脑水肿有关。通常于原发病极期出现反复惊厥、意识障碍与颅内压增高症状。检查脑脊液除发现压力增高外,常规、生化均正常。③ 其他:如破伤风、Reye综合征等,后者是一种以急性脑病合并肝脂肪变性为特点的综合征,多见于4~12岁小儿。

2. 非感染性病因

(1) 颅内疾病:① 颅脑损伤与出血:如产伤、颅脑外伤、脑血管畸形、新生儿缺氧缺血性脑病、颅内出血等;② 先天发育畸形:如颅脑发育异常、脑积水、神经皮肤综合征等;③ 颅内占位性病变:如幕上、大脑半球的肿瘤、囊肿或血肿等;④ 各种特发性癫痫;⑤ 其他:如脑白质营养不良、脱髓鞘病等。

(2) 颅外疾病:① 水、电解质紊乱:重度脱水、水中毒、低血钙、低血镁、低血钠、高血钠等;② 维生素(B_1、B_6、D、K)缺乏;③ 遗传代谢性疾病:如半乳糖血症、苯丙酮尿症等;④ 全身性疾病:如急性心源性脑缺氧综合征、高血压脑病、低血糖、尿毒症等;⑤ 中毒:如杀鼠药、农药、中枢神经兴奋药中毒等。

二、临床表现

1. 典型表现　典型发作时患儿突然意识丧失,全身骨骼肌非自主性、持续性、强直性收缩,继之阵挛性收缩,不同肌群交替性收缩,呼吸暂停,两眼凝视或眼睑反复抖动,头后仰或斜向一侧,肢体及躯干有节律地抽动,口吐泡沫。抽搐持续数十秒钟至数分钟,后深呼吸、肌肉松弛,抽搐缓解,呼吸恢复但浅促、不规则,可出现尿失禁。发作后入睡或哭泣,年长儿多入睡,醒后可出现头痛、疲乏,对发作不能记忆。常见于癫痫大发作、热性惊厥、药物中毒、中毒性脑病、破伤风等。

2. 不典型表现　婴幼儿惊厥常无开始的强直性发作,只有肢体阵挛性惊厥;但破伤风只以强直性惊厥为主。新生儿惊厥更不典型,多表现为呼吸暂停、两眼凝视、眼睑反复抖动或频繁眨眼、吸吮或咀嚼动作、上肢划船样动作等。早产儿惊厥常见细微发作,可表现为阵发性眼球转动,斜视、凝视或上翻,面肌抽动似咀嚼、吸吮动作,也可表现为阵发性面红、苍白、流涎、出汗或呼吸暂停而无抽搐;但早产儿颅内出血可表现为强直性惊厥。

3. 热性惊厥　是小儿时期最常见的惊厥性疾病，发病率2%~8%。热性惊厥的发作均与发热性疾病中体温骤然升高有关。由于有明显的诱发原因，国际抗癫痫联盟新近不主张把热性惊厥诊断为癫痫。

（1）单纯性热性惊厥（又称典型热性惊厥）：① 多见于6个月~3岁小儿，6岁后罕见；② 患儿体质较好；③ 惊厥多发生在病初体温骤升期，常发热38.5℃以上；④ 惊厥呈全身性、次数少（一次热程中仅有1~2次发作）、时间短（<10 min）、恢复快、无神经系统异常体征；⑤ 约50%的患儿会在今后发热时再次或多次热性惊厥发作（复发总次数≤4次），一般5岁后不再发作；⑥ 可有热性惊厥家族史；⑦ 预后良好。

（2）复杂性热性惊厥：① 初发年龄<6个月或>6岁；② 起初为高热惊厥，发作数次后低热甚至无热时也可发生惊厥；③ 全身性惊厥发作持续超过15 min，或反复多次发作（24小时内反复发作≥2次），或局灶性发作；④ 反复频繁的再次发作（复发总次数≥5次）；⑤ 可有癫痫家族史。

4. 惊厥持续状态　惊厥持续30 min以上，或两次发作间歇期意识不能完全恢复者称为惊厥持续状态，为惊厥的危重型，多表现为强直-阵挛性发作。由于惊厥时间过长可引起高热、缺氧性脑损害、脑水肿，甚至脑疝，病死率较高。

三、辅助检查

1. 三大常规检查、脑脊液常规检查、血气分析及血清电解质测定等有助于诊断和指导治疗。

2. 影像学检查　头颅X线平片、头颅超声波、脑电图、头颅CT、磁共振（MRI）等均有助于诊断和鉴别诊断，可根据临床需要而选用。

四、治疗原则

1. 控制惊厥

（1）止惊药物：① 地西泮：首选药物，0.3~0.5 mg/kg（最大剂量不超过10 mg/次）静脉注射（1~2 mg/min），5 min内生效，但作用短暂，必要时30 min后重复，也可保留灌肠，但肌内注射吸收不佳。② 苯巴比妥：新生儿惊厥时（除外新生儿破伤风）首选，其负荷量为20 mg/kg静脉注射，12~24小时后给维持量3~5 mg/（kg·d）；其他年龄组每次5~10 mg/kg静脉注射。③ 10%水合氯醛：每次0.5 mg/kg，1次最大剂量不超过10 mL，加等量生理盐水保留灌肠。④ 惊厥持续状态或以上措施无效时，可选用苯妥英钠或硫喷妥钠。

（2）针刺法：针刺水沟（人中）、百会、涌泉、十宣、合谷、内关等，在2~3 min内不能止惊时，应迅速选用上述药物。此法适用于药物暂时缺乏时。

2. 对症及支持治疗　如降低体温、维持水电解质平衡、防止脑水肿、降低颅内压等。

3. 病因治疗　尽快找出病因，采取相应的治疗措施。

五、护理诊断

1. 有窒息的危险　与惊厥发作、意识障碍、咳嗽反射和呕吐反射减弱导致误吸有关。

2. 有受伤的危险　与抽搐、意识丧失有关。

3. 体温过高　与感染或惊厥持续状态有关。

4. 潜在并发症　颅内高压症、水电解质紊乱等。

六、护理措施

1. 迅速控制惊厥

(1) 保持环境安静,避免声、光刺激和一切不必要的检查。

(2) 惊厥发作时应就地抢救,勿强行搬动患儿。

(3) 按医嘱应用止惊药物,观察患儿用药后的效果及副作用并记录。

2. 保持呼吸道通畅　立即平卧,头偏向一侧,松解衣服领扣,及时清除呼吸道分泌物及口腔呕吐物。有舌后坠者将舌轻轻向外牵拉,以防阻塞呼吸道引起呼吸不畅。

3. 防止外伤　已出牙的患儿在上下齿之间放置牙垫,防止舌咬伤。惊厥发作时,切勿用力强行牵拉或按压患儿肢体,以免骨折或脱臼。床边设置防护床档,防止坠地摔伤。对有可能发生惊厥的患儿要有专人守护,以防患儿发作时受伤。

4. 降温　监测体温变化,高热时给予物理降温和(或)药物降温,并观察疗效。

5. 吸氧　必要时给予吸氧,减轻脑损伤,防止脑水肿。

6. 密切观察病情　监测患儿体温、脉搏、呼吸、血压、瞳孔及神志改变;观察并记录惊厥发作的次数、频率、持续和间歇时间及伴随症状等,发现异常及时通报医生,以便采取紧急抢救措施。

7. 健康指导　向患儿及家长讲解惊厥的有关知识,指导家长掌握防止窒息和外伤的方法。有热性惊厥史者,要及时降温,必要时口服镇静剂。对癫痫患儿应解除其焦虑和自卑心理,使其树立信心配合治疗,遵医嘱服用抗癫痫药,勿自行减量或停药,并定期门诊随访。

(吴淑君　汪小玉)

思 考 题

1. 患儿,1岁3个月,因"发热3天,抽搐1次"入院。查体:T 39.4℃,P 118次/min,R 41次/min,BP 80/65 mmHg,神清,精神差,易激惹,前囟0.8 cm×0.8 cm,张力稍高,眼神欠灵活,双瞳孔等大等圆,对光反射存在,心、肺(-),颈项稍有抵抗,克氏征(+),巴氏征(-)。入院后呕吐1次,为喷射状,量较多。初步诊断为化脓性脑膜炎。提问:

(1) 要确诊需要做什么检查?

(2) 该患儿的护理诊断有哪些?

(3) 应采取哪些护理措施?

2. 患儿,男,2岁。因"发热1天,抽搐1次"入院。入院时患儿呈急性热病容,神志清楚,咽红,扁桃体Ⅱ度肿大,心、肺(-);T 38.7℃,P 100次/min,R 32次/min。经诊断该患儿为小儿惊厥。请问:

(1) 该患儿发生惊厥的原因?

(2) 该患儿的护理诊断有哪些?

(3) 应采取哪些护理措施?

第十二章　免疫性疾病患儿的护理

学习要点：

1. **掌握**：风湿热、过敏性紫癜、皮肤黏膜淋巴结综合征的临床表现和护理措施。
2. **熟悉**：风湿热、过敏性紫癜、皮肤黏膜淋巴结综合征的治疗要点。
3. **了解**：风湿热、过敏性紫癜、皮肤黏膜淋巴结综合征的病因、发病机制、辅助检查。
4. **应用**：学会对风湿热、过敏性紫癜、皮肤黏膜淋巴结综合征的患儿和家长进行健康指导。

第一节　风　湿　热

风湿热（rheumatic fever）是一种与A族乙型溶血性链球菌感染密切相关的、具有反复发作倾向的免疫炎性疾病。主要表现为发热、心脏炎、关节炎、舞蹈病、皮下结节及环形红斑。心脏损害最为严重且多见，如治疗不彻底可形成永久性心脏瓣膜变形。发病年龄5～15岁多见。寒冷潮湿地区和冬春季发病率较高。

一、病因与发病机制

风湿热的发病机制与A族乙型溶血性链球菌感染后的变态反应和自身免疫相关：① 变态反应：有些抗链球菌抗体与人的某些组织产生交叉反应，导致Ⅱ型变态反应性组织损伤（心脏、丘脑）；还可因链球菌菌体成分及其产物与相应抗体作用形成的免疫复合物沉积于关节、心肌、心瓣膜，导致Ⅲ型变态反应组织损伤。② 自身免疫反应：风湿性心脏病患儿可产生抗心肌抗体，损伤心肌组织发生心脏炎。

其基本病变为炎症和具特征性的“风湿小体”。主要累及心脏、关节和皮肤而产生相应的临床表现。

二、临床表现

小儿风湿热多为急性起病，少数可呈隐匿性经过。在发病前1～5周可有咽炎、扁桃体炎等感染的前驱病史。症状轻重不一，起病多有发热，热型不规则，大多为长期持续性低热，少数可见短期高热，热程3～4周。可伴有精神不振、食欲差、全身乏力、面色苍白、多汗、关节酸痛、疲倦、鼻出血，有时可有腹痛等。继而出现下述特征性症状和体征，并易反复发作。

（一）心脏炎

为小儿风湿热最严重表现，占风湿热患儿40%～50%。心肌、心内膜及心包膜均可受到损害，称为风湿性心脏炎或全心炎，以心肌炎及心内膜炎多见。

1. 心肌炎 轻者无症状，或仅出现心率轻度加速或心电图有短暂的轻微变化。重者呈弥漫性心肌炎，临床症状明显，常并发心力衰竭。心肌受累时可出现下列征候：① 心率加快，110～120 次/min 以上，与体温高度不成比例。② 心音减弱，心尖部第一心音低钝，有时出现奔马律。③ 心律失常可出现期前收缩、心动过速、不同程度的房室传导阻滞。④ 心脏轻度或明显扩大。⑤ 心电图尚可显示 P-R 间期延长及 ST 段、T 波异常。

2. 心内膜炎 以二尖瓣最常受累，主动脉瓣次之。心尖部出现Ⅱ～Ⅲ级吹风样全收缩期杂音，向左腋下及左背传导，此杂音提示二尖瓣关闭不全。约有半数心尖部可伴有舒张中期杂音，由于左室张舒张期快速充盈或二尖瓣口相对狭窄引起，一般急性期在二尖瓣区听到杂音并不一定代表瓣膜已发生不可恢复的器质性损害。多次反复发作使心脏瓣膜形成永久性瘢痕，导致风湿性心脏瓣膜病。

3. 心包炎 重症患儿可出现心包炎症状，多与心肌炎及心内膜炎同时存在。患儿表现有心前区疼痛、心动过速、呼吸困难。部分早期于心底部或胸骨左缘可听到心包摩擦音。大量心包积液时听诊心音遥远，心前区搏动减弱或消失，有颈静脉怒张、肝大等心脏压塞征。X 线检查心影向两侧扩大，呈烧瓶形，卧位时心腰部增宽，立位时心腰部阴影又变窄，心电图 QRS 低电压，急性期可有 ST 段上升，以后 T 波倒置，ST 段下降。

（二）关节炎

占风湿热患儿的 50%～60%。特点为游走性及多发性，常累及膝、踝、腕、肘等大关节，局部出现红、肿、热、痛，一般在数日或数周消失，治疗后不遗留畸形。轻者仅有关节痛，常伴有发热及血沉增快，近年来关节红肿剧痛已极少见。

（三）舞蹈病

占风湿热患儿的 40%～50%，以 8～12 岁女孩多见，系锥体外系受累所致，舞蹈病可单独出现，或与其他风湿热症状同时并存。其特征为程度不一的不规则的不自主运动。以面部和四肢动作最多，不能持物，不能解结纽扣，甚至因口舌多动，不能进食，严重影响日常生活。还可出现皱眉、耸额、闭眼、耸肩及缩颈等动作及语言障碍，在兴奋或注意力集中时加剧，入睡后消失。

（四）皮肤病变

1. 皮下小结 见于 5%～10%患儿，一般表现为豌豆大小的圆形小结，个别大的直径可达 1～2 cm，可隆起于皮肤，质硬，活动，多无压痛。数目不等，数个至数十个，常见于肘、腕、膝、踝等关节伸侧腱鞘附着处。一般经 2～4 周自然消失。

2. 环形红斑 见于 2%～15%患儿，多分布于躯干及四肢屈侧，呈环形或半环形边界清楚的淡色红斑，大小不等，中心苍白，边缘稍隆起，无痛痒感，可反复出现，不遗留脱屑及色素沉着。

三、辅助检查

血沉增快，C 反应蛋白阳性，白细胞增多，心电图 P-R 间期延长，抗链球菌溶血素“O”、抗链球菌激酶、抗透明质酸酶增高。

四、治疗原则

1. 一般治疗　卧床休息,其时间取决于心脏受累程度和心功能状态,并加强营养,补充维生素等饮食。

2. 控制感染灶　首选青霉素,疗程≮2 周,对青霉素过敏者改用红霉素。

3. 抗风湿治疗　常用肾上腺皮质激素和阿司匹林治疗。激素控制症状迅速,严重病例伴心脏炎应首选,总疗程 8~12 周。多发性关节炎应首选阿司匹林,总疗程 4~8 周。

4. 其他　舞蹈病时可用苯巴比妥、异丙嗪等镇静剂,关节肿痛时应制动,有充血性心力衰竭时应加用强心剂,但剂量宜小。

五、护理诊断

1. 心输出量减少　与心脏受损有关。

2. 疼痛　与关节受累有关。

3. 焦虑　与疾病的威胁有关。

4. 潜在并发症　心力衰竭。

六、护理措施

（一）心脏炎的护理

1. 病情观察　注意心率、心律、心音以及多汗、气急等心力衰竭表现。

2. 绝对卧床休息,无心脏炎者 2 周,有心脏炎时轻者 4 周,重者 6~12 周,伴心力衰竭者待心功能恢复后再卧床 3~4 周,血沉接近正常时方可逐渐下床活动,活动量应根据心率、心音、呼吸、有无疲劳而调节。一般恢复至正常活动量所需时间是无心脏受累者 1 个月,轻度心脏受累 2~3 个月,严重心脏炎伴心力衰竭者 6 个月。

3. 饮食护理,给予易消化、高蛋白、高维生素食品,有心力衰竭者适当地限制盐和水,少量多餐,并保持大便通畅。

4. 遵医嘱用泼尼松抗风湿治疗,有心力衰竭者加用洋地黄制剂,同时配合吸氧、利尿、维持水电解质平衡等治疗。

5. 做好一切生活护理。

（二）关节炎的护理

关节炎时患儿保持舒适体位,避免患肢受压,移动肢体时动作要轻柔,可用热水袋热敷以止痛。注意患肢保暖,避免受冷潮湿,做好皮肤护理。

（三）心理护理

耐心解释各项检查、治疗、护理措施的意义,争取合作。及时解除患儿的各种不适感。指导家长学会预防风湿热复发的各种措施。

（四）正确用药及观察药物副作用

阿司匹林可引起胃肠道反应、肝功能损害和出血。饭后服用或同服氢氧化铝可减少对胃的刺激，加用维生素 K 防止出血。阿司匹林引起多汗时应及时更衣防受凉。泼尼松可引起满月脸、肥胖、消化道溃疡、肾上腺皮质功能不全、精神症状、血压增高、电解质紊乱、抑制免疫等，应密切观察，避免交叉感染及骨折。心力衰竭患儿需用洋地黄治疗，心肌炎时对洋地黄敏感且易出现中毒，洋地黄剂量应为一般剂量的 1/3～1/2，注意有无恶心呕吐、心律不齐、心动过缓等副作用，并注意补钾。

（五）健康指导

1. 使家长学会观察病情、预防感染和防止疾病复发的各种措施。

2. 指导家长合理安排患儿的日常生活，避免剧烈的运动，避免受凉，定期门诊复查。

3. 强调预防复发的重要性，用长效青霉素 120 万 U 肌内注射，每月 1 次，至少 5 年，最好持续到 25 岁。有严重风湿性心脏病者，终身用药预防。对青霉素过敏者改用红霉素或其他抗生素控制链球菌感染。

第二节　过敏性紫癜

过敏性紫癜（anaphylactoid purpura），又称舒－亨（schölein－Henoch）综合征。是一种主要侵犯毛细血管的变态反应性疾病。临床上以皮肤紫癜、关节肿痛、腹痛、便血、血尿为主要表现。本病好发于学龄儿童。男性多于女性，四季均可发病，以冬、春季多见。

一、病因与发病机制

1. 病因　病因未明，目前认为本病为一种免疫反应性疾病。致敏因素可为：① 感染因素（细菌、病毒、寄生虫等）；② 食物因素（鱼、虾、蟹、蛋、牛奶等）；③ 药物因素（抗生素多见，其他如磺胺类、水杨酸类、异烟肼、苯巴比妥钠、少数农药等）；④ 疫苗注射（如白喉类毒素、伤寒疫苗等）；⑤ 其他（如蚊、蜂叮咬、植物花粉吸入等）。

2. 发病机制　机体对上述过敏因素产生不恰当的免疫应答，形成免疫复合物，引起广泛的毛细血管炎，重者可发生坏死性小动脉炎，血管壁通透性增加导致皮肤黏膜和内脏器官出血及水肿。

3. 病理　无菌性血管炎为本病的主要病理变化，除毛细血管外，也可累及小动脉和小静脉。皮肤损伤主要见于真皮血管，可有急性炎症反应，血管周围见中性粒细胞及嗜酸细胞浸润。红细胞经血管壁渗出，发生水肿，邻近血管的胶原纤维肿胀。血管壁有纤维样坏死及间质水肿。重者呈坏死性小动脉炎。肠道改变以黏膜下为常见，呈显著水肿、出血，重者可发生黏膜溃疡。肾脏改变主要累及肾小球，呈局灶性或弥漫性损伤。毛细血管内皮增生，局部纤维化和血栓形成、灶性坏死，亦可见新月体病变。荧光显微镜检查肾小球毛细血管基底膜有膜性和广泛性增殖性改变，并可见 IgG、C_3 及颗粒纤维蛋白沉积。少数病例病变可涉及心、肺、胸膜和颅脑血管，发生相应的病理变化。

二、临床表现

本病多为急性起病，病前1~3周常有上呼吸道感染史，始发症状以皮肤紫癜为主，部分病例先出现关节、腹部、肾症状，易误诊。

1. 皮肤紫癜　病程中反复出现出血性皮疹为本病特点。好发于双下肢及臀部，尤以小腿伸侧较多，对称分布，重者可延及上肢和躯干。大小不等，呈紫红色，高出皮面，压之不褪色。可伴有荨麻疹，血管神经性水肿和多形红斑，少数紫癜融合成大片淤斑，表面坏死后破溃。

2. 关节症状　以大关节膝、踝受累多见，肘、腕次之。多发、对称常见，亦可单发，呈游走性，表现为关节肿胀、疼痛和活动受限。关节腔内可有积液，症状消失后功能恢复，不遗留关节畸形。

3. 消化道症状　约半数以上的病例出现腹痛，腹痛多位于脐周或下腹部，有时为全腹痛，以阵发性绞痛为主，常伴恶心、呕吐和血便。严重者可发生肠套叠、肠梗阻或肠穿孔。

4. 肾脏症状　肾脏病变见于30%~60%患儿，常在病程1~8周内出现，症状轻重不一。轻者仅见镜下血尿和蛋白尿。重者出现水肿、少尿、血尿、高血压甚至并发高血压脑病，称紫癜性肾炎。当紫癜恢复后，肾症状大部分亦好转，少数发展为慢性肾炎或肾衰竭者，预后不良。

5. 其他症状　脑血管炎、出血或栓塞可导致头痛、意识障碍、昏迷、惊厥、瘫痪、颅高压等症状。还可出现鼻出血、牙龈出血、咯血等出血表现。

三、辅助检查

1. 血液检查　出血严重者红细胞数、血红蛋白量下降，白细胞正常或轻度增高，嗜酸性粒细胞增高，毛细血管脆性试验阳性，血沉增快，血小板计数、出凝血时间、血块退缩试验均正常。

2. 血清抗体检测　半数病例血清IgA增高。

3. 尿液检查　尿中出现红细胞、蛋白、管型。

4. 大便检查　大便隐血试验阳性。

四、治疗原则

本病无特效疗法，急性期应积极治疗感染，尽可能寻找并避免接触过敏原和对症治疗。

（一）一般处理

急性期患儿应注意休息，重症应予卧床休息。饮食应注意易消化和含丰富维生素，有明显胃肠道症状者，尤其呕血或便血者须暂时禁食。

（二）肾上腺皮质激素与免疫抑制剂

一般在急性发作症状明显时，使用强的松，1~2 mg/(kg·d)，分次口服，症状缓解后即可停药，疗程多在10日以内。严重病例可静脉滴注皮质类固醇制剂，若并发肾炎经激素治疗无效者，可试用环磷酰胺治疗。

（三）对症治疗

1. 维生素C、路丁及钙剂，可使血管壁脆性恢复正常，减少紫癜再发。

2. 抗过敏药如异丙嗪等。
3. 腹痛时可用阿托品、654-2、溴丙胺太林等。
4. 消化道出血时可试用酚磺乙胺、氨甲环酸等，必要时输血。
5. 关节肿痛者可用阿司匹林、吲哚美辛等。
6. 有链球菌感染用青霉素 7~10 天。

五、护理诊断

1. 皮肤完整性受损　与变态反应、血管炎有关。
2. 疼痛　与关节和肠道变态反应性炎症有关。
3. 潜在并发症　消化道出血；紫癜性肾炎。

六、护理目标

1. 患儿皮肤损害减少，不发生感染和破坏。
2. 患儿腹痛与关节疼痛减轻或完全缓解。
3. 患儿并发症得到及时发现和处理。

七、护理措施

（一）皮肤的护理

1. 观察皮疹形态、颜色、数量、分部，是否反复出现并每日记录其变化。
2. 保持皮肤清洁，防擦伤和小儿抓伤，如有破溃处及时处理，防止感染和出血。
3. 患儿衣着应宽松、柔软，保持清洁、干燥。
4. 避免接触可能的致敏原，同时按医嘱使用止血及脱敏药等。

（二）关节肿痛的护理

观察关节疼痛及肿胀情况，保持患肢功能位置，协助患儿选用舒适体位，保持关节的功能位。据病情选择合适的理疗方法，教会患儿利用放松、娱乐等方法减轻疼痛，做好日常生活护理。

（三）腹痛的护理

观察有无腹绞痛、呕吐、血便。注意大便次数及性状。同时注意腹部体征并及时报告处理。患儿腹痛时应卧床休息，尽量在床边守护。禁止腹部热敷，以防肠出血。腹型紫癜患儿应给予无动物蛋白、无渣的流质饮食。有消化道出血时应卧床休息，限制饮食，给予无渣流食，出血量多时禁食，经静脉补充营养。按医嘱使用肾上腺皮质激素，以缓解关节疼痛和解除痉挛性腹痛。

（四）紫癜性肾炎的护理

观察尿色、尿量，定时做尿常规检查，如有紫癜性肾炎，应做针对性护理。

（五）心理护理

过敏性紫癜可反复发作或并发肾损害，给患儿及家属带来不安和痛苦，树立战胜疾病的信心。做好出院指导，使家长学会继续观察病情、合理调配饮食。嘱出院后必须定期来院复查，及早发现肾并发症。

（六）健康指导

1. 解释病情，消除痛苦和不安，帮助其树立信心。
2. 教会观察病情，合理调配饮食。
3. 指导其尽量避免接触各种可能的过敏原。
4. 定期复查。

第三节　皮肤黏膜淋巴结综合征

一、概述

皮肤黏膜淋巴结综合征（mucocutaneous lymph node syndrome，MCLS）又称川崎病（Kawasaki disease），是一种以变态反应性全身小血管炎为主要病理改变的结缔组织病。主要表现为急性发热、皮肤黏膜病损和淋巴结肿大。可发生心脏并发症，心肌梗死是主要死亡原因。婴幼儿多见。男多于女。发病无季节性。我国近年来该病发病率明显增高。

二、病因与发病机制

病因不明，可能与 EB 病毒、反转录病毒、链球菌、短棒菌苗、支原体、立克次体等多种病原感染有关，但均未得到证实。目前认为是一定易患宿主对多种感染病原触发的一种免疫介导的全身性血管炎，是以变态反应性全身小血管炎为主要病理改变的结缔组织病。累及中小动脉、静脉和毛细血管。冠状动脉病变可出现冠状动脉扩张、冠状动脉瘤、冠状动脉血栓。

三、临床表现

本病好发于 3 岁以下小儿，病程多为 6～8 周，有心血管症状时可持续数月至数年。

（一）主要表现

1. 发热　为最早出现的症状，呈稽留热或弛张热，体温达 38～40℃或以上，持续 1～2 周。抗生素治疗无效。

2. 皮肤黏膜表现　① 皮疹：与发热同时或发热后不久出现，呈向心性、多形性，常见为斑丘疹、多形红斑样或猩红热样皮疹，无水疱或结痂，肛周皮肤发红，脱皮；② 黏膜表现：双眼球结膜充血、无流泪及脓性分泌物，口唇红肿、皲裂或出血，口咽部黏膜弥漫性充血，舌乳头突起、充血呈杨梅舌；③ 肢端变化：四肢末端病初呈实性肿胀和恢复期指端膜状脱皮，此为本病特征。急性发热早期手足皮肤呈广泛性硬性水肿，指趾梭形肿胀，并伴有疼痛和关节强直，恢复期指趾端膜状脱皮，重者指趾甲脱落。

3. 颈部淋巴结肿大　单侧或双侧，质硬有触痛，表面不红无化脓，热退后消散。

（二）心血管症状和体征

比上述症状少见，但很重要。常在病后 1~6 周出现症状，发热期表现为心脏杂音、心律不齐、心脏扩大、心力衰竭。亚急性期和恢复期可因冠状动脉炎和动脉瘤而发生心肌梗死。

（三）其他伴随症状

可出现消化系统症状如腹泻、呕吐、腹痛等，或脓尿、血尿等。少数患儿可出现肝大、黄疸、转氨酶升高。其他如间质性肺炎，无菌性脑膜炎，关节疼痛和肿胀。

四、辅助检查

血白细胞增高、中性粒细胞增高、血沉增快、C 反应蛋白增高，免疫球蛋白增高，部分病例转氨酶增高，有心脏受损者可见心电图和超声心动图改变。

五、治疗原则

1. 支持疗法　给以充分的营养和水分，病情严重者可少量多次输血浆。注意纠正水、电解质和酸碱失衡。有心肌损害者给三磷腺苷和辅酶 A。

2. 抗高凝疗法　为预防冠状动脉栓塞需用阿司匹林，疗程至少持续 2 个月。其他也可用肝素或双香豆素以抗凝。同时可加用维生素 E 和潘生丁（双嘧达莫）。

3. 抑制变态反应　应用皮质类固醇可以改善发热、黏膜症状和血沉。但可能加重冠状动脉炎，促成冠状动脉闭塞性病变，因而应尽量避免使用。

4. 丙种球蛋白　早期应用可降低冠状动脉瘤的发生率，可用于有冠状动脉瘤发生的高危患者。

5. 恢复期患儿应定期复查，有心血管改变者尤需注意。

六、护理诊断

1. 体温过高　与感染、免疫反应等因素有关。
2. 皮肤完整性受损　与小血管炎有关。
3. 口腔黏膜改变　与免疫反应损伤有关。
4. 潜在并发症　心脏受损（冠状动脉炎、冠状动脉瘤）。

七、护理目标

1. 患儿体温降至正常。
2. 患儿皮肤不发生感染、破溃。
3. 患儿保持口腔清洁，口腔黏膜受损得到改善。
4. 患儿心血管病变得到及时发现和处理。

八、护理措施

1. 发热的护理　急性期绝对卧床休息,维持病室适宜的温湿度,监测体温的变化,观察热型及伴随症状,警惕热性惊厥的发生,并及时采取必要的治疗和护理措施。评估患儿体液状态,给予营养丰富、清淡易消化的流质或半流质饮食。鼓励患儿多饮水,必要时静脉补液,保证入量。

2. 黏膜的护理　观察口腔黏膜病损情况,每日口腔护理 2~3 次,口唇干裂者涂润唇油。禁食生、辛、硬的食物,每日用生理盐水洗眼 1~2 次,也可涂眼膏,以保持眼的清洁,预防感染。

3. 皮肤、淋巴结的观察和护理　保持皮肤清洁,衣被质地柔软而清洁;剪短指甲,以免抓伤和擦伤;每日便后清洗臀部,对半脱的痂皮用消毒剪刀剪除,切忌强行撕脱,防止出血和继发感染。同时观察淋巴结的个数、质地及肿大情况。

4. 监测病情　密切监测患儿有无心血管损害的表现,如面色、精神状态、心率、心律、心音、心电图异常等,并根据心血管损害程度采取相应的护理措施。

5. 药物疗效的观察和护理　按医嘱用药并注意观察应用阿司匹林有否出血倾向和静脉注射丙种球蛋白有无过敏反应。

6. 健康指导　向家长交代病情,给予心理支持。指导家长观察病情,嘱出院后按医嘱坚持服药,并注意观察药物副作用。特别强调家长定期带患儿复查,对无冠状动脉病变患儿出院后 1 个月、3 个月、6 个月、1 年各全面体检 1 次,有冠状动脉病变者密切随访。

（陈麒星）

思 考 题

患儿,女,8 岁。发热 1 周,体温 37~38.5℃之间,伴有关节疼痛,主要累及膝关节和踝关节,行走疼痛加剧。近日来有胸闷,自觉气短。阵发性腹痛,可以忍受。无咳嗽,无胸痛,无恶心,无呕吐,无腹泻,排尿正常。

体格检查:面色苍白,多汗。双侧扁桃体Ⅱ°肿大,心率 136 次/min,心律齐,心尖部第一心音减弱,心尖部可闻及 2~3/6 级收缩期吹风样杂音,较局限,伴舒张中晚期隆隆样杂音。双下肢膝关节、踝关节红肿,触之较热且痛,活动受限。问题:

(1) 提出可能的诊断及诊断依据。

(2) 目前主要的护理措施有哪些?

(3) 如何预防该病发生及复发?

第十三章 感染性疾病患儿的护理

学习要点：

1. 掌握：麻疹、水痘、手足口病、流行性腮腺炎、流行性乙型脑炎、猩红热、中毒型细菌性痢疾、结核病的临床表现、护理诊断与护理措施。

2. 熟悉：麻疹、水痘、手足口病、流行性腮腺炎、流行性乙型脑炎、猩红热、中毒型细菌性痢疾、结核病的病原学和流行病学特征。

3. 了解：麻疹、水痘、手足口病、流行性腮腺炎、流行性乙型脑炎、猩红热、中毒型细菌性痢疾、结核病的治疗原则。

小儿时期是传染病的高发时期，近年来随着卫生保健知识的普及，尤其是儿童计划免疫的普遍实施，我国小儿传染病的发病情况发生了很大的改变，传染病已不再是儿童死亡的主要原因。但由于其具有传染性及流行性等特点，仍然严重威胁小儿健康，因此做好传染病的护理和管理极为重要。

第一节 麻　疹

麻疹（measeles）是由麻疹病毒所致的急性呼吸道传染病，传染性极强，其临床特征是发热、眼结膜炎、上呼吸道感染症状、口腔麻疹黏膜斑及全身性红色斑丘疹，部分患儿可出现肺炎、喉炎、脑炎等并发症。病后可获持久免疫力。普种麻疹疫苗后，麻疹的发病率已明显下降。

一、病原学、流行病学和发病机制

（一）病原学

麻疹病毒属副黏病毒科，球形或丝状，核心含单股 RNA，核衣壳外有囊膜，上有血凝素（HA）及溶血素（HL）。在前驱期和出疹期内，可在鼻分泌物、血和尿中分离到麻疹病毒。麻疹病毒只有一个血清型，抗原性稳定。麻疹病毒在体外抵抗力不强，不耐热，对日光和消毒剂均敏感，患者离开室内，房间开窗半小时后即无传染性。但在低温中能长期存活。

（二）流行病学

麻疹患者是唯一的传染源，一般认为在出疹前后 5 天均有传染性，有并发症者延长至出疹后 10 日。病毒存在于眼结膜、鼻、口、咽和气管等分泌物中，通过喷嚏、咳嗽和说话等由飞沫传播。本病传染性极强，易感者接触后 90% 以上均发病，1～5 岁小儿发病率最高。近年来随着麻疹减毒活疫苗的使用,麻疹发病率明显下降,但因免疫力不持久,故发病年龄后移,局部地区也可出现麻疹暴发疫情。其新特点为:① 改变了袭击对象,主攻对象为 8 个月以内的婴儿和 20 岁以后的青壮年;② 临床表现偏重。

(三)发病机制及病理

1. 发病机制　如图 13-1 所示。

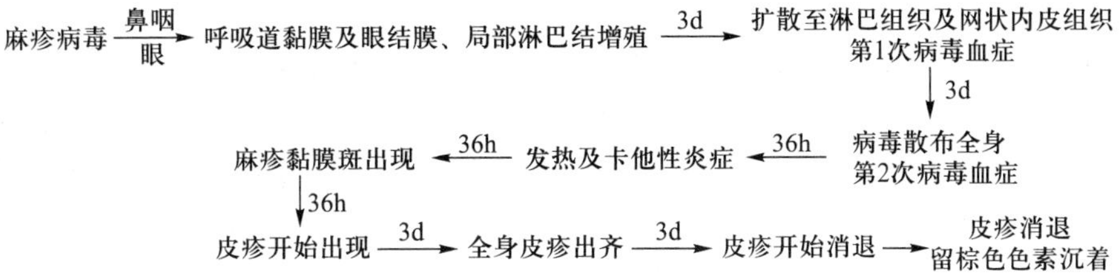

图 13-1　麻疹的发病机制

2. 病理　麻疹的病理特征是受病毒感染的细胞增大并融合形成多核巨细胞。其细胞大小不一,内含数十至百余个核,核内外均有病毒集落(嗜酸性包涵体)。皮疹因真皮内血管内皮细胞肿胀增生、单核细胞浸润并渗出所致。由于表皮细胞坏死、变性引起脱屑。由于崩解的红细胞及血浆渗出血管外,使皮疹消退后留有色素沉着。麻疹黏膜斑与皮疹病变相同。

二、临床表现

潜伏期为 6~18 天,多为 10~14 天。接受过被动免疫者,可延至 20 天,最长达 28 天。

典型经过分 3 期,每期约 3 天(即所谓烧 3 天、出疹 3 天、退疹 3 天),全程 9~12 天。

(一)前驱期

从发热到出疹,一般 3~4 天。

1. 发热、不适及全身症状,一般 38~39℃。

2. 眼部症状　畏光、流泪、眼分泌物增多。

3. 上呼吸道症状　鼻塞、流涕、喷嚏等鼻炎症状,咽部不适及咳嗽日渐加重。

4. 麻疹黏膜斑(Koplik 斑)　是麻疹早期具有特征性的体征。发热第 2~3 天,先出现于下列磨牙对侧的颊黏膜上,为直径 0.5~1 mm 的灰白色斑点,微隆起,周围有红晕,常在 1~2 天内迅速增加,可遍布唇、颊、龈黏膜,于皮疹出现 2 天后消失。

(二)出疹期

皮疹为最重要表现,一般于发热第 3~4 天开始出现皮疹。

1. 皮疹特点　① 时间:多在发热第 4 天,少数可于第 2~7 病日出疹。② 顺序:耳后及发际→整个脸部→颈部及上胸部→躯干及四肢近端→全身、手掌、脚心。③ 形态:初为圆形玫瑰色斑丘疹,疹间皮肤正常,皮疹加压褪色。以后疹数增多,融合而呈卵圆形或不规则形,出疹第 4 天皮疹出透,呈深红棕色或暗红棕色,相互融合。

2. 全身症状　出疹时加重，体温高达40℃，眼部及呼吸道症状加重，呼吸急促，干咳频作，肺部可闻及少量散在的大水泡音。胸部X线检查，多数患儿可见广泛的大小一致的粟粒样肺部浸润，但胸部体征可不明显。

3. 其他　脾大，淋巴结轻度肿大，回盲部淋巴结肿痛，重症可有显著腹泻，大便可含少许脓细胞。

（三）恢复期

出疹3～5天后，体温下降，卡他症状基本消失，中毒症状减轻，皮疹按出疹顺序消退，局部可有细小脱屑及棕色色素沉着，持续1～2周。

少数患儿，病程呈非典型经过。体内尚有一定免疫力者呈轻型麻疹；体弱、有严重继发感染者呈重型麻疹。

麻疹的常见并发症：肺炎、喉炎、脑炎。

三、辅助检查

1. 血常规　白细胞总数降低，淋巴细胞比例增高。

2. 多核巨细胞　鼻、咽、眼等处分泌物、痰液涂片，干后以赖特氏染色镜检，有早期诊断价值。

3. 血清学检查　取患儿疾病早期及恢复期血作血凝抑制、补体结合、中和、凝胶扩散试验。效价增高4倍或以上或病后1月滴度>1:60为阳性。间接免疫荧光法测定血清中IgM，敏感特异，重复性好，血清用量少，有早期诊断意义。

4. 病毒分离　取患儿疾病早期鼻、咽、眼等处分泌物接种人胚肾细胞，分离麻疹病毒。

四、治疗原则

本病无特效治疗方法，以对症治疗及护理为主。

（一）对症治疗

体温超过40℃者给予小剂量退热药（氨基比林、柴胡、安乃近等）；烦躁不安用镇静药；高热、疹密、全身中毒症状重用泼尼松；忌用强烈退热药、冰水或酒精擦浴；重型麻疹有血小板减少、凝血酶原时间延长及纤维蛋白原进行性减少等DIC或消耗性出血者应及早应用肝素抗凝治疗或输入新鲜血或血浆。

（二）并发症治疗

有并发症者给予相应治疗。

（三）抗病毒治疗

一般抗病毒药物、干扰素诱导剂未见肯定疗效；转移因子、干扰素及中药可试用。

五、护理评估

1. 健康史　发病前有无麻疹患者接触史、麻疹疫苗接种史，既往有无麻疹或其他慢性疾病史；出疹顺序，出疹前是否有发热、上呼吸道感染症状。

2. 身体状况 体温、呼吸、脉搏、神志；皮疹形态、分布；有无肺炎、喉炎等并发症的表现；血常规检查是否有白细胞总数减少，淋巴细胞相对增多。病原学检查有无分离出麻疹病毒。血清中是否检出麻疹 IgM 抗体。

3. 心理-社会状况 了解家长对疾病的认识程度和护理能力；患儿对耽误学业、隔离治疗带来的压力、陌生的住院环境等反应；社会人群对本病的认识程度，能否积极采取措施控制疾病的流行。

六、护理诊断

1. 体温过高 与病毒血症、继发感染有关。
2. 皮肤完整性受损 与麻疹病毒感染引起皮损有关。
3. 潜在并发症 肺炎、喉炎、脑炎等。
4. 营养失调：低于机体需要量 与食欲下降、高热消耗增多有关。

七、护理目标

1. 患儿体温在出疹期控制在 40℃以下、恢复期维持在正常范围。
2. 患儿皮疹能顺利出齐，皮肤及黏膜不出现继发感染。
3. 住院期间无肺炎、喉炎、脑炎等并发症发生或发生时能及时发现并得到有效处理。
4. 住院期间营养补充充足。

八、护理措施

1. 高热的护理

（1）绝对卧床休息至皮疹消退、体温正常。室内宜空气新鲜，每日通风 2 次（避免患儿直接吹风以防受凉），保持室温于 18～22℃，湿度 50%～60%。衣被穿盖适宜，忌捂汗，出汗后及时擦干更换衣被。

（2）监测体温，观察热型。不宜用药物或物理方法强行降温。体温达 40℃ 以上者，可用小量退热剂，忌用酒精擦浴、冷敷，以免影响透疹，导致并发症。

2. 皮肤黏膜的护理

（1）皮肤护理：及时评估出疹情况。保持床单整洁干燥与皮肤清洁，每日用温水擦浴更衣 1 次（忌用肥皂），腹泻患儿注意臀部清洁，勤剪指甲防抓伤皮肤继发感染。如出疹不畅，可用鲜芫荽煎水服用并抹身，以促进血循环和透疹。

（2）五官的护理：室内光线要柔和，常用生理盐水清洗双眼，再滴入抗生素眼液或眼膏，可加服维生素 A 预防眼干燥症。防止呕吐物或泪水流入外耳道发生中耳炎。及时清除鼻痂、翻身拍背助痰排出，保持呼吸道通畅。加强口腔护理，多喂水，可用生理盐水或 2%硼酸溶液含漱。

3. 调整饮食 发热期间消耗增加，食欲减退，应给予清淡易消化的流质饮食，如牛奶、豆浆、蒸蛋等，常更换食物品种并做到少量多餐，以增加食欲利于消化。多喂开水，利于排毒、退热、透疹。恢复期应添加高蛋白、高维生素的食物。指导家长做好饮食护理，无需忌口。

4. 密切观察病情，及时发现并处理并发症 麻疹并发症多且重，为及早发现，应密切观察病情。出疹期如透疹不畅、疹色暗紫、持续高热、咳嗽加剧、鼻扇喘憋、发绀、肺部湿啰音，为并发肺炎的表现，重症肺炎尚可致心力衰竭。患儿出现频咳、声嘶甚至哮吼样咳嗽、吸气性呼吸困难、三凹征，为并发喉炎表现。患儿出现嗜睡、惊厥、昏迷为脑炎表现。出现并发症时可导致原有结核病的恶化，应予以相应护理。

5. 预防感染的传播

(1) 隔离患儿：患儿应采取严密的呼吸道隔离措施，无并发症者宜家庭隔离；密切接触的易感儿童也要隔离观察。具体要求：一般患儿应隔离至出疹后 5 天；有并发症者，可延长至出疹后 10 天；密切接触的易感儿童隔离观察 21 天；接触后使用过免疫抑制剂者延至 4 周。

(2) 切断传播途径：病室通风换气进行空气消毒，患儿衣被及玩具曝晒 2 小时，减少不必要的探视预防继发感染。流行期间不带易感儿童去公共场所，托幼机构暂不接纳新生。

(3) 保护易感人群：为提高易感者免疫力，对 8 个月以上未患过麻疹的小儿可接种麻疹疫苗。接种后 12 日血中出现抗体，1 个月达高峰，故易感儿接触病人后 2 日内接种有预防效果。对年幼、体弱的易感儿肌内注射人血丙种球蛋白或胎盘球蛋白，接触后 5 日内注射可免于发病，6 日后注射可减轻症状，有效免疫期 3~8 周。

6. 健康指导　麻疹传染性较强，为控制流行，应向家长介绍麻疹的流行特点、病程、隔离时间、早期症状、并发症和预后。无并发症时指导麻疹患儿在家治疗护理。医务人员每日家庭访视 1~2 次，并进行上述护理指导。

第二节　水　痘

水痘(chickenpox, varicella)是由水痘-带状疱疹病毒引起的急性传染病，以皮肤、黏膜分批出现斑疹、丘疹、疱疹和结痂并存，全身症状轻微为特征。

一、病原学、流行病学和发病机制

(一) 病原学

水痘-带状疱疹病毒属疱疹病毒科 α 亚科，只有一个血清型，人是唯一宿主，病毒在体外抵抗力弱，不耐热、酸和各种有机溶剂，在痂皮中不能存活。

(二) 流行病学

水痘患者是唯一的传染源。出疹前 1~2 日至疱疹全部结痂时均有传染性。通过呼吸道飞沫和接触传播，传染性极强，易感儿为 2~6 岁儿童，冬春季发病率较高，病后可获得持久免疫力。

(三) 发病机制

水痘病毒经上呼吸道侵入人体，首先在呼吸道黏膜细胞内增殖，2~3 天后病毒入血，到达单核-巨噬细胞系统，再次增殖后第 2 次释放入血，并扩散至全身，引起皮肤、黏膜的广泛损害，偶尔损害内脏。皮疹分批出现，与病毒间歇性播散有关。疱疹只局限于表皮的棘状细胞层，细胞裂解、组织液渗出，形成水疱，内含大量病毒。

二、临床表现

（一）典型水痘

1. 潜伏期　水痘的潜伏期2周左右。

2. 前驱期　1天左右，症状轻微，表现为低热、全身不适、头痛、食欲缺乏等。

3. 出疹期　常在起病当日或次日出现皮疹，首发于头、面和躯干，继而扩展到四肢，向心性分布，躯干最多，次为头面部，四肢远端较少。皮疹分批出现，初始时为红色斑丘疹或斑疹，迅速发展为清亮、卵圆形、泪滴状饱满的水疱，24小时后，水疱内容物变浑浊，易破溃，痒感重，经3~4天水疱开始从中心干缩，迅速结痂。疾病高峰期斑疹、丘疹、疱疹和结痂同时存在，这是水痘皮疹的重要特征。黏膜皮疹常出现在口腔、结膜、生殖器等处，易形成溃疡。水痘为自限性疾病，10天左右自愈，皮疹脱痂后一般不留瘢痕。

水痘常见的并发症是皮肤继发细菌感染，如脓疱疮、丹毒、蜂窝织炎甚至败血症，也可并发水痘肺炎、脑炎、心肌炎等。

（二）重症水痘

体质弱或恶性病、免疫功能受抑制的患儿感染水痘，体温可高达40℃以上，皮疹融合，成大疱型或出血性皮疹，密布全身，皮肤黏膜出现瘀斑、瘀点，病死率高。

（三）先天性水痘

母亲在妊娠早期感染水痘可导致胎儿多发性先天性畸形。如果母亲在发生水痘数天后分娩可致新生儿水痘，病情危重，病死率高。

三、辅助检查

1. 血常规　白细胞正常或稍低，继发细菌感染可轻度增高。

2. 疱疹刮片　刮取新鲜的疱疹基底组织，涂片染色，可以看到多核巨噬细胞内有包涵体。

3. 血清学检查　血清中水痘病毒特异性IgM抗体检测，可协助早期诊断。双份血清抗体滴度增高4倍以上也有助诊断。

四、治疗原则

抗病毒药物首选阿昔洛韦，治疗越早越好，一般在出疹后24小时内开始。继发细菌感染时酌情应用抗生素。糖皮质激素可导致水痘播散，不宜使用。如有高热，可用物理降温或适量退热剂，忌用阿司匹林，以免增加Reye综合征的危险。

五、护理诊断

1. 皮肤完整性受损　与水痘病毒感染出现皮疹和（或）继发细菌感染有关。

2. 舒适度减弱　与水痘致皮肤瘙痒有关。

3. 潜在并发症　肺炎、脑炎。

六、护理措施

1. 保持皮肤的完整性　保持床单清洁干燥，剪短指甲或戴连指手套，防止抓伤或挠伤皮肤而导致继发感染。

2. 减轻痒感　皮疹瘙痒难忍时，涂炉甘石洗剂或5%碳酸氢钠溶液。疱疹破溃、继发感染时涂抗生素药膏或遵医嘱口服抗生素。

3. 密切观察病情　水痘预后良好，偶有播散性水痘，并发肺炎和脑炎。观察患儿神志、体温、呼吸、皮疹情况，有异常情况及时报告医生并采取相应措施。

4. 预防感染的传播

(1) 管理传染源：水痘患儿要隔离至疱疹全部结痂或出疹后7天。易感儿接触后应隔离观察3周。

(2) 切断传播途径：保持室内空气新鲜、流通，水痘或带状疱疹患儿应避免与易感者接触，尤其是体弱者、孕妇或免疫缺陷者更应加以保护。

(3) 保护易感儿：易感者避免接触水痘患儿，若已接触，72小时内肌内注射水痘-带状疱疹免疫球蛋白能预防或减轻症状。

第三节　手足口病

手足口病(hand-foot mouth disease，HFMD)是由肠道病毒引起的急性传染病，主要症状表现为手、足、口腔等部位的斑丘疹、疱疹。少数病例可出现脑膜炎、脑炎、脑脊髓炎、肺水肿、循环障碍等，致死原因主要为脑干脑炎及神经源性肺水肿。

一、病原学、流行病学

(一) 病原学

以柯萨奇A组16型(CoxA16)和肠道病毒71型(EV71)最为常见，病毒在温暖、潮湿的环境下生存力较强，对75%乙醇、乙醚、5%来苏等都不敏感，但对紫外线及干燥敏感。各种氧化剂(高锰酸钾、漂白粉等)、碘酒、甲醛都能将其灭活。

(二) 流行病学

患者和隐性感染者均为传染源。传播途径主要为粪-口传播、呼吸道传播或密切接触传播。人群普遍易感，主要为学龄前儿童，尤以3岁以下婴幼儿发病率高。

二、临床表现

潜伏期多为2~10天，平均3~5天。

(一) 普通病例

急性起病，发热，口腔黏膜出现散在疱疹，手、足和臀部出现斑丘疹、疱疹，疱疹周围可有炎性红晕，疱内液体较少，可伴有咳嗽、流涕、食欲缺乏等症状。部分病例仅表现为皮疹或疱疹性咽峡炎。多在1周内痊愈，预后良好。

（二）重症病例

少数病例（尤其是小于3岁者）病情进展迅速，在发病1~5天出现脑膜炎、脑炎（以脑干脑炎最为凶险）、脑脊髓炎、肺水肿、循环障碍等，极少数病例病情危重，可致死亡，存活病例可留有后遗症。

1. 神经系统表现　精神差、嗜睡、易惊、头痛、呕吐、谵妄甚至昏迷；肢体抖动，肌阵挛、眼球震颤、共济失调、眼球运动障碍；无力或急性弛缓性麻痹；惊厥。查体可见脑膜刺激征，腱反射减弱或消失，巴氏征等病理征阳性。

2. 呼吸系统表现　呼吸浅促、呼吸困难或节律改变，口唇发绀，咳嗽，咳白色、粉红色或血性泡沫样痰液；肺部可闻及湿啰音或痰鸣音。

3. 循环系统表现　面色苍灰、皮肤花纹、四肢发凉，指（趾）发绀；出冷汗；毛细血管再充盈时间延长。心率增快或减慢，脉搏浅速或减弱甚至消失；血压升高或下降。

三、辅助检查

1. 血常规　白细胞计数正常或降低，病情危重者白细胞计数可明显升高。

2. 脑脊液检查　神经系统受累时有改变，外观清亮，压力增高，白细胞计数增多，多以单核细胞为主，蛋白正常或轻度增多，糖和氯化物正常。

3. 病原学检查　CoxA16、EV71等肠道病毒特异性核酸阳性或分离到肠道病毒。咽、气道分泌物、疱疹液、粪便阳性率较高。

4. 血清学检查　急性期与恢复期血清CoxA16、EV71等肠道病毒中和抗体有4倍以上的升高。

四、治疗原则

普通病例无需住院，注意隔离，避免交叉感染，发热等症状采用中西医结合治疗。重症病例控制颅内高压，酌情应用糖皮质激素、静脉注射免疫球蛋白，做好降温、镇静、止惊对症治疗。呼吸功能障碍时，及时气管插管使用正压机械通气，继发感染时给予抗生素治疗。恢复期促进各脏器功能恢复，肢体功能障碍给予康复治疗。

五、护理诊断

1. 体温过高　与病毒感染有关。
2. 皮肤完整性受损　与病毒感染引起的皮损有关。
3. 潜在并发症　脑膜炎、肺水肿、呼吸衰竭、心力衰竭。

六、护理措施

1. 维持体温正常　保持适宜的室温。衣被不宜过厚，出汗后及时擦干更换衣被。监测体温，多饮水，高热患儿可用物理或药物降温。

2. 保持皮肤黏膜的完整性

(1) 皮肤护理:保持床单整洁干燥与皮肤清洁,勤剪指甲防抓伤皮肤继发感染。臀部有皮疹的婴儿,应随时清理患儿的大小便,保持臀部清洁干燥。疱疹未破裂处可涂炉甘石洗剂或5%碳酸氢钠溶液。疱疹破裂者,局部可涂擦抗生素软膏。

(2) 口腔护理:给予清淡易消化的流质或半流质饮食,多喂水,进食前后可用生理盐水漱口。口咽部疱疹可涂碘甘油、维生素 B_2 粉剂、冰硼散等。

3. 密切观察病情,及时发现并处理并发症　为及早发现,应密切观察病情。若患儿出现嗜睡、惊厥、昏迷、呼吸困难、面色苍灰等表现时,提示神经系统、呼吸系统、循环系统受累,应及时通知医生配合治疗,并予以相应护理。

4. 预防感染的传播　患儿应隔离 7~10 天,至皮损消退为止。患儿呼吸道分泌物、粪便及其污染的食品、玩具、便器等物品要消毒处理。密切接触患者的婴幼儿可肌内注射丙种球蛋白,以增强预防能力。

第四节　流行性腮腺炎

流行性腮腺炎(mumps,epidemic parotitis)是由腮腺炎病毒引起的急性呼吸道传染病,临床上主要表现为腮腺的非化脓性肿大、疼痛,伴发热和咀嚼受限,亦可累及其他腺体或器官。

一、病原学、流行病学和发病机制

(一) 病原学

腮腺炎病毒属于副黏液病毒科 RNA 病毒,只有 1 个血清型,人是唯一宿主。对热、紫外线以及各种消毒剂敏感,加热到 55~60℃ 时,需 10~20 min 就可以将其灭活。

(二) 流行病学

早期患者和隐性感染者为传染源。腮腺肿大前 6 日至发病后 5 日均有传染性。通过呼吸道飞沫传播或直接接触食具玩具传播。易感儿主要为 5~15 岁儿童,冬春季发病率较高,病后可获得持久免疫力。

(三) 发病机制

腮腺炎病毒经上呼吸道侵入人体,在局部黏膜繁殖,引起局部炎症和免疫反应,然后入血产生毒血症,该病毒对腺体和神经组织有亲和性,先后侵袭腮腺、颌下腺、舌下腺、胰腺、性腺等腺体和中枢神经系统,引起多器官非化脓性炎症。

二、临床表现

1. 潜伏期　14~25 天,平均 18 天。

2. 前驱期　1~2 天,症状较轻,表现为中度发热、全身不适、头痛、乏力、食欲减退等。

3. 腮腺肿大期　腮腺肿大常为本病的首发体征。通常一侧先肿大,2~3 天后另一侧也肿大，也有仅局限于一侧者。腮腺肿大的特点：以耳垂为中心，向前、后、下发展，边缘不清，表面发热但不红，有疼痛及触痛，张口和咀嚼时疼痛加剧；肿痛 3~5 天达高峰，1 周左右消退；腮腺管口红肿，压之无脓。颌下腺、舌下腺、颈淋巴结可同时受累。

腮腺炎常见的并发症是脑膜脑炎、睾丸炎或卵巢炎，偶见多发性神经根炎、耳聋、胰腺炎、心肌炎等。脑膜脑炎表现为发热、头痛、呕吐、颈项强直等症状。睾丸炎多为单侧受累，睾丸肿胀疼痛，约半数病例可发生萎缩，双侧萎缩者可导致不育症。急性胰腺炎较少见，常发生于腮腺肿胀数日后，表现为上腹疼痛，有压痛，伴发热、寒战、呕吐等。

三、辅助检查

1. 血清和尿淀粉酶测定　90%患儿血清和尿淀粉酶增高，2 周左右恢复正常，淀粉酶增高程度往往与腮腺肿胀程度成正比。

2. 血清抗体检测　血清特异性 IgM 抗体增高可作为近期感染的诊断依据。

3. 病毒分离　唾液、脑脊液、尿、血中可分离出腮腺炎病毒。

四、治疗原则

本病为自限性疾病，无特殊治疗，主要是对症处理。急性期避免刺激性食物，多饮水，保持口腔卫生，高热者给予退热剂或物理降温，发病早期使用利巴韦林静脉滴注，疗程 5~7 天，常用中药内服或外用。

五、护理诊断

1. 疼痛　与腮腺非化脓性炎症有关。

2. 体温过高　与病毒感染有关。

3. 潜在并发症　脑膜脑炎、睾丸炎、胰腺炎。

六、护理措施

1. 减轻疼痛　保持口腔清洁，鼓励饮水，勤漱口，防止继发感染。局部冷敷、用青黛散调醋或如意金黄散调茶水或食醋外敷患处，每日 1~2 次，药物要保持湿润。忌酸、辣、冷、硬食物，以免引起唾液分泌增多，肿痛加剧。进食清淡、易消化的流食或半流食，能减轻患儿因张口和咀嚼而引起的疼痛。

2. 维持体温正常　高热者给予物理或药物降温。

3. 密切观察病情　有无高热、头痛、呕吐、脑膜刺激征；观察男孩阴囊皮肤有无水肿，有无睾丸肿大及疼痛、触痛，发生睾丸炎可用丁字带托起阴囊消肿或局部间歇冷敷以减轻疼痛。

4. 预防感染的传播

(1) 管理传染源：对患儿采取呼吸道隔离至腮腺肿大完全消退后 3 天为止。有接触史的易感儿应观察 3 周。

(2) 切断传播途径：对患儿的呼吸道分泌物及其污染物均应消毒。在流行期间应加强托幼机构的晨检。

(3) 保护易感儿：易感儿可接种腮腺炎减毒活疫苗，也可给予腮腺炎免疫球蛋白进行被动免疫。

第五节　流行性乙型脑炎

流行性乙型脑炎(epidemic encephalitis B)简称乙脑，是由嗜神经的乙脑病毒所致的以脑实质炎症为主要病变的中枢神经系统急性传染病。经蚊等吸血昆虫传播，流行于夏秋季。临床上以高热、意识障碍、惊厥及脑膜刺激征为特征。重症患者可有中枢性呼吸衰竭，病死率较高，存活者多留有严重后遗症。

一、病原学、流行病学和发病机制

(一) 病原学

乙型脑炎病毒属被膜病毒科单股正链 RNA 病毒。病毒在外界环境中抵抗力不强，对温度、乙醚、乙醇、甲醛敏感，56℃ 30 分钟或 100℃ 2 分钟即可灭活，但耐低温和抗干燥能力很强。

(二) 流行病学

乙脑是人畜共患的自然疫源性传染病。猪是主要传染源，其他家畜、家禽也可传播。传播途径为蚊虫叮咬，我国主要是三带喙库蚊。普遍易感，隐性感染率高，2～6 岁儿童多发，病后免疫力持久。本病有严格的季节性，夏秋季流行，80%～90%的病例都集中在 7、8、9 三个月内。

(三) 发病机制及病理

1. 发病机制　如图 13-2 所示。

2. 病理　脑实质病变为主，病变广泛累及大脑及脊髓，以间脑、中脑等处病变为著。肉眼观察可见软脑膜大小血管高度扩张与充血，脑的切面上可见灰质与白质中的血管高度充血、水肿及软化坏死灶。显微镜下可见神经细胞变性、肿胀与坏死，脑内血管扩张、充血、小血管内皮细胞肿胀、坏死、脱落。血管周围环状出血。

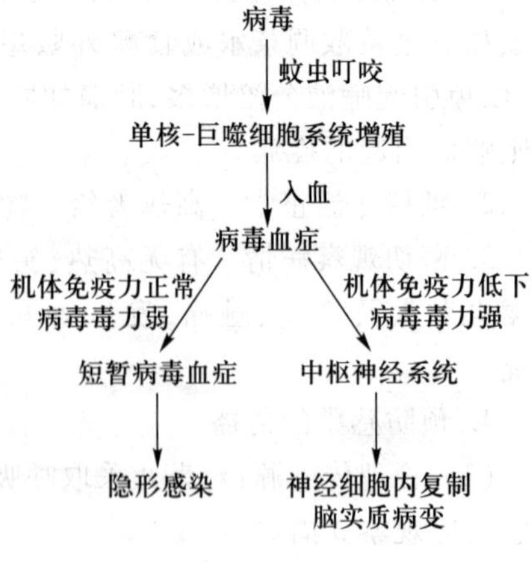

图 13-2　流行性乙型脑炎发病机制

二、临床表现

潜伏期 4～21 天，一般为 10～14 天。典型病例的病程可分 4 个阶段：

(一) 初期

病程第 1~3 天，体温在 1～2 日内升高到 38～39℃，伴头痛、神情倦怠和嗜睡、恶心、呕吐。可有呼吸道症状或腹泻。

（二）极期

病程第4~10天，进入极期后，突出表现为全身毒血症症状及脑部损害症状。

1. 高热　是乙脑必有的表现。体温高达39~40℃以上。轻者持续3~5天，一般7~10天，重者可达数周。热度越高，热程越长，则病情越重。

2. 意识障碍　大多数患儿在起病后1~3天出现不同程度的意识障碍，如嗜睡、昏迷。嗜睡常为乙脑早期特异性的表现。一般在7~10天恢复正常，重者持续1个月以上。

3. 惊厥或抽搐　是乙脑严重症状之一。由于脑部病变部位与程度不同，可表现轻度的手、足、面部抽搐或惊厥，也可为全身性阵发性抽搐或全身强直性痉挛，持续数分钟至数十分钟不等。

4. 呼吸衰竭　是乙脑最为严重的症状，也是重要的死亡原因。主要是中枢性的呼吸衰竭，可由呼吸中枢损害、脑水肿、脑疝、低钠性脑病等原因引起。表现为呼吸表浅，节律不整、双吸气、叹息样呼吸、呼吸暂停、潮式呼吸以至呼吸停止。

5. 脑膜刺激征　较大儿童及成人均有不同程度的脑膜刺激征。婴儿多无此表现，但常有前囟隆起。

6. 其他神经系统症状和体征　若锥体束受损，常出现肢体痉挛性瘫痪、肌张力增强，巴宾斯基征阳性。少数人可呈软瘫。小脑及动眼神经受累时，可发生眼球震颤、瞳孔扩大或可缩小，不等大，对光反应迟钝等；自主神经受损常有尿潴留、大小便失禁；浅反射减弱或消失，深反射亢进或消失。

7. 其他　部分乙脑患儿可发生循环衰竭，表现为血压下降，脉搏细速。偶有消化道出血。

多数患儿在本期末体温下降，病情改善，进入恢复期。少数患儿因严重并发症或脑部损害重而死于本期。

（三）恢复期

极期过后体温在2~5天降至正常，昏迷转为清醒，有的患儿有一短期精神“呆滞阶段”，以后言语、表情、运动及神经反射逐渐恢复正常。部分患儿恢复较慢，需1~3个月以上。个别重症患儿表现为低热、多汗、失语、瘫痪等。但经积极治疗，常可在6个月内恢复。

（四）后遗症期

虽经积极治疗，部分患儿在发病6个月后仍留有神经、精神症状，称为后遗症。发生率5%~20%。以失语、瘫痪及精神失常最为多见。如继续积极治疗，仍可望有一定程度的恢复。

根据病情轻重，乙脑可分为4型：

1. 轻型　患者神志始终清晰，有不同程度嗜睡，一般无抽搐，脑膜刺激不明显。体温通常在38~39℃之间，多在1周内恢复，无恢复期症状。

2. 普通型　有意识障碍如昏睡或浅昏迷。腹壁反射和提睾反射消失。偶有抽搐。体温常在40℃左右，病程约为10天，多无恢复期症状。

3. 重型　神志昏迷，体温在40℃以上，有反射或持续性抽搐。深反射先消失后亢进，浅反射消失,病理反射强阳性,常有定位病变。可出现呼吸衰竭。病程多在 2 周以上,恢复期常有不同程度的精神异常及瘫痪表现,部分患儿可有后遗症。

4. 暴发型　少见。起病急骤,有高热或超高热,1～2 天后迅速出现深昏迷并有反复强烈抽搐。如不积极抢救,可在短期内因中枢性呼吸衰竭而死亡。幸存者也常有严重后遗症。

乙脑临床症状以轻型和普通型居多,约占总病例数的 2/3。流行初期重型多见,流行后期轻型多见。

三、辅助检查

1. 血常规　白细胞计数一般在(10～30)×10^9/L,中粒细胞增至 80%以上,核左移。

2. 脑脊液检查　外观清亮或微混,白细胞计数增加,多数在(50～500)×10^6/L 之间,也可始终正常;在病初以中性粒细胞占多数,以后逐渐以淋巴细胞为多。蛋白稍增加,糖定量正常或偏高,氯化物正常。

3. 血清学检查　包括血凝抑制试验、补体结合试验、中和试验 、免疫荧光试验及酶联免疫吸附试验等。

4. 病毒分离　病初可取血清或脑脊液接种乳鼠以分离病毒,但阳性率较低。

5. CT　脑检查可显示脑组织低密度区。

四、治疗原则

乙脑病情重,变化快,又无特效抗病毒药物,故支持及对症治疗尤为重要。高热、抽搐、呼吸衰竭是本病的 3 个重要症状,可互相因果形成恶性循环,因此是治疗的关键。

五、护理诊断

1. 体温过高　与病毒血症、脑实质炎症,体温调节中枢受损有关。
2. 有皮肤受损的危险　与长期卧床、营养不良有关。
3. 营养失调:低于机体需要量　与高热使机体消耗过多,昏迷导致摄入减少有关。
4. 躯体活动障碍　与意识障碍及瘫痪有关。
5. 潜在并发症　惊厥、呼吸衰竭。
6. 有传播感染的危险　与蚊虫叮咬传播病毒有关。

六、护理措施

1. 降低体温　卧床休息,密切观察和记录患儿体温。使室温控制在 18～22℃。采用冰敷、冰帽、乙醇擦浴及冰盐水灌肠,将肛温控制在 38℃为宜。遵医嘱使用小剂量退热药;对于持续高热伴惊厥的患儿,可采用亚冬眠疗法,常用氯丙嗪和异丙嗪各 0.5～1 mL/kg,每 4～6 小时肌内注射 1 次。

2. 加强营养　记录患儿入院体重,以后每周称体重 1 次。指导家属选择优质高蛋白饮食,如牛奶、鸡蛋、牛肉、鱼。遵医嘱给予鼻饲或静脉滴注高营养制品,以保证其热量需要。

3. 惊厥的护理

(1) 观察有无两眼凝视、惊跳,口角抽动,肌张力增高,手、足、面部肌肉局部抽搐及全身强直性抽搐。惊厥时，患儿取仰卧头侧位，清理呼吸道分泌物；用舌钳拉出舌头，以防舌根后坠。

（2）遵医嘱使用止惊药，如地西泮、水合氯醛、苯巴比妥等；脱水降颅压，一般可用 20% 甘露醇 1~1.5 g/kg 静脉注射或快速静滴，必要时行气管切开；降温。

4. 呼吸衰竭的护理

（1）密切观察血压、脉搏、瞳孔的改变，有无呼吸节律、速率、深度改变。保持呼吸道通畅，呼吸道分泌物多时，及时予以吸痰；遵医嘱给予氧气吸入；准备好气管插管包、气管切开包、人工呼吸器、呼吸兴奋剂等急救器材及药物。

（2）遵医嘱使用甘露醇脱水，呼吸兴奋剂如洛贝林、尼可刹米、哌甲酯及血管扩张剂如东莨菪碱、山莨菪碱。

（3）必要时应用人工呼吸机。

5. 预防感染的传播　乙脑的预防主要采取 2 方面的措施，即防蚊灭蚊和预防接种。

（1）防蚊灭蚊：大力开展防蚊灭蚊工作，冬春季以消灭冬蚊为主，夏秋季以消灭蚊虫滋生地为主，流行季节使用驱蚊油、蚊帐等防止蚊虫叮咬。

（2）预防接种：疫苗注射的对象主要为流行地区 6 个月以上 10 岁以下的儿童。在流行前 1 个月开始，首次皮下注射，间隔 7~10 天复种 1 次，以后每年加强注射 1 次。预防接种后 2~3 周体内产生保护性抗体，一般能维持 4~6 个月。

6. 健康指导　做好预防乙脑的卫生宣教，有后遗症的患儿要指导家属做好康复护理，鼓励患儿及其家属坚持瘫痪肢体的功能锻炼。指导并协助家属掌握一定的护理常识及康复疗法，如按摩、热疗及语言训练等。

第六节　猩　红　热

猩红热（scarlet fever）是由 A 族溶血性链球菌感染引起的急性呼吸道传染病，临床主要表现为发热、咽峡炎、全身弥漫性鲜红色皮疹和疹退后明显脱屑。

A 族 β 型溶血性链球菌是本病的致病菌，溶血性链球菌从上呼吸道侵入，引起咽峡炎和扁桃体炎，并向周围组织扩散，少数引起败血症。其红疹毒素可使皮肤、黏膜的血管弥漫性充血，形成点状充血样皮疹，重者出现出血样皮疹，表皮坏死、角化、脱落，形成特征性脱皮。肝、脾、肾、淋巴结、心肌、关节滑膜等可有不同程度的炎症变化。个别患儿出现变态反应性心脏、肾脏和关节损害。

一、病原学、流行病学和发病机制

（一）病原学

A 族 β 型溶血性链球菌呈球形或椭圆形，链状排列，革兰染色阳性，可以分泌多种酶和毒素，其中红疹毒素可引起发热和猩红热样皮疹，透明质酸酶有助于细菌在组织里扩散。对热及干燥的抵抗力较弱，55℃ 30 分钟即可灭活，也容易被各种消毒剂杀死，但在痰和脓液中可以生存数周。

（二）流行病学

猩红热患者和带菌者为传染源，自发病前24小时至疾病高峰时期传染性最强。主要通过空气飞沫传播，也可通过伤口、产道传染。人群普遍易感，但以2～10岁儿童多见，病后可获得持久免疫。四季皆可发病，以春季多见。

（三）发病机制

A族β型溶血性链球菌是本病的致病菌，溶血性链球菌从上呼吸道侵入，引起咽峡炎和扁桃体炎，并向周围组织扩散，少数引起败血症。其红疹毒素可使皮肤、黏膜的血管弥漫性充血，形成点状充血样皮疹，重者出现出血样皮疹，表皮坏死、角化、脱落，形成特征性脱皮。肝、脾、肾、淋巴结、心肌、关节滑膜等可有不同程度的炎症变化。个别患儿出现变态反应性心脏、肾脏和关节损害。

二、临床表现

（1）典型病例

1）发热：多为高热，高达39℃左右，伴头痛、乏力和全身不适。一般持续1周。

2）咽峡炎：表现为咽痛、咽部充血并可有脓性渗出物，颈部淋巴结肿大。

3）皮疹：发热24小时内开始发疹，始于耳后、颈部、上胸部，迅速波及全身。皮疹特点：① 针尖大小的充血性皮疹，压之褪色，有痒感，严重者出现出血性皮疹。② 疹间无正常皮肤。③ 皮肤皱褶处如肘窝、腘窝、腹股沟等处，皮疹密集易摩擦出血而呈紫红色线条，称为“帕氏线”。④ 颜面部仅有充血而无皮疹，口鼻周围充血不明显，相比之下显得尤为苍白，称为“口周苍白圈”。⑤ 杨梅舌：病初2～3天，舌面灰白，舌乳头突起，呈现“白杨梅舌”；病后4～5天，舌面呈深红色，舌乳头突起，称为“红杨梅舌”；杨梅舌是猩红热的特征性表现，是与其他出疹性疾病的鉴别点之一。⑥ 皮疹于48小时达高峰，持续1周左右，按出疹顺序消退伴脱皮，面部及躯干常为糠屑状脱皮，手、足掌、指趾处脱皮常完整而呈套状。

（2）重症病例：可出现中毒性休克及败血症，病死率较高。

常见的并发症是化脓性炎症如中耳炎、蜂窝织炎、肺炎等，也可发生变态反应性疾病如急性肾小球肾炎和风湿热等。

三、辅助检查

1. 血常规　白细胞总数可达$(10\sim20)\times10^9$/L，中性粒细胞80%以上。

2. 病原学检查　咽部或其他病灶分泌物培养，检测溶血性链球菌。

四、治疗原则

青霉素为首选药物，疗程7～10天，青霉素过敏者可用红霉素。若发生中毒性休克，应积极补充血容量，纠正酸中毒，给予血管活性药物。

五、护理诊断

1. 体温过高　与溶血性链球菌感染有关。

2. 皮肤完整性受损　与皮疹和脱皮有关。

3. 舒适度减弱　与咽喉部疼痛有关。

4. 潜在并发症　化脓性炎症、变态反应性炎症。

六、护理措施

1. 降低体温　监测体温变化，及时给予物理降温，或遵医嘱使用药物降温，忌用冷水或乙醇擦浴。多饮水，以利散热及排泄毒素。

2. 保持皮肤的完整性　应勤换内衣，温水洗浴，沐浴时避免水温过高，避免使用刺激性强的肥皂或沐浴液，以免加重皮肤瘙痒感。脱皮时可涂凡士林或液体石蜡，有大片脱皮时嘱患儿不要用手强行撕脱，须用消毒剪刀剪掉，以防感染。

3. 减轻疼痛　保持口腔清洁，可用盐水漱口。患儿咽喉肿痛时，进流食、半流食或软食，避免干硬、辛辣、刺激性食物。遵医嘱使用解热止痛剂。

4. 密切观察病情　观察患儿有无耳痛、耳道流脓，进行常规耳道检查，及时发现中耳炎表现并报告医生；观察患儿有无咳嗽、发热、气促等肺炎表现；患儿淋巴结肿大、有压痛提示淋巴结炎症；密切观察患儿排尿的变化及尿色，留取尿标本化验检查，警惕肾炎的发生；观察患儿关节、心脏的表现，有风湿热的迹象及时采取措施。

5. 预防感染的传播

（1）管理传染源：对患儿采取呼吸道隔离至临床症状消失后 1 周，咽拭子培养连续 3 次阴性。密切接触者应检疫 7~12 天。

（2）切断传播途径：室内通风换气或用紫外线照射消毒；对患儿鼻咽分泌物须以2%~3%氯胺或漂白粉澄清液消毒；患儿所用物品进行消毒处理。

（3）保护易感儿：可给予复方新诺明口服或青霉素肌内注射预防。

第七节　中毒型细菌性痢疾

中毒型细菌性痢疾（bacillary dysentery，toxic type，简称毒痢）是急性细菌性痢疾的危重型，临床特征为起病急骤，突起高热、反复惊厥、嗜睡、昏迷，迅速发生循环衰竭和（或）呼吸衰竭，病死率高。以 2~7 岁体质较好的儿童多见。

一、病原学、流行病学和发病机制

（一）病原学

毒痢同普通菌痢病原相同，由痢疾杆菌引起，该菌属志贺菌属，革兰染色阴性。按其抗原性不同可分为 4 群 47 个血清型，各群、型之间无交叉免疫。痢疾杆菌对外界环境抵抗力较强，在水果、蔬菜及 10℃ 水中能生存 1~2 周；在牛奶中可生存 24 日之久；在阴暗潮湿及冰冻条件下生存数周，但对各种化学消毒剂敏感。痢疾杆菌致病性很强，可释放内毒素，痢疾志贺氏菌（A 群）还能产生外毒素。

（二）流行病学

病人和带菌者是传染源。经粪-口途径传播，包括通过污染的手（“脏手传播”）、食品、水源或生活接触传播，以及苍蝇、蟑螂等间接方式传播。人群普遍易感，多见于2~7岁体格健壮、营养情况较好的儿童。全年均有发生，7—9月为高峰季节。

（三）发病机制及病理

痢疾杆菌对结肠黏膜上皮细胞有吸附和侵袭作用，痢疾杆菌经口进入结肠，侵入肠黏膜上皮细胞和黏膜固有层，在局部迅速繁殖并裂解，产生大量内毒素，形成内毒素血症，引起周身和（或）脑的急性微循环障碍，产生休克和（或）脑病。毒痢的结肠病变很轻，显著的病变为全身小动脉痉挛和渗出性增加，脑干出现神经变性、浸润和点状出血。肾上腺皮质萎缩和出血。

二、临床表现

起病急骤，病情凶险，高热达40℃，短期内即出现全身严重毒血症症状。精神委靡，昏迷，抽搐。迅速发生循环及呼吸衰竭，故临床以严重毒血症，休克和（或）中毒性脑病为主要表现，肠道症状轻，甚至开始无腹痛、腹泻，常需直肠拭子或生理盐水灌肠，才发现黏液脓血便，镜下可见大量脓细胞、红细胞。发病后24小时内可出现腹泻及痢疾样大便。常分以下3型：

1. 休克型（周围循环衰竭型） 表现为感染性休克。面色苍白，皮肤发花，四肢厥冷及唇指发绀，早期血压正常，亦可降低，甚至测不出，脉搏细速。可有少尿或无尿、不同程度的意识障碍。此型常见。

2. 脑型（呼吸衰竭型） 以严重脑病症状为主。因脑缺氧，缺血及脑水肿，颅内压升高，出现烦躁不安，嗜睡，昏迷抽搐，瞳孔大小不等，对光反射迟钝或消失。亦可出现呼吸节律不整及呼吸衰竭。此型较严重，常因呼吸骤停而死亡。

3. 混合型 具有以上两型表现最为凶险，病死率很高。

三、实验室检查

1. 血常规 周围血白细胞总数和中性粒细胞增加。

2. 大便常规 大便黏液脓血样，镜检有分散的红细胞、成堆脓细胞。如发现巨噬细胞更有诊断价值。

3. 大便培养 可分离出志贺菌属痢疾杆菌。大便培养结果是确诊本病的主要依据，为提高培养阳性率，应做到在抗菌药物应用前采样；标本必须新鲜；尽量取脓血部分；多次送检。

四、治疗原则

本病病情凶险，应及时采取综合措施抢救。

（一）一般治疗

消除隔离至临床症状消失，大便培养2次阴性。高热可物理降温，无效或伴躁动不安、反复惊厥者，用亚冬眠疗法：氯丙嗪和异丙嗪各 1~2 mg/kg 肌内注射，2~4 小时 1 次，共 2~3 次。反复惊厥者可用安定 0.3 mg/kg 肌内注射，或水合氯醛 40~60 mg/kg 灌肠。

（二）病原治疗

选用两种对痢疾杆菌敏感的抗生素（如阿米卡星、头孢噻肟钠、头孢曲松钠等）静脉用药，病情好转后改口服，疗程不短于 5~7 天，以减少恢复期带菌。

（三）肾上腺皮质激素

及早应用可起到抗炎、中和毒素、抗休克和减轻脑水肿作用，常用地塞米松短疗程大剂量静脉滴注。

（四）防治脑水肿及呼吸衰竭

脑水肿首选 20%甘露醇，每次 1~2 g/kg 快速静脉推入，6~8 小时重复使用。亦可短期应用肾上腺皮质激素。吸氧，保持呼吸道通畅，如出现呼吸衰竭，给予洛贝林 6~9 mg，尼可刹米 0.375 g，肌内注射或静脉注射，必要时须气管切开及用呼吸机。

（五）循环衰竭处理

扩充血容量，纠正酸中毒，维持电解质平衡。在扩充血容量基础上，用血管扩张剂解除微循环痉挛，常用山莨菪碱、多巴胺、间羟胺、酚妥拉明。根据心功能情况使用毛花苷 C。

五、护理诊断

1. 体温过高　与痢疾杆菌毒素作用有关。
2. 组织灌流量不足　与休克与微循环障碍有关。
3. 潜在并发症　呼吸衰竭、惊厥。

六、护理措施

1. 控制高热　综合采取物理降温及药物降温措施，力争将体温维持在 37℃，防止高热使脑损伤加重。

（1）绝对卧床休息。

（2）物理降温：可用 75%乙醇溶液擦浴或温水擦浴；冷盐水灌肠（需作大便培养者，在灌肠前取大便培养）。

（3）药物降温：遵医嘱使用药物降温，对持续高热不退或者合并惊厥者可采用亚冬眠疗法，并于额部放置冰袋，争取将体温控制在 37℃左右。

（4）监测体温：密切观察体温、呼吸、脉搏、血压变化，防止体温过低。

2. 休克的护理

（1）密切观察病情变化：观察体温、脉搏、呼吸、血压、面色、神志等，如患儿出现面色苍白、脉搏细弱、血压下降、精神萎靡或烦躁等，应及时通知医生；详细记录出入量。

（2）遵医嘱静脉补液恢复血容量，注意调节好输液速度，速度过慢则休克难纠正，过快可导致心力衰竭、肺水肿。

(3) 注意观察尿量变化,对明显尿少者,不宜使用阿米卡星等肾毒性药物。

3. 腹泻的护理

(1) 记录大便次数、性状及量,正确估计水分丢失量。遵医嘱采集大便标本送检。

(2) 鼓励患儿多饮水,供给易消化流质饮食如粥、面片、汤面为宜,应少吃多餐,待腹泻停止后方可逐渐恢复正常饮食,不能进食者静脉补充营养。

(3) 腹部保暖:腹部保暖可以减少胃肠的蠕动和痉挛,达到减轻疼痛和减少大便次数的目的。

(4) 便后及时用温水清洗臀部并涂油膏,如凡士林、鞣酸软膏,预防臀红发生。

4. 预防感染传播

(1) 肠道隔离:早发现,早隔离,直至粪便培养隔日 1 次连续 2 次阴性方可解除隔离。

(2) 切断传播途径:执行"三管一灭"(即管好水源、食物和粪便,消灭苍蝇),注意个人卫生,养成饭前便后洗手的良好卫生习惯。尤其要加强患儿粪便、便器及尿布的消毒处理。向家属解释隔离消毒的重要性,指导具体消毒方法,使其自觉遵守,配合好医院的各项隔离消毒制度。餐具要单独使用,用后煮沸消毒 15 分钟。患儿的衣服被褥要勤洗勤晒。

(3) 保护易感人群:国内已生产多价痢疾活菌苗。

5. 呼吸衰竭的护理

(1) 严密监测患儿生命体征,尤其是神志、呼吸、瞳孔等变化,如果出现瞳孔不等大、呼吸不规则等情况要及时通知医生并做好抢救准备。

(2) 遵医嘱使用 20% 甘露醇,配合使用呋塞米及肾上腺皮质激素降低颅内压。

(3) 保持呼吸道通畅,遵医嘱使用尼可刹米或洛贝林治疗呼吸衰竭,做好气管插管或气管切开的物品准备。

6. 健康指导 对家长及患儿介绍本病的预防知识,严格把握"病从口入"这一关,养成良好的卫生习惯,饭前便后要洗净双手,尤其是夏季,生冷瓜果要注意卫生,讲解饮食、饮水及个人卫生保健和有关疾病防治康复知识,有计划、有系统地开展针对性较强的健康教育,提高自我保护意识和预防保健意识。

第八节 小儿结核病

概 述

结核病(tuberculosis)是由结核杆菌引起的一种慢性、全身性的传染病。小儿结核病以原发型肺结核最常见,严重病例可引起血行播散发生粟粒型结核或结核性脑膜炎,后者是结核病引起死亡的主要原因。许多成人结核病是在儿童时期受感染的基础上发展而成。近年来结核病疫情在许多国家和地区大幅回升,严重危害人类健康,成为全球重大公共卫生问题。自 2004 年 4 月以来,肺结核一直居我国法定传染病报告发病数首位。2004 年召开的全球遏制结核病伙伴论坛大会上,世界卫生组织将我国列为特别需要警示的国家和地区之首。1993 年 4 月 23 日,伦敦第 46 届世界卫生大会上,世界卫生组织宣布全球结核病处于紧急状态。据估计：目前全球结核感染者达20亿；现有结核病人2 000万；每年新增结核病人900万，未来10年可能有近5 000万的感染者发生结核病；每年死于结核病300万，其中儿童约30万。

一、病原学、流行病学和发病机制

（一）病原学

结核杆菌属分枝杆菌，形态细长，微弯，两端钝圆，常呈分支状排列。抗酸染色呈红色，革兰氏染色阳性，为需氧菌。结核杆菌分人型、牛型、鼠型、鸟型，对人具有致病性的主要是人型，牛型少见。结核杆菌抵抗力较强，对酸、碱和75%乙醇溶液等有较强的抵抗力，在室内阴暗潮湿处能存活半年，冰冻1年半仍保持活力。湿热对它杀菌力较强，经65℃ 30分钟能灭活，痰液内结核菌用5%石炭酸或20%漂白粉须经24小时处理才被杀灭。

（二）流行病学

痰涂片抗酸杆菌阳性的肺结核病人具有传染性，是结核病的传染源。呼吸道为主要传播途径，含有大量结核菌的痰液，通过咳嗽、打喷嚏、大声说话等方式经鼻腔和口腔喷出体外，在空气中形成飞沫，被健康人吸入肺内，就可能引起感染。其他如饮用未经消毒的牛奶或污染了结核菌的其他食物可引起消化道传播，经皮肤或胎盘传染者极少。

（三）发病机制及病理

小儿对结核菌及其代谢产物具有较高的敏感性，机体初次感染结核菌4~8周后，通过致敏的T淋巴细胞产生迟发型变态反应，此时如用结核菌素做皮肤试验可出现阳性反应，同时产生一些变态反应性表现（如疱疹性结膜炎等）。在发生变态反应同时获得一定免疫力。免疫力能将结核菌杀灭或使病灶局限。若免疫力较强，感染的结核菌毒力较弱，可不发病。若小儿免疫力低下或感染了毒力较强的结核菌则可致病。在结核的发病中，变态反应的强弱起重要作用。变态反应弱时如细胞免疫缺陷病患儿，则结核病发病较多，病情较重，病死率高。变态反应中等强度，病变局限。如病灶内结核菌多、毒力大，变态反应过分强烈时，表现为干酪坏死或结核播散。

二、小儿结核病的特点

1. 临床类型　以原发综合征及支气管淋巴结结核为最多见。大多为轻症，缓慢起病，尤其是大年龄儿童，可没有明显症状；容易被误诊为感冒迁延而被忽视。

2. 易治愈　若能及早诊断，给予抗结核药物治疗，病变一般3~6个月开始吸收，愈合方式以钙化为主。

3. 易播散　在机体内外环境不利的条件下，如：年龄过小、营养不良、免疫力低下时，病变可以进展或恶化，易引起血行播散而发生粟粒性结核及结核性脑膜炎，为小儿结核病死亡的主要原因。

4. 高敏感性　小儿对结核菌及其代谢产物高度敏感，易出现疱疹性结膜炎、一过性多发性关节炎、结节性红斑。

三、辅助检查

1. 结核菌素试验

(1) 试验方法:常用的抗原制品为结核菌纯蛋白衍化物(protein purified derivative,PPD),PPD不像OT即旧结核菌素(old tuberculin,OT)含有培养基成分,因而不产生非特异性反应(假阳性),试验结果恒定。一般用PPD制品0.1 mL(每0.1 mL内含结核菌素5单位)注入左前臂掌侧中下1/3交界处皮内,使之形成直径6~10 mm的皮丘。48~72小时后观测反应结果。若患儿有疱疹性结膜炎、结节性红斑或一过性多发性结核过敏性关节炎,宜从1个结核菌素单位的PPD试验开始,以防止局部过度反应及可能引起的内部病灶反应。

(2) 结果判断:以局部硬结的毫米数表示,先写横径,后写纵径,取两者的平均值来判断反应强度。如硬结平均直径不足5 mm为阴性"-",5~9 mm为阳性"+",10~20 mm为中度阳性"2+",20 mm以上为强阳性"3+";除硬结外还出现水泡、溃疡、淋巴管炎为极强阳性"4+"。记录时均应标记其实际数值而不以符号表示。

(3) 临床意义

1) 阳性反应:① 曾接种过卡介苗,人工免疫所致;② 儿童无明显临床症状而呈阳性反应,表示受过结核感染,但不一定有活动病灶;③ 3岁以下,尤其是1岁以下小儿,阳性反应多表示体内有新的结核病灶,年龄愈小,活动性结核可能性愈大;④ 强阳性反应,表示体内有活动性结核病;⑤ 两年之内由阴转阳,或反应强度从<10 mm增至>10 mm,且增加的幅度为6 mm以上者,表示新近有感染。

2) 阴性反应:① 未受过结核感染;② 初次感染后4~8周内;③ 假阴性反应,由于机体免疫反应受抑制所致,如重症结核病,急性传染病麻疹、水痘等,使用免疫抑制剂,免疫缺陷病;④ 技术误差或结核菌素已失效。

(4) 接种卡介苗后与自然感染阳性反应的区别:① 自然感染反应强,硬结质地较硬,颜色深红,边缘清楚,直径一般在10~15 mm以上,硬结消退后遗留色素沉着,甚至脱屑。接种卡介苗反应较弱,直径多为5~10 mm,质地软。② 自然感染阳性反应持续时间较长,可达7~10天以上,接种卡介苗2~3天消失。③ 自然感染阳性反应变化少,短时间内反应无减弱倾向,持续若干年,甚至终生。接种卡介苗后的反应有明显的逐年减弱倾向,一般于3~5年逐渐消失。

2. 实验室检查

(1) 结核菌:从痰、胃液、脑脊液、浆膜腔液中找到结核菌是确诊的重要手段,可采用厚涂片法或荧光染色法提高阳性率。BACTEC法测结核分枝杆菌的代谢物,一般2周可分离出分枝杆菌。

(2) 免疫学诊断及生物学基因诊断:可用酶联免疫吸附试验、聚合酶链反应等方法对患儿血清、脑脊液、浆膜腔液进行检测。

(3) 血沉:结核病活动期血沉增快,是判断结核病灶是否具有活动性的依据之一。

3. X线检查　胸部X线检查不但可以早期发现结核病,而且可以确定病灶的部位、性质、范围,了解发病情况及用于治疗效果的判断。必要时进行断层或CT检查以发现较小的或隐蔽部位的病变,以弥补一般X线检查的不足。

4. 其他　如纤维支气管镜检查、淋巴结活组织检查、眼底镜检查等。

四、预防

1. 隔离 及早发现并合理治疗结核菌涂片阳性病人，是预防小儿结核病的根本措施。对托幼机构及小学的教职员工应定期体查，及时发现和隔离传染源能有效地减少小儿感染结核的机会。

2. 卡介苗接种 卡介苗接种是预防小儿结核的有效措施。卡介苗接种的主要对象是新生婴幼儿。卡介苗接种被称为“出生第 1 针”，所以在产院、产科出生的新生儿一出生就应接种。如果出生时没有及时接种，在 1 岁以内一定要到当地结核病防治机构或其他的卡介苗接种站去补种。

3. 预防性服药 可用异烟肼预防性服药，每日 10 mg/kg，疗程 6~9 个月。适应证：① 密切接触家庭内开放性肺结核者；② 3 岁以下婴幼儿未接种卡介苗而结核菌素试验阳性者；③ 结核菌素试验新近由阴性转为阳性；④ 结核菌素试验阳性伴结核中毒症状者；⑤ 结核菌素试验阳性，新患麻疹或百日咳小儿；⑥ 结核菌素试验阳性而需较长时间使用肾上腺皮质激素或其他免疫抑制剂者。

五、治疗原则

主要是抗结核治疗，其用药原则是早期、联合、适量、规律、全程、分段治疗。

（一）常用抗结核药物

1. 分类

（1）全效杀菌剂：异烟肼、利福平，可杀伤细胞内、外细菌，并在碱性、酸性环境中均杀菌，对生长期菌及干酪区生长缓慢菌均有杀伤力。

（2）半效杀菌剂：链霉素（SM）及吡嗪酰胺（PZA），为细胞外结核杆菌杀菌剂。SM：能杀灭在碱性环境中生长、分裂、增殖细胞外的结核菌，PZA：能杀灭在酸性环境中细胞内结核菌及干酪病灶内代谢缓慢的结核菌。

（3）抑菌药：乙胺丁醇（EMB），预防对其他药物耐药性的产生。

2. 药物的副作用 ① 利福平（RFP）：胃肠反应，与异烟肼 INH 合用对肝损害增加；偶可引起过敏反应，如发热、皮疹等；排泄物呈红色。② INH：周围神经炎；精神兴奋，癫痫儿慎用；少数病人可引起肝细胞性黄疸。③ SM：对平衡器官及听力有损害，且是不可逆的；同时静脉使用右旋糖酐及呋塞米（速尿）时，易引起肾功能损害并加重对第Ⅷ对脑神经毒性反应。④ PZA：肝损害、胃肠症状；少数有高尿酸血症等；⑤ EMB：球后视神经炎，停药后可消失；胃肠反应；下肢麻木等。

3. 针对耐药菌株的几种新型抗结核药

（1）老药的复合剂型：如 Rifamate（内含 INH 150 mg 和 RFP 300 mg）；Rifater（内含 INH，RFP 和 PZA）等。

（2）老药的衍生物：如 Rifapentine 是一种长效利福霉素的衍生物，对利福霉素以外的耐药结核分枝杆菌有较强的杀菌作用。

（3）新的化学制剂：如力排肺疾（Dipasic），是一种独立合成的新抗结核药，是耐受性较好的 INH 类制品,可延迟 INH 的抗药性。

（二）化疗方案

1. 标准疗法 一般用于无明显自觉症状的原发型肺结核。每日服用 INH、RFP 和(或) EMB,疗程 9~12 个月。

2. 两阶段疗法 用于活动性原发型肺结核、急性粟粒性结核病及结核性脑膜炎。① 强化治疗阶段:联用 3~4 种杀菌药物。目的在于迅速杀灭敏感菌及生长繁殖活跃的细菌与代谢低下的细菌,防止或减少耐药菌株的产生,为化疗的关键阶段。在长程化疗时,此阶段一般需 3~4个月。短程疗法时一般为 2 个月。② 巩固治疗阶段:联用 2 种抗结核药物,目的在于杀灭持续存在的细菌以巩固疗效,防止复发,在长程疗法时,此阶段可长达 12~18 个月;短程疗法时,一般为 4 个月。

3. 短程疗法 为结核病现代疗法的重大进展,直接监督下服药与短程化疗(DOTS)是 WHO 治愈结核病人的重要策略。短程化疗的作用机制是快速杀灭机体内处于不同繁殖速度的细胞内、外结核菌,使痰菌早期转阴并持久阴性,且病变吸收消散快,远期复发少。可选用以下几种 6 个月短程化疗方案:① 2HRZ/4HR(数字为月数,以下同);② 2SHRZ/4HR;③ 2EHRZ/4HR。若无 PZA 则将疗程延长至 9 个月。

原发型肺结核

原发型肺结核(primary pulmonary tuberculosis)包括原发综合征与支气管淋巴结结核。为结核菌初次侵入肺部后的原发感染,是小儿肺结核的主要类型。前者乃肺部原发灶和局部肿大淋巴结同时存在,后者以胸腔内肿大淋巴结为主,而肺部原发灶或因范围极小或因已经吸收致 X 线检查无法查出,而被忽视。原发型肺结核多呈良性经过,但亦可进展,导致干酪性肺炎、结核性胸膜炎等,或恶化血行播散致急性粟粒型结核或结核性脑膜炎。

一、病理

原发病灶大多只有一个,偶尔也可有 2 个或多个,多位于肺上叶的下部,下叶的上部,接近胸膜处,右肺多见。基本病变为渗出、增殖、坏死。

原发型肺结核一般呈良性经过,如早期诊断,合理治疗,机体免疫功能强者,于发病 3~6 个月后病变开始吸收或硬结,可在 2 年内吸收痊愈和钙化。但当机体内外环境不利的条件下,如年龄过小、营养不良、免疫力降低时,病变可进展甚至恶化,发展为:① 原发病灶扩大,产生空洞;② 支气管淋巴结周围炎,形成支气管淋巴结瘘,导致支气管内膜结核及干酪性肺炎;③ 支气管淋巴结肿大,造成肺不张或阻塞性肺气肿;④ 结核性胸膜炎;⑤ 血行播散导致粟粒性肺结核或全身性粟粒性结核。

二、临床表现

1. 起病缓慢 轻症可无症状,仅体检作胸部 X 线检查时发现。一般缓慢起病,有低热、盗汗、食欲缺乏、疲乏等结核中毒症状,但婴幼儿及症状较重者可以急性高热起病,2~3 周后转为低热,并有明显的结核中毒症状。

2. 呼吸道症状多不明显　当胸内高度肿大的淋巴结压迫气管分叉处时可出现类似百日咳样痉咳,压迫支气管可引起喘鸣,压迫喉返神经引起声音嘶哑。体检可见周围淋巴结有不同程度肿大,婴儿可伴肝脾肿大,而肺部体征不明显。部分患儿可有疱疹性结膜炎等结核变态反应表现。

3. 其他　部分患儿表现为易反复感冒、支气管炎等。

三、实验室及辅助检查

1. PPD 试验　阳性。

2. X 线检查　是诊断小儿肺结核的主要方法。原发综合征表现为原发病灶、病灶周围炎和淋巴结炎组成的哑铃状双极影;因肺内原发灶小或被纵隔掩盖,X 线无法查出,或原发病灶已吸收,仅遗留局部肿大淋巴结,故临床以支气管淋巴结结核多见。支气管淋巴结结核 X 线片上分为:① 炎症型;② 结节型;③ 微小型。

3. 血沉　增快。

4. 纤维支气管镜检查　用于支气管内膜结核和支气管内淋巴结结核。

四、治疗原则

1. 无明显症状者　选用标准疗法,每日服用 INH、RFP/EMB,疗程 9~12 月。

2. 活动性原发型肺结核　宜采用直接督导下短程化疗(DOTS),2HRZ/4HR。

五、护理诊断

1. 营养失调:低于机体需要量　与食欲下降、消耗过多有关。

2. 活动无耐力　与结核杆菌所致的感染中毒有关。

3. 有传播感染的可能　与呼吸道排出病原体有关。

4. 有药物副作用的可能　与常用抗结核药物的耳毒性、肝损害等有关。

5. 焦虑　与需要长期治疗、隔离有关。

六、护理措施

1. 改善营养状况　结核病对机体的消耗较大,合理的饮食能增强机体的抵抗力,促进组织的修复。指导家长提供患儿喜爱的食品,多补充具有高热量、高蛋白、高维生素,且富含钙质的食物。注意食物的色、香、味,以增加食欲。

2. 生活护理　建立合理的生活制度,保证足够的睡眠时间。注意保持室内空气新鲜、阳光充足,根据病情适当安排户外活动。患儿出汗多,须做好皮肤护理,及时换衣。小儿抵抗力差,要积极防治各种急性传染病,如麻疹、百日咳等,防止加重病情。

3. 预防感染的传播　主要为呼吸道隔离。对小儿原发型肺结核力求早诊断、早治疗、合理化疗。医护人员及家属进入病室要穿隔离衣,戴口罩帽子。对患儿呼吸道的分泌物要吐在存有 0.5%过氧乙酸的加盖杯中,或者吐在纸盒内及时焚烧。餐具用后煮沸 30 分钟,再放入 0.5%过氧乙酸溶液中浸泡 2 小时。

4. 观察药物的毒副作用　在化疗期间应密切观察药物的副作用。SM 可损害听神经,引起耳鸣、耳聋、眩晕或平衡失调；INH 可导致周围神经炎或精神兴奋，少数患儿可引起肝损害；服用 RFP 时尿、眼泪、汗液可呈红色，与 INH 合用对肝损害增加；PZA 的副作用包括肝损害、胃肠症状；EMB 的主要副作用为球后视神经炎，表现为视力减退或视野缺损，停药后可消失。发现上述情况应及时告知医生，以决定是否减量、停药或换药。

5. 心理护理　结核病程长，治疗用药时间长。幼儿常惧怕服药、打针，担心受到同龄小朋友的冷遇；年长儿担心学业受到影响；家长担心疾病威胁小儿生命和自身的经济承受力等。护士应多与患儿及家长沟通，了解心理状态，介绍病情及用药情况，使他们消除顾虑，树立战胜疾病的信心。

6. 健康指导　不排菌、病情稳定且症状较轻的患儿，可在家中休息治疗。应教给家属关于结核病的预防、治疗和康复知识：患儿房间及用物定期消毒；遵照医嘱按时服药，切忌随便停药；定期复查胸部 X 线、检查血象和血沉，以观察病情变化、药物疗效。

结核性脑膜炎

结核性脑膜炎（tuberculous meningitis）简称结脑，多见于婴幼儿，是小儿结核病中最严重的类型。常在结核原发感染后 1 年以内，尤其 3～6 个月内发生，病死率及后遗症发生率较高。

一、发病机制及病理

结脑常为全身粟粒型结核的一部分，系结核菌经血行播散所致。与婴幼儿免疫力低下、中枢神经系统发育不成熟及血-脑脊液屏障功能差有关。少数由脑内结核病灶破溃引起；极少数经脊柱、中耳或乳突结核病灶直接蔓延引起。

病理　结核菌使软脑膜呈弥漫性特异性改变，充血、水肿、炎性渗出，并形成许多结核结节。蛛网膜下腔大量炎性渗出物聚集，尤以脑底部最为明显，易引起颅神经损害和脑脊液循环受阻。脑血管亦呈炎性改变，严重者致脑组织缺血软化出现偏瘫。

二、临床表现

多缓慢起病，婴儿可以骤起高热、惊厥起病，典型临床表现分 3 期：

1. 早期（前驱期）　1～2 周，主要症状为患儿性情改变，如少言、懒动、精神呆滞、喜哭、易怒、睡眠不安等，可有低热、食欲缺乏、盗汗、呕吐、便秘、消瘦等，年长儿可诉头痛，多轻微且呈非持续性。

2. 中期（脑膜刺激征期）　1～2 周，因颅内高压出现剧烈头痛、喷射性呕吐、嗜睡或惊厥。脑膜刺激征明显，出现颈项强直，克匿格征、布鲁津斯基征阳性。巴宾斯基征及划痕试验阳性。幼婴表现为前囟隆起、颅缝裂开为主。此期还可出现颅神经损伤，常见为面神经、动眼神经、外展神经瘫痪。部分患儿出现语言障碍、肢体瘫痪。

3. 晚期（昏迷期）　1～3 周，上述症状逐渐加重，由意识蒙眬、浅昏迷进入深昏迷。频繁惊厥甚至可呈去大脑强直状态。患儿极度消瘦，呈舟状腹。常伴水、电解质代谢紊乱。颅高压急剧增高时，可因脑疝致呼吸及循环衰竭，最终死亡。

三、辅助检查

1. 脑脊液　压力增高，外观透明或呈毛玻璃样，静置 12～24 小时后，可有蜘蛛网状薄膜形成，取之涂片作抗酸染色检查，可查到结核菌。白细胞总数（50～500）$\times 10^6$/L，淋巴细胞占

0.70~0.80,糖和氯化物含量均降低为结脑的典型改变,蛋白定量增加,一般为1.0~3.0 g/L。做脑脊液免疫球蛋白测定,IgG、IgA、IgM均增高,以IgG为显著。尚可对脑脊液进行聚合酶链反应和抗结核抗体测定。

2. X线胸片　85%的结脑患儿胸片有结核病改变。

3. 眼底镜　见脉络膜粟粒状结核结节对确诊结脑很有意义。

4. 结核菌素试验　阳性对诊断有帮助。约50%患儿结核菌素试验可阴性,因病重时免疫力低下所致。

5. CT检查　可显示脑膜、脑实质中的粟粒病灶,结核瘤及干酪性病变,还可显示脑底部的渗出物,脑组织水肿、脑室扩张等。对结脑分型、判断愈后和指导治疗有重要意义。

四、治疗原则

结脑治疗关键是抓住两个环节:抗结核和控制颅内压。

1. 一般治疗　卧床休息,加强护理,保证足够热量,昏迷患儿鼻饲、肠道外营养。

2. 抗结核治疗

(1) 强化治疗阶段:疗程3~4个月。联合应用INH、RFP、PZA、SM。

(2) 巩固治疗阶段:继续应用INH及RFP。总疗程INH 12~18个月,RFP(或EMB)9~12个月,或脑脊液正常后继续治疗6个月。

3. 降低颅内压

(1) 脱水剂:20%甘露醇,每次0.5~1 g/kg,30分钟内快速静脉注射。2~3天后逐渐减少次数,7~10天停用。

(2) 利尿剂:乙酰唑胺(醋氮酰胺),20~40 mg/(kg·d)(<0.75 g/d),每日或隔日分次口服(或服3天停4天),停用甘露醇前1~2天加用,疗程1~3个月或更长。

(3) 其他:侧脑室穿刺引流,腰穿减压和鞘内注药,分流手术。

4. 糖皮质激素　早期应用效果好,波尼松(强的松)1~2 mg/(kg·d)(<45 mg/d),1个月后逐渐减量,疗程8~12周。

5. 对症治疗　止惊及纠正水电解质紊乱等。

五、护理诊断

1. 营养失调:低于机体需要量　与摄入不足、消耗增多有关。

2. 有皮肤完整性受损的危险　与长期卧床、排泄物刺激有关。

3. 有传播感染的危险　与病原菌排出有关。

4. 有废用综合征的危险　与长期卧床有关。

5. 潜在并发症　颅内压增高、水电解质平衡紊乱。

6. 焦虑　与病程长、病情危重、预后差等有关。

六、护理措施

1. 饮食护理

(1) 评估患儿的进食及营养状况,准确记录出入量,定时监测血红蛋白及白蛋白水平。每周称体重1次。

（2）嘱病人卧床休息，限制其活动，减少能量消耗。

（3）为患儿提供色、香、味美的高蛋白、高热量、高维生素、清淡易消化的食物，刺激病人食欲。提供患儿喜欢吃的食物。进食宜少量多餐，要有耐心。

（4）对意识障碍、昏迷患儿，可鼻饲和静脉输液，维持水、电解质平衡。鼻饲时速度不能过快，以免呕吐。病情好转，患儿能自行吞咽时，及时停止鼻饲。

2. 皮肤、黏膜护理

（1）保持床单和衣服平整、干燥、无碎屑，弄脏后及时更换。

（2）大小便后及时更换尿布，清洗臀部。

（3）昏迷及瘫痪患儿，每2小时翻身、拍背1次。可先从左侧位→平卧→右侧位→平卧位。翻身时避免拖、拉动作，以免擦伤皮肤。骨隆突处垫气垫或软垫。

（4）昏迷眼不能闭合者，可涂眼膏并用纱布覆盖，保护角膜。每日清洁口腔2~3次，以免因呕吐致口腔不洁细菌繁殖。

（5）勤剪指甲，抽搐时在患儿手心放棉球或纱布，防止抓伤。

3. 预防感染的传播　大部分结脑患儿伴有肺部结核病灶，应予以相应的隔离消毒。具体措施见本节“原发型肺结核”。

4. 维持正常生命体征

（1）密切观察病情变化　如体温、脉搏、呼吸、血压、神志、惊厥情况、瞳孔大小、尿量等，以便及时采取抢救措施。

（2）维持正常生命体征　① 患儿应绝对卧床休息，保持室内安静，护理操作尽量集中进行，减少对患儿的刺激。② 结脑患儿晚期可因反复惊厥、呼吸衰竭、循环衰竭而死亡。在惊厥发作时齿间应置牙垫，防舌咬伤。③ 有呼吸功能障碍的患儿，应保持呼吸道通畅，取侧卧位，以免仰卧舌根后坠堵塞喉头。解松衣领，及时清除口鼻咽喉分泌物及呕吐物，防误吸窒息或发生吸入性肺炎。④ 吸氧，必要时用吸痰器或进行人工辅助呼吸。⑤ 遵医嘱使用肾上腺皮质激素、脱水剂、利尿剂，必要时配合医生作好腰椎穿刺或侧脑室引流以减低颅内压。做好术后护理，腰椎穿刺后去枕平卧4~6小时，以免脑疝发生。⑥ 合理使用抗结核药物，有效控制颅内感染。

5. 加强功能锻炼

（1）评估患儿引起骨骼、肌肉、运动系统功能退化的危险程度。

（2）向患儿及家属反复讲解有关废用综合征的不良后果及功能锻炼的重要性。

（3）关节保持功能位，协助和指导家属对患儿每天进行肢体被动运动3~4次，运动量及时间应逐渐增加。

（4）意识恢复后，鼓励患儿做主动运动。视情况扶持行走，逐渐增加次数和时间。鼓励患儿做力所能及的事，如穿衣、洗脸等。

6. 心理护理　结脑病情重、病程长，疾病和治疗给患儿带来不少痛苦。医护人员对患儿应和蔼可亲，关怀体贴。护理治疗操作时动作轻柔，及时解除患儿不适，为其提供生活方面的周到服务。家长对患儿的预后尤为担心，护理人员应予以耐心解释和心理上的支持，克服焦虑心理，密切配合治疗护理。

7. 健康指导　结脑病程长,治疗时间长,病情好转出院后,还要在家中继续治疗,应给予下述家庭护理指导:

(1) 要有长期治疗的思想准备,坚持全程、合理用药。

(2) 做好病情及药物毒副作用的观察,如发现耳鸣、听力下降;口唇及四肢麻木;肝区疼痛等应来医院就诊。要定期门诊复查脑脊液、肝功能。

(3) 强调休息及营养的重要性。为患儿制定良好的生活制度,保证休息时间,适当地进行户外活动。注意饮食,供给充足的营养。

(4) 部分留有后遗症的患儿,对瘫痪肢体可进行理疗、被动活动等功能锻炼,帮助肢体功能恢复。对失语和智力低下者,应进行语言训练。

(5) 结脑治愈标准:临床症状消失、脑脊液正常、疗程结束后 2 年无复发。结脑复发时间:停药后 4 年内,大多数在 2~3 年。随访时间:停药后观察 3~5 年。

(王洪涛)

思 考 题

1. 丹丹是个 4 岁半的女婴,发热 4 天,还伴有咳嗽,流涕,眼结膜充血,流泪。半天前妈妈发现丹丹耳后、颈部、发缘有稀疏的不规则红色斑丘疹,疹间皮肤正常。体温 40℃,心肺正常,赶紧送医院就医。

(1) 对丹丹护理评估的主要内容有哪些?

(2) 恢复期,丹丹体温突然再次升高,出现嗜睡,惊厥等症状,你考虑她可能出现了什么问题?

(3) 丹丹幼儿园里的同班儿童家长担心这个病会传染,非常紧张,你应该给予家长哪些健康指导?

2. 患儿,女,6 岁,发热 1 天后出现皮疹,躯干多,四肢末端少,为红色斑丘疹,数小时后变成小水疱,痒感重,精神、食欲好。

(1) 该患儿目前主要的护理问题有哪些?

(2) 说出该患儿的皮疹特点。

(3) 该患儿在家中隔离治疗时应如何护理?

3. 患儿,男,2 岁,低热、哭闹、睡眠不安 10 天,1 个月前曾患麻疹。查体:神志淡漠,嗜睡,颈项强直,心肺正常,布氏征、克氏征、巴氏征均阳性。脑脊液检查:外观清亮,白细胞数 180×10^6/L,淋巴细胞 0.5,蛋白质 0.8 g/L,糖 1.54 mmol/L,氯化物 97 mmol/L,静置 24 小时后有薄膜形成,涂片找到结核杆菌。结核菌素试验阴性。临床诊断为结核性脑膜炎。

(1) 该患儿目前主要的护理问题有哪些?

(2) 应采取哪些护理措施?

第十四章　内分泌及遗传性疾病患儿的护理

学习要点：

1. 掌握：先天性甲状腺功能减退症、苯丙酮尿症的护理措施。

2. 熟悉：先天性甲状腺功能减退症、苯丙酮尿症的临床表现及治疗要点。

3. 了解：21-三体综合征的发病机制、临床表现、预防及护理措施；先天性甲状腺功能减退症、苯丙酮尿症的病因、辅助检查及预防。

第一节　先天性甲状腺功能减退症

先天性甲状腺功能减退症（congenital hypothyroidism）是由于患儿甲状腺先天性缺陷或因母孕期饮食中缺碘所致，前者称散发性甲状腺功能减退症，后者称地方性甲状腺功能减退症。其主要临床表现为体格和智能发育障碍。是小儿最常见的内分泌疾病。

一、病因

甲状腺的主要功能是合成甲状腺素（T_4）和三碘甲腺原氨酸（T_3）。甲状腺激素的主要原料为碘和酪氨酸，碘离子被摄取进入甲状腺上皮细胞后，经一系列酶的作用与酪氨酸结合。甲状腺素的合成与释放受下丘脑分泌的促甲状腺素释放激素（TRH）和垂体分泌的促甲状腺激素（TSH）控制，而血清中 T_4 可通过负反馈作用降低垂体对 TRH 的反应性，减少 TSH 的分泌。

甲状腺素能加速细胞内氧化过程；促进新陈代谢；促进蛋白质合成，增加酶活性；增进糖的吸收和利用；加速脂肪分解氧化；促进钙、磷在骨质中的合成代谢；促进中枢神经系统的生长发育。因此，当甲状腺功能不足时，可引起代谢障碍、生理功能低下、生长发育迟缓、智能障碍等。

先天性甲状腺功能减退的主要原因是甲状腺不发育或发育不全，可能与体内存在抑制甲状腺细胞生长的免疫球蛋白有关；其次为甲状腺素合成途径中酶缺陷（为常染色体隐性遗传病）；促甲状腺激素缺陷与甲状腺或靶器官反应低下所致者少见。目前继发感染致甲状腺功能减退者增多。

二、临床表现

散发性甲状腺功能减退者因在胎内受母亲甲状腺激素的影响，出生时多无症状。症状出现的早晚与轻重与患儿甲状腺组织多少及功能低下程度有关。无甲状腺组织的患儿生后1~3个月内出现症状，有少量腺体者多于6个月后，偶可至4~5岁时才渐显症状。

1. 新生儿期　生理性黄疸时间延长常常是新生儿最早出现的症状，同时伴有腹胀、便秘、脐疝、反应迟钝、喂养困难、哭声低等。

2. 典型病例　多数先天性甲状腺功能减退症患儿常在出生半年后出现典型症状。

（1）特殊面容和体态：表现为头大，颈短，皮肤粗糙，面色苍黄，头发稀少而干枯，眼睑浮肿，眼距宽，鼻梁宽平，舌大而宽厚、常伸出口外，形成特殊面容（彩图9）。患儿身材矮小，四肢短而躯干长，囟门关闭迟，出牙迟。

（2）神经系统症状：表现为动作发育迟缓，智能发育低下，表情呆板。

（3）生理功能低下：表现为精神、食欲差，嗜睡、少哭、少动，低体温，脉搏与呼吸均缓慢，心音低钝，腹胀，便秘等。

3. 地方性甲状腺功能减退症　因胎儿期缺碘而不能合成足量的甲状腺激素，严重影响中枢神经系统的发育。临床表现有两种：一种以神经系统症状为主，出现共济失调、痉挛性瘫痪、聋哑和智力低下，而甲状腺功能减退的其他表现不明显；另一种以黏液性水肿为主，有特殊的面容和体态，智力发育落后而神经系统检查正常。

三、实验室检查

手腕部X线片可见骨龄落后。血清胆固醇增高，血清蛋白结合碘降低，血清 T_4、T_3 降低，TSH增高。还可进行甲状腺 ^{131}碘吸收率测定和核素检查。

四、治疗原则

不论何种原因引起者，都需用甲状腺片终生治疗，以维持工常生理功能。丌始剂量应根据病情轻重及年龄大小而有不同，并随患儿发育情况，随时调整剂量。疗效取决于治疗开始的早晚。

五、护理诊断

1. 体温过低　与新陈代谢减低、活动量减少有关。
2. 营养失调：低丁机体需要量　与婴儿喂养困难、食量小、吞咽缓慢有关。
3. 便秘　与肌张力降低、肠蠕动减慢、活动量减少有关。
4. 有发育迟缓的危险　与甲状腺素分泌不足引起发育障碍有关。

六、护理目标

1. 体温维持在正常范围内。
2. 患儿能摄入足够的营养。
3. 大便能保持通畅。
4. 患儿智力、体力水平有明显提高。

七、护理措施

（一）保暖、防止感染

患儿因基础代谢低下、活动量少致体温低而怕冷。因机体抵抗力低，易患感染性疾病。注意室内温度,适时增减衣服,避免受凉。勤洗澡,防止皮肤感染。避免与感染性或传染性疾病患儿接触。

(二)保证营养供应

向家长介绍病情,指导喂养方法。对吸吮困难、吞咽缓慢者要耐心喂养,提供充足的进餐时间,必要时用滴管喂奶或鼻饲。经病因治疗后,患儿代谢增强,生长发育加速,故必须供给高蛋白、高维生素、富含钙及铁剂的易消化食物,如肉、鱼、禽、蛋、牛奶,以保证生长发育需要。

(三)保持大便通畅

向家长解释预防和处理便秘的必要措施,如为患儿提供充足液体入量;早餐前半小时喝1杯热开水,可刺激排便;多吃富含纤维素的食物,如水果、蔬菜;每日顺肠蠕动方向按摩腹部数次,增加肠蠕动;适当引导患儿增加活动量,促进肠蠕动;养成定时排便习惯,必要时使用大便软化剂、缓泻剂或灌肠。

(四)加强训练,促进生长发育,作好日常生活护理

患儿智力发育差,缺乏生活自理能力。把本病的知识教给患儿及家长,以取得合作,并增强战胜疾病的信心。加强患儿日常生活护理,防止意外伤害发生。通过各种方法加强智力、体力训练,以促进生长发育,使其掌握基本生活技能。对患儿多鼓励,不应歧视。

(五)坚持终生服药,注意观察药物的反应

对家长和患儿进行指导,使其了解终生用药的必要性,以坚持用药治疗。对治疗开始较晚者,虽智力不能根本改善,但可变得活泼,生理功能低下的症状可获改善。甲状腺制剂作用较慢,用药1周左右方达最佳效力,故服药后要密切观察患儿食欲、活动量及排便情况,定期测体温、脉搏、体重及身高。用药剂量随小儿年龄加大而增加(以不产生过量症状为原则)。用量过小疗效不佳,过大可致甲亢,消耗多,造成负氮平衡,并促使骨骼成熟过快,致生长障碍。药物发生副作用时,轻者发热、多汗、体重减轻、神经兴奋性增高;重者呕吐、腹泻、脱水、高热、脉速、甚至痉挛及心力衰竭。此时应立即报告并及时酌情减量,给予退热、镇静、供氧、保护心功能等急救护理。

(六)健康指导

要重视新生儿筛查。本病在遗传、代谢性疾病中的发病率最高。一经早期确诊,在出生后1~2个月即开始治疗者,可避免遗留神经系统功能损害。一旦确诊,要长期服药,终生治疗。

第二节　21-三体综合征

21-三体综合征又称先天愚型或Down综合征。是由于异常增多了1条21号染色体所致。1866年Down将本综合征作了全面描述后而被称为Down综合征。本综合征是最先被描述的人类染色体疾病,也是最常见的染色体疾病。新生儿中21-三体综合征的发病率为1.5‰

左右。

一、病因

一般认为是近端着丝染色体不分离的结果。影响染色体不分离的因素较为复杂，母亲年龄是影响发病率的重要原因。其他可能为病毒感染、母体接触放射线、孕前或妊娠时服用某些药物、化学毒物以及遗传倾向等。本病预后不良，产前70%发生流产；平均寿命短，生后第1年死亡率最高，以后随年龄增长而降低，约30%死于1岁内，50%死于5岁前。寿命取决于是否有合并症，先天性心脏病是致死的主要原因，其次为消化道畸形、感染。手术矫正畸形可延长寿命。

二、临床表现

1. 生长发育迟缓　患儿出生时一般平均体重和身长偏低，生后体格发育、动作发育均迟缓。身材矮小，骨龄落后，出牙延迟且顺序异常；四肢短，关节柔软，可过度弯曲；肌张力低下，腹膨隆；手指粗短，小指向内弯曲（图14-1）。

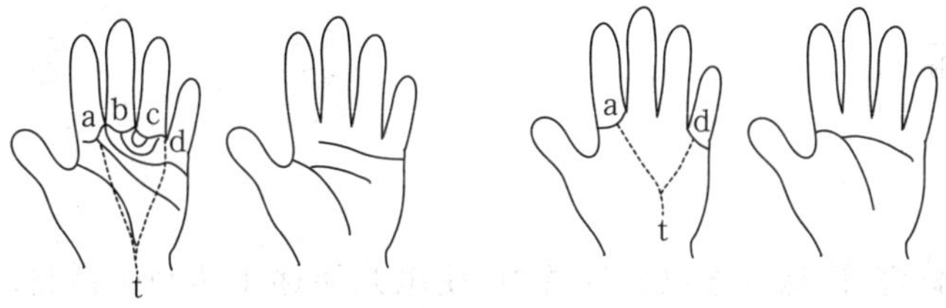

图14-1　正常人（A）和21-三体综合征患儿（B）的皮纹比较

2. 特殊面容　脸圆，鼻扁平，睑裂细且向外上倾斜，眼距过宽，内眦赘皮明显，睫毛短而稀疏，常有斜视。虹膜时有白斑，常有晶体混浊。嘴小唇厚，舌大常外伸，耳小，低位耳，耳郭畸形（彩图10）。

3. 智力低下　患儿智商通常在25~50之间。智力较好的患儿可学会阅读或做简单手工劳动；较差者语言和生活自理都有困难。大多性情温和，常傻笑，喜欢模仿和重复一些简单的动作，可进行简单的劳动。少数患儿易激惹、任性、多动，甚至有破坏攻击行为。

4. 多发畸形　由于软骨发育差，患儿四肢较短。手宽而肥，有通贯掌（图14-1），atd角达70度（82%），指短，第5指常内弯、短小或缺少指中节。腹部由于肌张力低下而膨胀，故常有腹直肌分离或脐疝。约1/2以上的患儿有先天性心脏病，主要是室间隔缺损、房间隔缺损和动脉导管未闭。消化道的畸形如十二指肠狭窄、巨结肠、直肠脱垂及肛门闭锁等也偶尔可见。

5. 其他表现　患儿常存在免疫缺陷，呼吸道感染率高，急性白血病的发病率较同龄高10~20倍，患儿常因合并急性感染性疾病导致幼年死亡。

三、实验室及其他辅助检查

1. 染色体核型分析　外周血淋巴细胞或羊水细胞染色体核型检查可发现本病患儿第21

号染色体比正常人多 1 条，即 21 号染色体三体，细胞染色体的总数为 47 条。

2. 分子细胞遗传学检查　通过荧光原位杂交（FISH 技术）检测 21 号染色体数目和结构可发现异常（采用荧光标记 21 号染色体探针，与外周血或绒毛、羊水细胞进行原位杂交，患儿细胞出现三个荧光信号）。

四、治疗原则

本病无特殊治疗，应着重进行长期耐心的教育和训练，以增强患儿的体力和生活自理能力。加强护理，预防感染及传染病。早期应用维生素 B_6、叶酸、γ-氨酪酸等对神经营养及发育可能有一定作用。

五、护理诊断

1. 有自理缺陷　与智力低下造成生活自理能力缺乏有关。
2. 焦虑（家长）　与患儿病情严重，缺乏有效治疗方法有关。
3. 知识缺乏　与患儿家长缺乏遗传病的相关认识有关。

六、护理措施

（一）智力康复

帮助家属制定教育、训练方案以开发智力，使患儿能逐步达到生活自理，或者从事简单劳动。还应加强生活护理以防止意外事故的发生。

（二）饮食护理

由于肌张力低下，哺乳时容易疲劳，故可适当增加哺乳次数并减少每次哺乳的时间。哺乳时宜采取半卧位以防止误咽，人工喂养儿应选择便于吸吮的奶嘴。

（三）健康指导

患儿免疫力低下，故易发生各种感染，应指导家属掌握预防感染的方法与措施，气候变化时及时添减衣服，预防呼吸道感染。开展优生教育，应避免接触前述各种可能致病的因素，适龄生育。高危患儿要做好产前诊断及咨询。产前诊断的指征有① 高龄父母，母>35 岁，父>55 岁；② 已生育过一个先天愚型；③ 有先天愚型家族史并具有本病皮纹特征的孕妇；④ 习惯性流产者。

第三节　苯丙酮尿症

苯丙酮尿症（Phenylketonuria，简称 PKU）是先天代谢性疾病的一种，属常染色体隐性遗传病，本症是由于染色体基因突变导致肝脏中苯丙氨酸羟化酶（PAH）缺陷从而引起苯丙氨酸（PA）代谢障碍所致。

一、病因

苯丙氨酸是人体必需的氨基酸之一，经食物摄取后，部分被机体蛋白质合成所利用，其余部分经肝脏苯丙氨酸羟化酶的作用转变为酪氨酸，进一步转化为多巴、肾上腺素、黑色素等重要的生理活性物质。由于该症患儿肝脏中苯丙氨酸羟化酶的缺乏，导致苯丙氨酸不能转化为酪氨酸，而蓄积在体内，引起中枢神经系统的损伤，同时导致酪氨酸、多巴、肾上腺素、黑色素等生理活性物质的合成障碍，引起一系列的病理改变。我国 PKU 发病率为 1/16 500，北方地区发病率明显高于南方。

二、临床表现

PKU 最主要的危害是神经系统损害。

1. 智力低下　为最突出的表现。患儿初生时看似正常，在生后数月内可能早期出现呕吐、烦躁、易激惹及程度不同的发育落后，生后 4~9 个月开始有明显的智力发育迟缓，语言发育障碍尤甚，如不进行及时合理的治疗最终将造成中度至极重度的智力低下。

2. 近半数合并有癫痫发作，其中约 1/3 为婴儿痉挛症，多在生后 18 个月以前出现。约 80%有脑电图异常，癫痫发作可随年龄增长而变换发作形式，神经系统异常体征不多见，可有脑小畸形，肌张力增高，步态异常，腱反射亢进，手部细微震颤，肢体重复动作等。

3. 绝大多数患儿有抑郁、多动、孤独症倾向等精神行为异常。

4. 由于黑色素缺乏，患儿常表现为头发黄、皮肤和虹膜色浅。血液中蓄积的苯丙氨酸经旁路代谢后转化为苯丙酮酸、苯乙酸，自尿中大量排出，因此，患儿尿液中常有令人不快的鼠尿味。

5. 其他　患儿易合并湿疹、呕吐、腹泻等。

三、实验室检查

1. Guthrie 试验　最常用的筛查方法。

2. 尿三氯化铁试验　出现绿色为阳性反应。

3. 血清苯丙氨酸浓度升高，一般大于 4 mg/dL。

四、治疗原则

1. 低苯丙氨酸饮食疗法是目前治疗经典型 PKU 的唯一方法，治疗的目的是预防脑损伤。

2. 定期监测血苯丙氨酸浓度。

3. 早期发现、早期治疗疗效最佳。目前国际上主张至少应治疗到患儿青春期发育成熟，最好是终生治疗，成年后可以适当放宽饮食限制。

4. 补充多种神经介质，如 BH_4、多巴、5-羟色胺、叶酸等。

五、护理诊断

1. 有发育迟缓的危险　与苯丙氨酸代谢障碍影响智力发育有关。

2. 皮肤完整性受损　与皮肤湿疹有关。

六、护理措施

（一）饮食护理

饮食管理的原则是使苯丙氨酸的摄入量能保证生长和代谢的最低需要量。苯丙氨酸是必需氨基酸，供应不足也会导致生长发育迟缓，严重会导致死亡。所以，苯丙氨酸既不能摄入太多，也不能摄入太少，由于天然蛋白质中均含有较高的苯丙氨酸，所以必须控制天然蛋白质的摄入，而以低或无苯丙氨酸的奶粉、蛋白粉作为PKU患儿蛋白质的主要来源。治疗中既要严格限制苯丙氨酸的摄入，以防止苯丙氨酸及其代谢产物的异常蓄积，又要满足机体的需要，从而保证患儿的正常发育。对乳儿母乳仍是最好的饮食，给予计算量的母乳，对患儿的发育十分有利，因此切忌停喂母乳。1岁以上儿童主食可用麦淀粉、藕粉、土豆粉、粉条、粉皮、凉粉、南瓜、藕、胡萝卜、山药等含淀粉高、蛋白质低的食物代替主食中的粮食，控制血中苯丙氨酸的浓度在一定水平。为保证疗效，应定期监测血苯丙氨酸浓度（表14-1，表14-2）。

表14-1 苯丙氨酸摄入量表

年龄	1~3月	3~6月	6~12月	1~2岁	2~3岁	>3岁
摄入量[mg/(kg·d)]	70~50	60~40	50~30	40~20	35~20	35~15

表14-2 血苯丙氨酸理想控制水平

年龄	0~3岁	3~6岁	6~12岁	12~16岁	>16岁
血苯丙氨酸浓度(mg/dL)	2.0~4.0	3.0~6.0	3.0~8.0	3.0~10.0	3.0~15.0

（二）智力康复

脑损伤引起的智力落后是不可逆的，但如果经过智力康复，也会有不同程度的提高。对于条件许可的家庭，可以考虑对患儿进行智力康复的训练，对于智力重度落后的患儿，训练目的是培养基本生活自理能力，而对于轻中度落后的患儿在培养其生活能力的基础上，还应进行相应的生存技能的训练。

（三）皮肤护理

勤洗澡，保持皮肤清洁。及时更换衣服，保持衣服干燥，减少对皮肤的刺激。修剪指甲，防止抓伤皮肤。湿疹严重时可用炉甘石擦洗或鞣酸软膏涂抹。

（四）健康指导

避免近亲结婚，杂合子之间不应婚配，开展新生儿筛查以早期发现PKU患儿，早期开始治疗，以防止发生智力低下。对于已有PKU患儿的家庭再次生育时可进行产前诊断，即在怀孕早期或中期抽取胎儿绒毛或羊水，通过基因诊断，诊断胎儿是正常儿、携带者还是患儿，据此做出继续妊娠或终止妊娠的决定。

（王洪涛　王洁翡）

思考题

1. 10个月男孩。为过期产儿，出生体重5 kg。因进食少、便秘就诊。现不会独坐，尚未出牙，皮肤苍黄，头发稀少，眼睑浮肿，鼻梁低平，张口伸舌，心率80次/min，腹胀，肝右肋下1.0 cm，质软。问题：

（1）最可能的诊断。

（2）药物治疗的护理要点。

2. 3岁男孩。出生时正常，母乳喂养，5个月后智能渐落后，头发变黄，肤色变白，多动，有肌痉挛，尿有鼠尿臭味。

（1）应首先考虑的诊断。

（2）饮食管理的要点是什么？

3. 2岁男孩，智力落后，表情呆滞，眼距宽，眼裂小，鼻梁低平，舌体细尖，常伸出于口外，皮肤细腻，右侧通贯掌，肌张力低下。

（1）最可能的诊断。

（2）该夫妇想生第2胎，该如何进行健康指导？

附 录

一、中国7岁以下儿童生长发育参照标准

表1 7岁以下男童身高(长)标准值(cm)

年龄	月龄	-3SD	-2SD	-1SD	中位数	+1SD	+2SD	+3SD
出生	0	45.2	46.9	48.6	50.4	52.2	54.0	55.8
	1	48.7	50.7	52.7	54.8	56.9	59.0	61.2
	2	52.2	54.3	56.5	58.7	61.0	63.3	65.7
	3	55.3	57.5	59.7	62.0	64.3	66.6	69.0
	4	57.9	60.1	62.3	64.6	66.9	69.3	71.7
	5	59.9	62.1	64.4	66.7	69.1	71.5	73.9
	6	61.4	63.7	66.0	68.4	70.8	73.3	75.8
	7	62.7	65.0	67.4	69.8	72.3	74.8	77.4
	8	63.9	66.3	68.7	71.2	73.7	76.3	78.9
	9	65.2	67.6	70.1	72.6	75.2	77.8	80.5
	10	66.4	68.9	71.4	74.0	76.6	79.3	82.1
	11	67.5	70.1	72.7	75.3	78.0	80.8	83.6
1岁	12	68.6	71.2	73.8	76.5	79.3	82.1	85.0
	15	71.2	74.0	76.9	79.8	82.8	85.8	88.9
	18	73.6	76.6	79.6	82.7	85.8	89.1	92.4
	21	76.0	79.1	82.3	85.6	89.0	92.4	95.9
2岁	24	78.3	81.6	85.1	88.5	92.1	95.8	99.5
	27	80.5	83.9	87.5	91.1	94.8	98.6	102.5
	30	82.4	85.9	89.6	93.3	97.1	101.0	105.0
	33	84.4	88.0	91.6	95.4	99.3	103.2	107.2
3岁	36	86.3	90.0	93.7	97.5	101.4	105.3	109.4
	39	87.5	91.2	94.9	98.8	102.7	106.7	110.7
	42	89.3	93.0	96.7	100.6	104.5	108.6	112.7
	45	90.9	94.6	98.5	102.4	106.4	110.4	114.6

续表

年龄	月龄	-3SD	-2SD	-1SD	中位数	+1SD	+2SD	+3SD
4岁	48	92.5	96.3	100.2	104.1	108.2	112.3	116.5
	51	94.0	97.9	101.9	105.9	110.0	114.2	118.5
	54	95.6	99.5	103.6	107.7	111.9	116.2	120.6
	57	97.1	101.1	105.3	109.5	113.8	118.2	122.6
5岁	60	98.7	102.8	107.0	111.3	115.7	120.1	124.7
	63	100.2	104.4	108.7	113.0	117.5	122.0	126.7
	66	101.6	105.9	110.2	114.7	119.2	123.8	128.6
	69	103.0	107.3	111.7	116.3	120.9	125.6	130.4
6岁	72	104.1	108.6	113.1	117.7	122.4	127.2	132.1
	75	105.3	109.8	114.4	119.2	124.0	128.8	133.8
	78	106.5	111.1	115.8	120.7	125.6	130.5	135.6
	81	107.9	112.6	117.4	122.3	127.3	132.4	137.6

注：表中3岁前为身长，3岁及3岁后为身高。

表2 7岁以下女童身高（长）标准值（cm）

年龄	月龄	-3SD	-2SD	-1SD	中位数	+1SD	+2SD	+3SD
出生	0	44.7	46.4	48.0	49.7	51.4	53.2	55.0
	1	47.9	49.8	51.7	53.7	55.7	57.8	59.9
	2	51.1	53.2	55.3	57.4	59.6	61.8	64.1
	3	54.2	56.3	58.4	60.6	62.8	65.1	67.5
	4	56.7	58.8	61.0	63.1	65.4	67.7	70.0
	5	58.6	60.8	62.9	65.2	67.4	69.8	72.1
	6	60.1	62.3	64.5	66.8	69.1	71.5	74.0
	7	61.3	63.6	65.9	68.2	70.6	73.1	75.6
	8	62.5	64.8	67.2	69.6	72.1	74.7	77.3
	9	63.7	66.1	68.5	71.0	73.6	76.2	78.9
	10	64.9	67.3	69.8	72.4	75.0	77.7	80.5
	11	66.1	68.6	71.1	73.7	76.4	79.2	82.0
1岁	12	67.2	69.7	72.3	75.0	77.7	80.5	83.4
	15	70.2	72.9	75.6	78.5	81.4	84.3	87.4
	18	72.8	75.6	78.5	81.5	84.6	87.7	91.0
	21	75.1	78.1	81.2	84.4	87.7	91.1	94.5

续表

年龄	月龄	-3SD	-2SD	-1SD	中位数	+1SD	+2SD	+3SD
2岁	24	77.3	80.5	83.8	87.2	90.7	94.3	98.0
	27	79.3	82.7	86.2	89.8	93.5	97.3	101.2
	30	81.4	84.8	88.4	92.1	95.9	99.8	103.8
	33	83.4	86.9	90.5	94.3	98.1	102.0	106.1
3岁	36	85.4	88.9	92.5	96.3	100.1	104.1	108.1
	39	86.6	90.1	93.8	97.5	101.4	105.4	109.4
	42	88.4	91.9	95.6	99.4	103.3	107.2	111.3
	45	90.1	93.7	97.4	101.2	105.1	109.2	113.3
4岁	48	91.7	95.4	99.2	103.1	107.0	111.1	115.3
	51	93.2	97.0	100.9	104.9	109.0	113.1	117.4
	54	94.8	98.7	102.7	106.7	110.9	115.2	119.5
	57	96.4	100.3	104.4	108.5	112.8	117.1	121.6
5岁	60	97.8	101.8	106.0	110.2	114.5	118.9	123.4
	63	99.3	103.4	107.6	111.9	116.2	120.7	125.3
	66	100.7	104.9	109.2	113.5	118.0	122.6	127.2
	69	102.0	106.3	110.7	115.2	119.7	124.4	129.1
6岁	72	103.2	107.6	112.0	116.6	121.2	126.0	130.8
	75	104.4	108.8	113.4	118.0	122.7	127.6	132.5
	78	105.5	110.1	114.7	119.4	124.3	129.2	134.2
	81	106.7	111.4	116.1	121.0	125.9	130.9	136.1

注:表中3岁前为身长,3岁及3岁后为身高。

表3　7岁以下男童体重标准值(kg)

年龄	月龄	-3SD	-2SD	-1SD	中位数	+1SD	+2SD	+3SD
出生	0	2.26	2.58	2.93	3.32	3.73	4.18	4.66
	1	3.09	3.52	3.99	4.51	5.07	5.67	6.33
	2	3.94	4.47	5.05	5.68	6.38	7.14	7.97
	3	4.69	5.29	5.97	6.70	7.51	8.40	9.37
	4	5.25	5.91	6.64	7.45	8.34	9.32	10.39
	5	5.66	6.36	7.14	8.00	8.95	9.99	11.15
	6	5.97	6.70	7.51	8.41	9.41	10.50	11.72
	7	6.24	6.99	7.83	8.76	9.79	10.93	12.20

续表

年龄	月龄	-3SD	-2SD	-1SD	中位数	+1SD	+2SD	+3SD
出生	8	6.46	7.23	8.09	9.05	10.11	11.29	12.60
	9	6.67	7.46	8.35	9.33	10.42	11.64	12.99
	10	6.86	7.67	8.58	9.58	10.71	11.95	13.34
	11	7.04	7.87	8.80	9.83	10.98	12.26	13.68
1岁	12	7.21	8.06	9.00	10.05	11.23	12.54	14.00
	15	7.68	8.57	9.57	10.68	11.93	13.32	14.88
	18	8.13	9.07	10.12	11.29	12.61	14.09	15.75
	21	8.61	9.59	10.69	11.93	13.33	14.90	16.66
2岁	24	9.06	10.09	11.24	12.54	14.01	15.67	17.54
	27	9.47	10.54	11.75	13.11	14.64	16.38	18.36
	30	9.86	10.97	12.22	13.64	15.24	17.06	19.13
	33	10.24	11.39	12.68	14.15	15.82	17.72	19.89
3岁	36	10.61	11.79	13.13	14.65	16.39	18.37	20.64
	39	10.97	12.19	13.57	15.15	16.95	19.02	21.39
	42	11.31	12.57	14.00	15.63	17.50	19.65	22.13
	45	11.66	12.96	14.44	16.13	18.07	20.32	22.91
4岁	48	12.01	13.35	14.88	16.64	18.67	21.01	23.73
	51	12.37	13.76	15.35	17.18	19.30	21.76	24.63
	54	12.74	14.18	15.84	17.75	19.98	22.57	25.61
	57	13.12	14.61	16.34	18.35	20.69	23.43	26.68
5岁	60	13.50	15.06	16.87	18.98	21.46	24.38	27.85
	63	13.86	15.48	17.38	19.60	22.21	25.32	29.04
	66	14.18	15.87	17.85	20.18	22.94	26.24	30.22
	69	14.48	16.24	18.31	20.75	23.66	27.17	31.43
6岁	72	14.74	16.56	18.71	21.26	24.32	28.03	32.57
	75	15.01	16.90	19.14	21.82	25.06	29.01	33.89
	78	15.30	17.27	19.62	22.45	25.89	30.13	35.41
	81	15.66	17.73	20.22	23.24	26.95	31.56	37.39

表4　7岁以下女童体重标准值(kg)

年龄	月龄	-3SD	-2SD	-1SD	中位数	+1SD	+2SD	+3SD
出生	0	2.26	2.54	2.85	3.21	3.63	4.10	4.65
	1	2.98	3.33	3.74	4.20	4.74	5.35	6.05
	2	3.72	4.15	4.65	5.21	5.86	6.60	7.46

续表

年龄	月龄	-3SD	-2SD	-1SD	中位数	+1SD	+2SD	+3SD
出生	3	4.40	4.90	5.47	6.13	6.87	7.73	8.71
	4	4.93	5.48	6.11	6.83	7.65	8.59	9.66
	5	5.33	5.92	6.59	7.36	8.23	9.23	10.38
	6	5.64	6.26	6.96	7.77	8.68	9.73	10.93
	7	5.90	6.55	7.28	8.11	9.06	10.15	11.40
	8	6.13	6.79	7.55	8.41	9.39	10.51	11.80
	9	6.34	7.03	7.81	8.69	9.70	10.86	12.18
	10	6.53	7.23	8.03	8.94	9.98	11.16	12.52
	11	6.71	7.43	8.25	9.18	10.24	11.46	12.85
1岁	12	6.87	7.61	8.45	9.40	10.48	11.73	13.15
	15	7.34	8.12	9.01	10.02	11.18	12.50	14.02
	18	7.79	8.63	9.57	10.65	11.88	13.29	14.90
	21	8.26	9.15	10.15	11.30	12.61	14.12	15.85
2岁	24	8.70	9.64	10.70	11.92	13.31	14.92	16.77
	27	9.10	10.09	11.21	12.50	13.97	15.67	17.63
	30	9.48	10.52	11.70	13.05	14.60	16.39	18.47
	33	9.86	10.94	12.18	13.59	15.22	17.11	19.29
3岁	36	10.23	11.36	12.65	14.13	15.83	17.81	20.10
	39	10.60	11.77	13.11	14.65	16.43	18.50	20.90
	42	10.95	12.16	13.55	15.16	17.01	19.17	21.69
	45	11.29	12.55	14.00	15.67	17.60	19.85	22.49
4岁	48	11.62	12.93	14.44	16.17	18.19	20.54	23.30
	51	11.96	13.32	14.88	16.69	18.79	21.25	24.14
	54	12.30	13.71	15.33	17.22	19.42	22.00	25.04
	57	12.62	14.08	15.78	17.75	20.05	22.75	25.96
5岁	60	12.93	14.44	16.20	18.26	20.66	23.50	26.87
	63	13.23	14.80	16.64	18.78	21.30	24.28	27.84
	66	13.54	15.18	17.09	19.33	21.98	25.12	28.89
	69	13.84	15.54	17.53	19.88	22.65	25.96	29.95
6岁	72	14.11	15.87	17.94	20.37	23.27	26.74	30.94
	75	14.38	16.21	18.35	20.89	23.92	27.57	32.00
	78	14.66	16.55	18.78	21.44	24.61	28.46	33.14
	81	14.96	16.92	19.25	22.03	25.37	29.42	34.40

二、血液一般检测正常参考值

项目	年龄	正常值	
		法定单位	旧制单位
红细胞	新生儿	$(5.2\sim6.4)\times10^{12}$/L	$(5.2\sim6.4)\times10^{9}$/dL
	婴儿	$(4.0\sim4.3)\times10^{12}$/L	$(4.0\sim4.3)\times10^{9}$/dL
	儿童	$(4.0\sim4.5)\times10^{12}$/L	$(4.0\sim4.5)\times10^{9}$/dL
血红蛋白	新生儿	180~190 g/L	18~19 g/dL
	婴儿	110~120 g/L	11~12 g/dL
	儿童	120~140 g/L	12~14 g/dL
血细胞比容	1 天	0.48~0.69	48%~69%
	2 天	0.48~0.75	48%~75%
	3 天	0.44~0.72	44%~72%
	~2 月	0.28~0.42	28%~42%
	6~12 岁	0.35~0.45	35%~45%
白细胞	新生儿	20×10^{9}/L	20 000/mm^3
	婴儿	$(11\sim12)\times10^{9}$/L	11 000~12 000/mm^3
	儿童	$(8\sim10)\times10^{9}$/L	8 000~10 000/mm^3
白细胞分类			
中性粒细胞比例	新生儿~婴儿	0.31~0.40	31%~40%
	儿童	0.50~0.70	50%~70%
淋巴细胞比例	新生儿~婴儿	0.40~0.60	40%~60%
	儿童	0.20~0.40	20%~40%
单核细胞比例	2~7 天	0.12	12%
	其后	0.01~0.08	
嗜酸粒细胞比例		0.005~0.05	0.5%~5%
嗜碱粒细胞比例		0~0.007 5	0%~0.75%
嗜酸粒细胞数目		$(50\sim300)\times10^{6}$/L	50~300/mm^3
网织红细胞比例	新生儿	0.03~0.06	3%~6%
	儿童	0.005~0.015	
血小板		$(100\sim300)\times10^{9}$/L	$(100\sim300)\times10^{3}$/mm^3
HbA		>0.95	>95%
HbA_2		<0.02	<2%
HbF	1 天	0.63~0.92	63%~92%
	5 天	0.63~0.88	65%~88%
	3 周	0.55~0.85	55%~85%
	6~9 周	0.31~0.75	31%~75%
	3~4 月	<0.02~0.59	<2%~59%
	6 月	<0.02~0.09	<2%~9%

三、常用食品和水果营养成分表（每 100 g 含量）

食物项目	食部（%）	水分（g）	蛋白（g）	脂肪（g）	碳水化合物（g）	热量（kJ）	钙（mg）	磷（mg）	铁（mg）	胡萝卜素（mg）	硫胺素（mg）	核黄素（mg）	烟酸（mg）	抗坏血酸（mg）
米	100	13.0	8.2	1.8	75.5	1 459	10	221	2.4	0	0.22	0.06	1.8	0
标准面粉	100	12.0	9.9	1.8	74.5	1 481	38	268	4.2	0	0.46	0.06	2.5	0
麦片	100	7.9	14.0	7.0	68.0	1 636	69	392	3.8	0	0.60	0.14	1.0	0
小米	100	11.1	9.7	3.5	72.8	1 516	29	240	4.7	0.19	0.57	0.12	1.6	
高粱米	100	11.4	8.4	2.7	75.6	1 506	7	188	4.1		0.26	0.09	1.5	0
黄豆	100	10.2	36.3	18.4	25.3	1 726	367	571	11.0	0.40	0.79	0.25	2.1	0
红豆	100	9.0	21.7	0.8	60.7	1 410	76	386	4.5		0.43	0.16	2.1	0
绿豆	100	9.5	23.8	0.5	58.8	1 402	80	360	6.8	0.22	0.53	0.12	1.8	0
豆浆	100		5.2	2.5	3.7	243	57	88	1.7	0.05	0.12	0.04		0
蚕豆	100	13.0	28.2	0.8	48.6	1 314	71	340	7.0	0	0.39	0.27	2.6	0
豆腐	100	90.0	4.7	1.3	2.8	251	240	64	1.4		0.06	0.03	0.1	0
黄豆芽	100	77.0	11.5	2.0	7.1	385	68	102	1.8	0.03	0.17	0.11	0.8	4
绿豆芽	100	91.9	3.2	0.1	3.7	121	23	51	0.9	0.04	0.07	0.06	0.7	6
毛豆	42	69.8	13.6	5.7	7.1	561	100	219	6.4	0.28	0.33	0.16	1.7	25
四季豆	95	92.0	1.7	0.5	3.8	113	61	43	2.0	0.26		0.10	0.5	6
甘薯	87	67.1	1.8	0.2	29.5	537	18	20	0.4	1.31	0.12	0.04	0.5	30
马铃薯	88	79.9	2.3	0.1	16.6	322	11	64	1.2	0.01	0.10	0.03	0.4	16
芋头	85	78.8	2.2	0.1	17.5	335	19	51	0.6	0.02	0.06	0.03	0.07	4
胡萝卜	79	89.3	0.6	0.3	8.3	159	19	29	0.7	1.35	0.04	0.04	0.4	12
白萝卜	78	91.7	0.6	0	5.7	105	49	34	0.5	0.02	0.02	0.04	0.5	30
大白菜	89	96.0	0.9	0.1	1.7	46	45	29	0.6	0.01		0.04	0.5	45
油菜	100	95.2	1.2	0.2	1.6	54	181	40	7.0					
苋菜	46	92.2	1.8	0.3	3.3	96	200	46	4.8	1.87	0.04	0.13	0.3	38
菠菜	89	91.8	2.4	0.5	3.1	113	72	53	1.8	3.87	0.04	0.13	0.6	39
菜花	53	92.6	2.4	0.4	3.0	105	18	53	0.7	0.08	0.06	0.08	0.8	88
西红柿	97	95.9	0.8	0.3	2.2	63	8	24	0.8	0.37	0.03	0.02	0.6	8
蜜橘	80	88.3	0.7	0.1	10.0	184	41	14	0.8					
苹果	81	84.6	0.4	0.5	13.0	243	11	9	0.3	0.08	0.01	0.01	0.1	微量
梨	76	83.6								0.01	0.02	0.01	0.2	3
香蕉	56	77.1	1.2	0.6	19.5	368	9	31	0.6	0.25	0.02	0.05	0.7	6
花生仁	99	8.0	26.2	39.2	22.1	2 284	67	378	1.9	0.04	1.07	0.11	9.5	0
巧克力	100		4.3	40.1	51.9	2 461	111	114	1.7		0.06	0.08		3
猪肉	100	29.3	9.5	59.8	0.9	2 427	6	101	1.4		0.53	0.12	4.2	
牛肉	100	68.6	20.1	10.2	0	720	7	170	0.9	0	0.07	0.15	6.0	
羊肉	100	58.7	11.1	28.8	0.8	1 284				0	0.07	0.13	4.9	0
人乳	100	87.6	1.5	3.7	6.9	280	34	15	0.1	250	0.01	0.04	0.1	6
牛乳	100	87.0	3.3	4.0	5.0	288	120	93	0.2	140	0.04	0.13	0.2	1
羊乳	100	86.9	3.8	4.1	4.3	288	140	106	0.1	80	0.05	0.13	0.2	

续表

食物 项目	食部 (%)	水分 (g)	蛋白 (g)	脂肪 (g)	碳水化合物(g)	热量 (kJ)	钙 (mg)	磷 (mg)	铁 (mg)	胡萝卜素 (mg)	硫胺素 (mg)	核黄素 (mg)	烟酸 (mg)	抗坏血酸 (mg)
酸奶	100		2.5	2.7	9.3	302	118	85	0.4		0.03	0.15		1
黄油	100	14.0	0.5	82.5	0	3 117	15	15	0.2	2 700	0	0.01	0.1	0
猪油	100	1.0	0	99.0	0	3 728	0	0	0	0	0	0.01	0.1	0
淡奶糕	100		8.9	1.6	73.9	1 448	602	483	2.5		0.34	0.79	2.1	0
鸡肉	34	74.2	21.5	2.5	0.7	464	11	190	1.5		0.03	0.09	8.0	
鸭肉	24	74.6	16.5	7.5	0.5	569					0.07	0.15	4.7	
鸡蛋	85	71.0	14.7	11.6	1.6	711	55	210	2.7	1 440	0.16	0.31	0.1	
鸡蛋黄	100	53.5	13.6	30.0	1.3	1 381	134	532	7.0	3 500	0.27	0.35	微量	0
鸭蛋	87	70.0	8.7	9.8	10.3	686	71	210	3.2	1 380	0.15			
小黄鱼	63	79.2	16.7	3.6		414	43	127	1.2		0.01	0.37	0.1	
带鱼	72	74.1	18.1	7.4		582	24	160	1.1		0.01	0.14	0.7	
鲤鱼	62	77.4	17.3	5.1	0.5	481	25	175	1.6		微量	0.09	1.9	
青虾			16.4	0.1	1.3	326	99		1.3		0.01	0.10	3.1	
鳝鱼	67		18.0	1.4	1.2	374	42	206	2.5		0.06	0.98		
泥鳅	60		17.9	2.0	1.7	403	299	302	2.9		0.10	0.33		

（王洪涛　周莉莉）

参考文献

1. 崔焱.儿科护理学.5版.北京:人民卫生出版社,2013.
2. 王卫平.儿科学.8版.北京:人民卫生出版社,2013.
3. 范玲.儿科护理学.2版.北京:人民卫生出版社,2006.
4. 朱念琼,丛笑梅.儿科护理学.北京:人民卫生出版社,2001.
5. 朱延力,王淑兰.儿科护理学.2版.北京:人民卫生出版社,1999.
6. 魏书珍,张秋业.儿童生长发育性疾病.北京:人民卫生出版社,1996.
7. 叶广俊.儿童少年卫生学.4版.北京:人民卫生出版社,2001.
8. 魏克伦.儿科学.4版.北京:人民卫生出版社,2000.
9. 胡亚美,诸福棠.实用儿科学.7版.北京:人民卫生出版社,2003.
10. 梁伍今.儿科护理学.北京:人民卫生出版社,2009.
11. 沈晓明,王卫平.儿科学.7版.北京:人民卫生出版社,2008.
12. 汪翼.儿科学.5版.北京:人民卫生出版社,2007.
13. 王慕逖.儿科学.5版.北京:人民卫生出版社,2002.
14. 唐建华.儿科学.北京:科学出版社,2003.
15. 李文益.儿科学.北京:人民卫生出版社,2001.
16. 夏泉源.临床护理(下册).北京:人民卫生出版社,2002.
17. 洪黛玲.儿科护理学.北京:北京大学医学出版社,2000.
18. 潘蕴倩,袁剑云.系统化整体护理临床应用.济南:山东科学技术出版社,1997.
19. 胡亚美,江载芳,诸福棠.实用儿科学.7版.北京:人民卫生出版社,2002.
20. 李曼琼,罗艳华.临床护理诊断及措施.北京:人民卫生出版社,1997.
21. 杨锡强,易著文.儿科学.6版.北京:人民卫生出版社,2006.
22. 薛松梅,姬栋岩.儿科护理学.郑州:郑州大学出版社,2008.
23. 陈荣华,徐建星,邓崇德.儿科护理学.南京:东南大学出版社,1994.
24. 诸福棠.实用儿科学.6版.北京:人民卫生出版社,1996.
25. 周莉莉.儿科护理学.北京:高等教育出版社,2003.

护理微信教学平台

护理专业教材均配套建设基于微信的教学平台。您可以打开手机微信，查找公众号"护理专业资源库"，或者扫描教材封底的二维码添加关注。

该微信平台融医护最新信息推送与护理专业资源库教学内容于一身，对应护理专业多门主干课程，可直接查询各知识点、技能点对应的微课、图片、动画、视频、虚拟仿真等全媒体资源，并支持学生在线自测以及错题汇总，能有效服务于移动教学的需求。

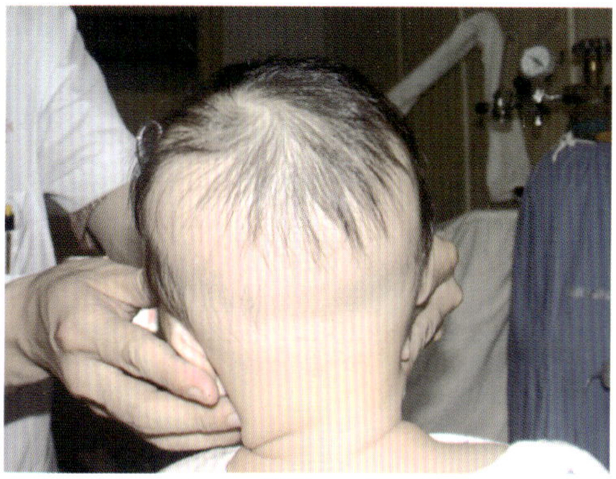

彩图 1　枕秃

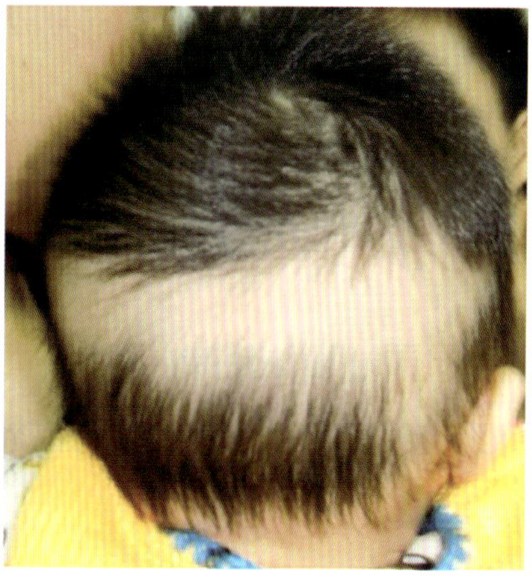

彩图 2　环秃

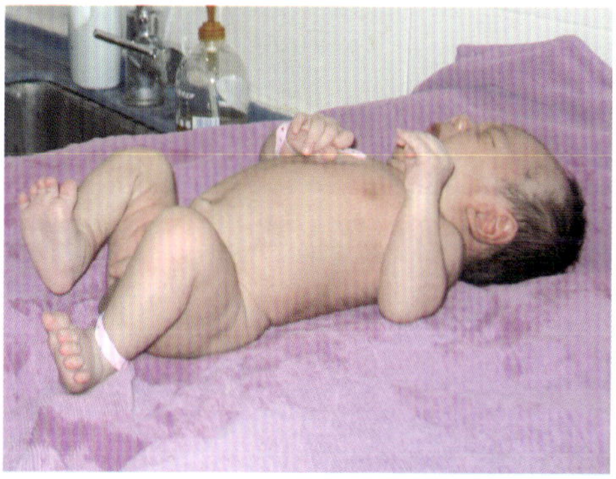

彩图 3　足月儿

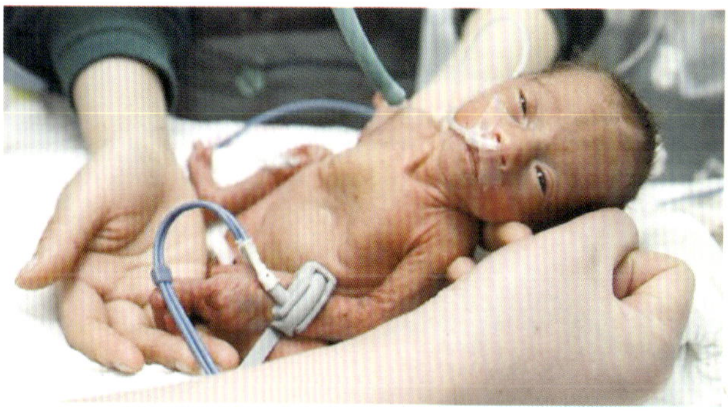

彩图 4　早产儿

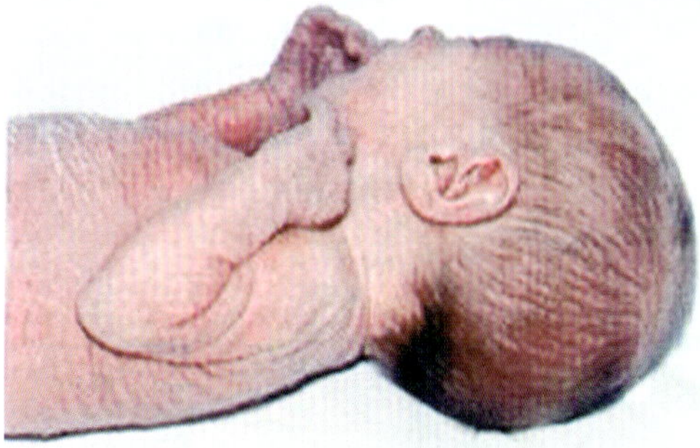

彩图 5　过期产儿

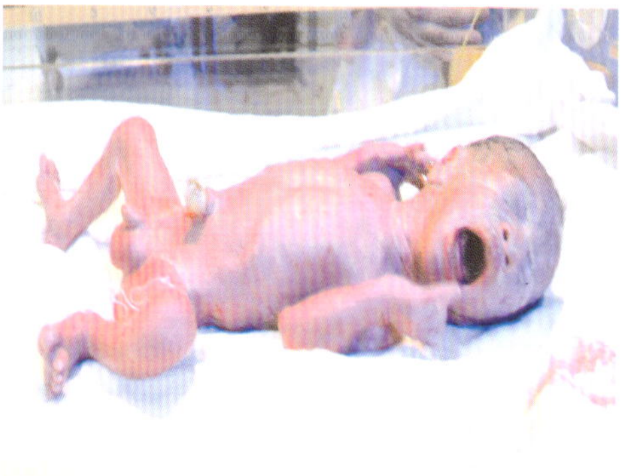

彩图 6　极低出生体重儿

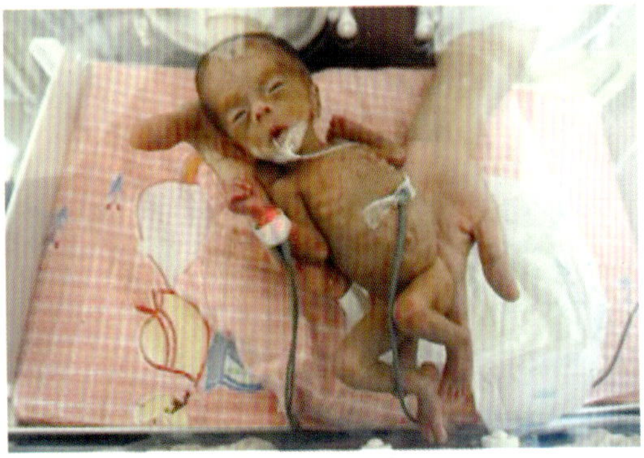

彩图 7　超低出生体重儿

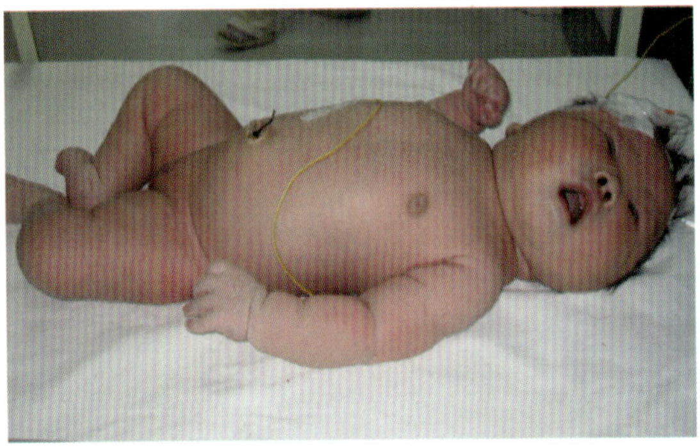

彩图 8　巨大儿

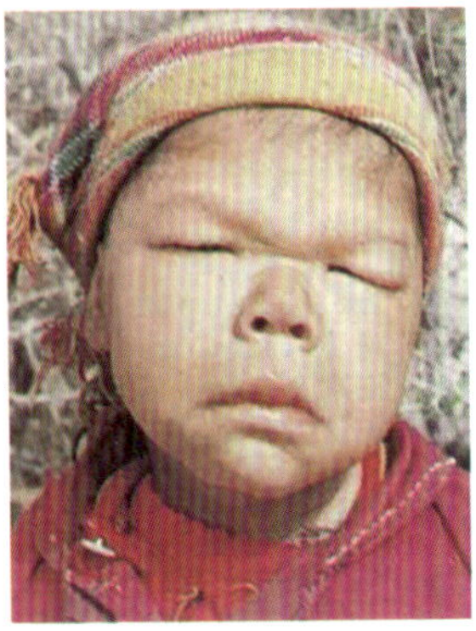

彩图 9　先天性甲状腺功能减退症

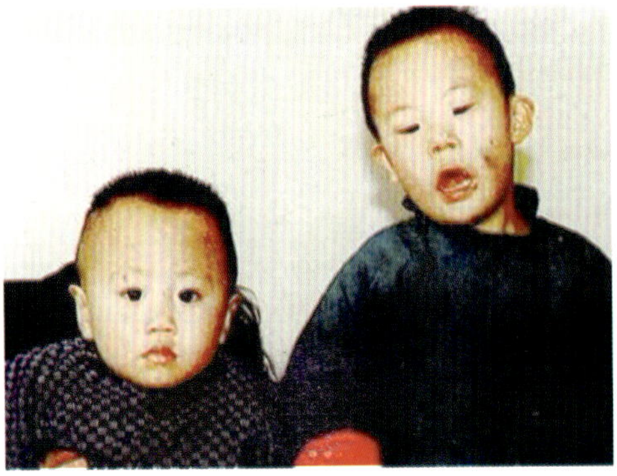

彩图 10　21-三体综合征

（右为 21-三体患儿，左为正常男婴）